实用中医四季养生方药解析

杨关林　张立德　主　审
乔　铁　刘景峰　马　进　主　编

辽宁科学技术出版社
·沈阳·

图书在版编目（CIP）数据

实用中医四季养生方药解析/乔铁，刘景峰，马进主编.—沈阳：辽宁科学技术出版社，2023.3
ISBN 978-7-5591-2855-3

Ⅰ.①实… Ⅱ.①乔… ②刘… ③马… Ⅲ.①养生（中医）—验方 Ⅳ.①R289.5

中国版本图书馆CIP数据核字（2022）第249851号

出版发行：辽宁科学技术出版社
　　　　　（地址：沈阳市和平区十一纬路25号　邮编：110003）
印　刷　者：辽宁鼎籍数码科技有限公司
经　销　者：各地新华书店
幅面尺寸：184 mm × 260 mm
印　　张：15
字　　数：350千字
出版时间：2023年3月第1版
印刷时间：2023年3月第1次印刷
责任编辑：寿亚荷
封面设计：刘冰宇
责任校对：刘　庶　赵淑新

书　　号：ISBN 978-7-5591-2855-3
定　　价：58.00元

邮购热线：024-23284502
编辑电话：024-23284370
邮　　箱：1114102913@qq.com

编委会

编写说明

中医药学包含着中华民族几千年的健康养生理念及其实践经验，是中华民族的伟大创造和中国古代科学的瑰宝。中医药学秉承天人合一、道法自然、济世活人的理念，凸显整理观念、辨证论治、三因制宜、以人为本、执中求和等优势及特色，顺应自然界阴阳变化，通过护养调摄，以求健康。

万物顺应节气时令变化，遵循"春生、夏长、秋收、冬藏"规律。方药饮食亦应依时令变化，适时而用。本书从顺应四时、回归传统、温养调补人体阴阳变化、应时受药、节律进食的中医养生角度出发，指导读者既能适时调病又可饱口舌之欲，做到膳食平衡，四季养生。

本书分上、下两篇。上篇为中医与四季养生，重点介绍中医基础养生理论，全面阐释了中医四季养生的原则和方法。下篇为四季养生各论，以四季为主体，分为春季养生、夏季养生、秋季养生、冬季养生四章，按季节逐一详解当季的滋补养生方药以及各季节易发病调理方药，并介绍应季菜品、汤羹、粥品、酒剂和茶饮。书中方药多出自中国古代经典文献，这些方药传承有序、疗效显著、应用广泛，适合日常防病保健，体现中医治未病理念。

本书编写分工：上篇及下篇的春季养生和夏季养生由乔铁编写；下篇的秋季养生由刘景峰、马进、刘继东、刘驰、梁可、马鸣华编写；下篇的冬季养生由郑冰元、李芳潇、朱明丹、刘美娜、余丞浩编写；陈智慧、解悦、姜昊轩、赵垠旭、姜雨桐、苏贺对附录进行了整理。主编乔铁对本书各章逐一进行了全面细致地修改。杨关林、张立德对全书进行了主审。

本书的编写，由于时间较紧及限于编者水平，如有错误、遗漏之处，欢迎同仁提出宝贵意见，以利进一步修订提高。

编者

目录

上篇 中医与四季养生

第一章　中医养生概念与作用

第一节　中医养生概念

养生（又称摄生、道生）一词最早见于《庄子》内篇。所谓生，就是生命、生长、生存之意；所谓养，即保养、培养、调养、补养、护养之意。养生是通过养精神、练形体、调饮食、慎房事、适寒温等各种方法去实现的，是一种综合性的强身益寿活动。

中医养生的形成和发展经历了漫长的岁月，历代养生家、医家和广大劳动人民通过长期防病保健的实践，不断丰富和发展了摄生保健的内容，逐步形成了一套较为完整的理论体系和系统的养生方法，对中华民族的繁衍生息做出了卓越贡献，并在世界范围内产生了深刻的影响。

中医养生，就是指在中医理论的指导下，通过各种方法颐养生命、增强体质、预防疾病，从而达到延年益寿目的的一种保健活动。中医养生重在整体性和系统性，目的是预防疾病、治未病。

自古以来，人们把养生的理论和方法叫作"养生之道"。例如，《素问·上古天真论》说："上古之人，其知道者，法于阴阳，和于术数，食饮有节，起居有常，不妄作劳，故能形与神俱，而尽终其天年，度百岁乃去。"此处的"道"，就是养生之道。能否健康长寿，不仅在于能否懂得养生之道，而更为重要的是能否把养生之道贯彻应用到日常生活中去。历代养生家由于各自的实践和体会不同，他们的养生之道在静神、调气、固精、动形、食养及药饵等方面各有侧重，各有所长。从学术流派来看，又有道家养生、医家养生、儒家养生、释家养生和武术家养生之分，他们都从不同角度阐述了养生理论和方法，丰富了养生学的内容。

在中医理论指导下，中医养生包括形神共养、顺应自然、协调阴阳、动静适宜、谨慎起居、饮食调养、和调脏腑、益气调息、通畅经络、节欲保精等，使养生活动有章可循、有法可依。例如，饮食养生强调食养、食节、食忌、食禁等；药物保健则注意药养、药治、药忌、药禁等；传统的运动养生更是功种繁多，如动功有太极拳、易筋经、五禽戏、八段锦、保健功等；静功有内养功、放松功、意气功、强壮功、真气运行法等；动静结合功有空劲功、形神桩等，无论选学哪种功法，只要练功得法，持之以恒，都可收到健身防病、益寿延年之效。针灸、推拿、按摩、拔火罐等，亦都方便易行，效果显著。诸如此类的方法不仅深受中国人民喜爱，而且远传世界各地，为全人类的保健事业做出了巨大的贡献。

第二节　中医养生的性质和特点

中医养生是从实践经验中总结出来的科学，是历代劳动人民智慧的结晶，它经历了

5000 年亿万次实践，由实践上升为理论，归纳出方法，又回到实践中去验证，如此循环往复不断丰富和发展，进而形成一门独立的学科。从内容上来看，中医养生涉及现代科学中预防医学、行为科学、心理医学、医学保健、地理医学、天文气象学、社会医学等多学科领域，实际上它是多学科领域的综合，是当代生命科学中的实用学科。

中医养生以其博大精深的理论和丰富多彩的方法而闻名于世。它的形成和发展与数千年光辉灿烂的传统文化密切相关，因此具有独特的东方色彩和民族风格。自古以来，东方人、西方人对养生保健都进行了长期的、大量的实践和探讨。但由于各自的文化背景不同，其养生的观点也有差异。中医养生是在中华民族文化为主体背景下发生发展起来的，故有它自身的特点。

一、独特的理论体系

中医养生理论，是以"天人相应""形神合一"的整体观念为出发点，去认识人体生命活动及其与自然、社会的关系。特别强调人与自然环境和社会环境的协调，讲究体内气机升降，以及心理与生理的协调一致，并用阴阳形气学说、脏腑经络理论来阐述人体生老病死的规律。尤其把精、气、神作为人体的"三宝"，作为养生保健的核心，进而确定了指导养生实践的种种原则，提出养生之道必须"法于阴阳，和于术数""起居有常"。即顺应自然，保护生机，遵循自然变化的规律，使生命过程的节奏，随着时间、空间的移易和四时气候的改变而进行调整。

二、顺应自然、和谐适度的宗旨

养生保健必须整体协调，寓养生于日常生活之中，贯穿在衣、食、住、行、坐、卧之间，事事处处都有讲究。其中一个突出特点，就是顺应自然、和谐适度。使体内阴阳平衡，守其中正，保其冲和，则可健康长寿。例如，情绪保健要求不卑不亢、不偏不倚、中和适度。又如，节制饮食、睡眠适度、节欲保精、形劳而不倦等，都体现了这种思想。晋代养生家葛洪提出"养生以不伤为本"的观点，不伤的关键即在于遵循自然及生命过程的变化规律，掌握适度，注意调节。

三、综合、辨证的调摄

人类健康长寿并非靠一朝一夕、一功一法的摄养就能实现的，而是要针对人体的各个方面，采取多种调养方法，持之以恒地进行审因施养，才能达到目的。因此，中医养生学一方面强调从自然环境到衣食住行，从生活爱好到精神卫生，从药饵强身到运动保健等，进行较为全面的、综合的防病保健。另外，又十分重视按照不同情况区别对待，反对千篇一律、统一模式，而是针对各自的不同特点有的放矢，体现中医养生的动态整体平衡和审因施养的思想。历代养生家都主张养生要因时、因人、因地制宜，全面配合。例如，因年龄而异，注意分阶段养生；顺乎自然变化，四时养生；重视环境与健康长寿的关系，注意环境养生等。又如传统健身术的运用原则，提倡根据各自的需要，可分别选用动功、静功或动静结合之功，又可配合导引、按摩等法。这样，不但可补偏救弊、导气归经，有益寿延年之效，又有开发潜能和智慧之功，从而收到最佳摄生保健效果。

四、适应范围广泛

养生保健实则贯穿人的一生。人生自妊娠于母体之始，直至耄耋之年，每个年龄阶段都存在着养生的内容。人在未病之时，患病之际，病愈之后，都有养生的必要。不仅如此，对不同体质、不同性别、不同地区的人也都有相应的养生措施。因此，养生学的适应范围是非常广泛的。它应引起人们的高度重视，进行全面普及，提高养生保健的自觉性，把养生保健活动看作是人生活动的一个重要组成部分。

第三节　中医养生的意义和作用

中医养生的基本思想是强身防病，强调正气的作用，防微杜渐治未病；把握生命和健康的整体观念及辨证思想；重视心理因素，贯穿始终；把人类、社会和环境联系起来，去理解和对待人体的健康和疾病。当代医学模式已由生物医学模式演变为"生物—心理—社会医学模式"，主要任务是控制和降低慢性病的发病率。其特征是从治疗扩大到预防，从生理扩大到心理，从个体扩大到群体，从医院扩大到社会。当前，首先要处理好医疗和预防的关系，把整个卫生事业纳入预防的轨道，推行"三级预防"。在"三级预防"中，一级预防是最积极的预防，是社会预防的主干，是预防的前沿，其基本思想是防患于未然，采取主要的手段是增进健康和采取特殊的预防保健措施。中医养生学的思维方式与现代科学发展的思维方法是一致的，中医养生将在今后人类防病保健事业中占有重要地位。

中医养生是着重研究和指导常人的保健问题，它的基本作用概括起来有3个方面：一是以科学的观点和方法全面地、系统地发掘、整理、研究、总结、提高传统养生理论和方法；二是结合现代科学手段，对传统的、行之有效的方法进行分析研究，探讨其实质；三是针对当前人们面临的新问题，结合现实情况，提出新理论，创立新方法，进行更大范围的推广，使之成为个体养生和群体保健的指导原则。

中医养生学是一门古老而又新兴的学科。由于历史条件的限制，它并非已完美无缺，如何运用现代科学技术成果，使其内容更加完整、更加科学化，尚须做深入的探讨。此外，还有很多散在民间的养生经验方法和措施，有待进一步收集、整理和提高。所以，我们不仅要把古人养生的宝贵遗产很好地继承下来，并且在养生实践中，运用现代科学知识与方法，进一步充实、丰富、发展中医养生学，把它提高到一个新的水平。

第四节　中医养生的基本原则

一、协调脏腑

五脏间的协调，即是通过相互依赖、相互制约、生克制化的关系来实现的。有生有制，则可保持一种动态平衡，以保证生理活动的顺利进行。

脏腑的生理，以藏泻有序为其特点。五脏是以化生和贮藏精、神、气、血、津液为主要生理功能；六腑是以受盛和传化水谷、排泄糟粕为其生理功能。藏泻得宜，机体才有充足的营养来源，以保证生命活动的正常进行。任何一个环节出现了故障，都会影响整体生命活动而发生疾病。

脏腑协同在生理上的重要意义决定了其在养生中的作用。从养生角度而言，协调脏腑是通过一系列养生手段和措施来实现的。协调的含义大致有二：一是强化脏腑的协同作用，增强机体新陈代谢的活力。二是纠偏，当脏腑间偶有失和，及时予以调整，以纠正其偏差。这两方面内容，作为养生的指导原则之一，贯彻在各种养生方法之中，如四时养生中强调春养肝、夏养心、长夏养脾、秋养肺、冬养肾；精神养生中强调情志舒畅，避免五志过极伤害五脏；饮食养生中强调五味调和，不可过偏等，都是遵循协调脏腑这一指导原则而具体实施的。又如，运动养生中的"六字诀""八段锦""五禽戏"等功法，也都是以增强脏腑功能为目的而组编的。所以说，协调脏腑是养生学的指导原则之一，应予以足够重视。

二、畅通经络

经络是气血运行的通道。只有经络通畅，气血才能川流不息地营运于全身。只有经络通畅，才能使脏腑相通、阴阳交贯，内外相通，从而养脏腑、生气血、布津液、传糟粕、御精神，以确保生命活动顺利进行，新陈代谢旺盛。所以说，经络以通为用，经络通畅与生命活动息息相关。一旦经络阻滞，则影响脏腑协调，气血运行也受到阻碍。因此，《素问·调经论》说："五脏之道，皆出于经隧，以行血气，血气不和，百病乃变化而生。"所以，畅通经络往往作为一条养生的指导原则，贯穿于各种养生方法之中。

畅通经络在养生方法中主要作用形式有二：一是活动筋骨，以求气血通畅。如太极拳、五禽戏、八段锦、易筋经等，都是用动作达到所谓"动形以达郁"的锻炼目的。活动筋骨，则促使气血周流，经络畅通。气血脏腑调和，则身健而无病。二是开通任督二脉，营运大小周天。在气功导引法中，有开通任督二脉，营运大小周天之说，任脉起于胞中，循行于胸、腹部正中线，总任一身之阴脉，可调节阴经气血。督脉亦起于胞中，下出会阴，沿脊柱里面上行，循行于背部正中，总督一身之阳脉，可调节阳经气血。任督二脉的相互沟通，可使阴经、阳经的气血周流，互相交贯。《奇经八脉考》中指出："任督二脉，此元气之所由生，真气之所由起。"因而，任督二脉相通，可促进真气的运行，协调阴阳经脉，增强新陈代谢的活力。由于任督二脉循行于胸腹、背，二脉相通，则气血运行如环周流，故在气功导引中称为"周天"，因其仅限于任督二脉，并非全身经脉，故称为"小周天"。在小周天开通的基础上，周身诸经脉皆开通，则称为"大周天"。所以谓之开通，是因为在气功、导引诸法中，要通过意守、调息，以促使气血周流，打通经脉。一旦大、小周天能够通畅营运，则阴阳协调、气血平和、脏腑得养，精充、气足、神旺，故身体健壮而不病。开通任督二脉，营运大小周天其养生健身作用都是以畅通经络为基础的，由此也可以看出，畅通经络这一养生原则的重要意义。

三、清静养神

在机体新陈代谢过程中，各种生理功能都需要神的调节。故神极易耗伤而受损。因而，养神就显得尤为重要。《素问病机气宜保命集》中指出："神太用则劳，其藏在心，静以养之。"所谓"静以养之"，主要是指静神不思、养而不用，即便用神，也要防止用神太过。《素问·痹论》中说："静则神藏，躁则消亡。"也是这个意思。静则百虑不思，神不过用，身心的清流有助于神气的内守。反之，神气的过用、躁动往往容易耗伤，会使身体健康受到影响。所以，《素问·上古天真论》中说："精神内守，病安从来？"强调了清静养神的养生保健意义。

清静养神是以养神为目的，以清静为大法。只有清静，神气方可内守。清静养神原则的运用归纳起来，不外有三：一是以清静为本，无忧无虑，静神而不用，即所谓"恬淡虚无"之态，其气即可绵绵而生。二是少思少虑，用神而有度，不过分劳耗心神，使神不过用，即《类修要诀》所谓："少思虑以养其神。"三是常乐观、无邪念妄想、用神而不躁动、专一而不杂、可安神定气，即《黄帝内经》所谓："以恬愉为务。"这些养生原则，在传统养生法中均有所体现。如调摄精神诸法中的少私寡欲，情志调节；气功、导引中的意守、调息、入静；四时养生中的顺四时而养五脏；起居养生中的慎起居、调睡眠等，均有清静养神的内容。

四、节欲保精

由于精在生命活动中起着十分重要的作用，所以，要想使身体健康而无病，保持旺盛的生命力，养精则是十分重要的内容。《类经》明确指出："善养生者，必宝其精，精盈则气盛，气盛则神全，神全则身健，身健则病少，神气坚强，老而益壮，皆本乎精也。"保精的意义，于此可见。

保精的另一方面含义，还在于保养肾精，也即狭义的"精"。男女生殖之精，是人体先天生命之源泉，不宜过分泄漏，如果纵情泄欲，会使精液枯竭，真气耗散而致未老先衰。《备急千金要方·养性》中指出："精竭则身惫。故欲不节则精耗，精耗则气衰，气衰则病至，病至则身危。"告诫人们宜保养肾精，这是关系到机体健康和生命安危的大事。足以说明，精不可耗伤，养精方可强身益寿，作为养生的指导原则，其意义也正在于此。

欲达到养精的目的，必须抓住两个关键环节。其一为节欲。所谓节欲，是指对于男女间性欲要有节制。自然，男女之欲是正常生理要求，欲不可绝，亦不能禁，但要注意适度，不使太过，做到既不绝对禁欲，也不纵欲过度，即是节欲的真正含义。节欲可防止阴精的过分泄漏，保持肾精充盛，有利于身心健康。在中医养生法中，如房事保健、气功、导引等，均有节欲保精的具体措施，也是这一养生原则的具体体现。其二是保精。此指广义的精而言，精禀于先天，养于水谷而藏于五脏，若后天充盛，五脏安和，则精自然得养，故保精即是通过养五脏以不使其过伤，调情志以不使其过极，总劳伤以不使其过耗，来达到养精保精的目的，也就是《素问·上古天真论》所说："志闲而少欲，心安而不惧，形劳而不倦。"避免精气伤耗，即可保精。在传统养生法中，调摄情志，四时养生，起居养生等诸法中，均贯彻了这一养生原则。

五、调息养气

养气主要从两方面入手，一是保养元气，二是调畅气机。元气充足，则生命有活力，气机通畅，则机体健康。

保养正气，首先是顺四时、慎起居，如果人体能顺应四时变化，则可使阳气得到保护，不致耗伤。即《素问·生气通天论》所说："苍天之气清静，则志意治，顺之则阳气固，虽有贼邪，弗能害也。此因时之序。"故四时养生、起居保健诸法，均以保养元气为主。

保养正气多以培补后天、固护先天为基点，饮食营养以培补后天脾胃，使水谷精微充盛，以供养气。而节欲固精，避免劳伤，则是固护先天元气的方法措施。先天、后天充足，则正气得养，这是保养正气的又一方面。

此外，调情志可以避免正气耗伤，省言语可使气不过散，都是保养正气的措施。

至于调畅气机，则多以调息为主。《类经·摄生类》指出："善养生者导息，此言养气当从呼吸也。"呼吸吐纳，可调理气息，畅通气机，宗气宣发，营卫周流，可促使气血流通，经脉通畅。故古有吐纳、胎息、气功诸法，重调息以养气。在调息的基础上，还有导引、按跷、健身术以及针灸诸法，都是通过不同的方法，活动筋骨、激发经气、畅通经络，以促进气血周流，达到增强真气运行的作用，以旺盛新陈代谢活力。由上足以看出，在诸多养生方法中，都将养气作为基本原则之一，而具体予以实施，足见养气的重要。

六、综合调养

人是一个统一的有机体，无论哪个环节发生了障碍，都会影响整体生命活动的正常进行。所以，养生必须从整体着眼，注意到生命活动的各个环节，全面考虑，综合调养。

综合调养的内容，应着眼于人与自然的关系以及脏腑、经络、精神情志、气血等方面，具体说来，大致有：顺四时、慎起居、调饮食、戒色欲、调情志、动形体，以及针灸、推拿按摩、药物养生等诸方面内容。恰如李梴在《医学入门·保养说》中指出的："避风寒以保其皮肤、六腑。""节劳逸以保其筋骨五脏""戒色欲以养精，正思虑以养神""薄滋味以养血，寡言语以养气"。避风寒就是顺四时以养生，使机体内外功能协调；节劳逸就是指慎起居、防劳伤以养生，使脏腑协调；戒色欲、正思虑、薄滋味等，是指精、气、神的保养；动形体、针灸、推拿按摩，是调节经络、脏腑、气血，以使经络通畅、气血周流、脏腑协调；药物保健则是以药物为辅助作用，强壮身体、益寿延年。从上述各个不同方面，对机体进行全面调理保养，使机体内外协调，适应自然变化，增强抗病能力，避免出现失调、偏颇，达到人与自然、体内脏腑气血阴阳的平衡统一，便是综合调养。

综合调养作为养生的指导原则之一，主要是告诫人们养生要有整体观念。其要点大致如下，在具体运用时要注意以下几点：

1. **养宜适度**　养生能使人增进健康，益寿延年。但在实际调养过程中，也要适度。无论哪种养生方法，适度是一个十分重要的问题。所谓适度，就是要恰到好处。简言之，就是养不可太过，也不可不及。过分注意保养，则会瞻前顾后，不知所措，稍劳则怕耗气伤神；稍有寒暑之变，便闭门不出，以为食养可益寿，便强食肥鲜；恐惧肥甘厚腻，而节食少餐等，虽然意求养生，但自己却因养之太过而受到约束，这也不敢，那也不行。不仅于健康无益，反而有害。所以，养生应该适度，按照生命活动的规律，做到合其常度，才能真正达到"尽终其天年"的目的。

2. **养勿过偏**　综合调养亦应注意不要过偏。过偏大致有两种情况，一种情况是认为"补"即是养。于是，饮食则强调营养，食必进补；起居则强调安逸，以静养为第一；为求得益寿延年，还以补益药物为辅助。当然，食补、药补、静养都是养生的有效措施，但用之过偏而忽略了其他方面，则也会影响健康。食补太过则营养过剩，药补太过则会发生阴阳偏盛，过分静养，只逸不劳则动静失调，都会使机体新陈代谢产生失调。一种情况是认为"生命在于运动"，只强调"动则不衰"，而使机体超负荷运动，消耗大于供给，忽略了动静结合、劳逸适度，同样会使新陈代谢失调，虽然主观愿望是想养生益寿，但结果往往是事与愿违。所以，综合调养主张动静结合、劳逸结合、补泻结合、形神共养，要从机体全身着眼，进行调养，不可失之过偏，过偏则失去了养生的意义，虽有益寿延年的愿望，也很难达到预期的目的，不仅无益，反而有害。

3. **审因施养** 综合调养在强调全面、协调、适度的同时，也强调养宜有针对性。所谓审因施养，就是指要根据实际情况，具体问题，具体分析，不可一概而论。一般说来，可因人、因时、因地不同而分别施养。不能千人一面，统而论之。

七、持之以恒

恒，就是持久、经常之意。养生保健不仅要方法合适，而且要坚持不懈，才能不断地改善体质。只有持之以恒地进行调摄，才能达到目的。主要有以下3点：

1. **养生贯穿一生** 在人的一生中，各种因素都会影响最终寿限，因此，养生必须贯穿人生的自始至终。中国古代养生家非常重视整体养生法。金元时期著名医家刘完素提出人一生"养、治、保、延"的摄生思想。明代张景岳特别强调胎孕养生保健和中年调理的重要性。张氏在《类经》中指出："凡寡欲而得之男女，贵而寿，多欲而得之男女，浊而夭。"告诫为人父母者生命出生之前常为一生寿夭强弱的决定性时期，应当高度重视节欲节饮，以保全精血，造福后代。根据少年的生理特点，刘完素提出："其治之之道，节饮食，适寒暑，宜防微杜渐，用养性之药，以全其真。"张景岳主张小儿多要补肾，通过后天作用补先天不足。保全真元对中年健壮有重要意义。人的成年时期是一生中的兴旺阶段，据此特点，刘完素认为："宜治病之药，当减其毒，以全其真。"这种"减毒"预防伤正思想，对于抗御早衰具有重要作用。张景岳更强调指出："人于中年左右，当大为修理一番，则再振根基，尚余强半。"通过中年的调理修整，为进入老年期做好准备。人到老年，生理功能开始衰退。故刘完素指出："其治之之道顺神养精，调腑和脏，行内恤外护。"旨在内养精、气、神，外避六淫之邪，保其正气，济其衰弱。对于高龄之人，可视其阴阳气血之虚实，有针对性地采取保健措施。刘完素指出："其治之之道，餐精华，处奥庭，燮理阴阳，周流和气，宜延年之药，以全其真"（《素问病机气宜保命集》）。根据高年之生理特点，适当锻炼，辅以药养和食养，有益于延年益寿。古人的这种整体养生思想比较符合现代对人体生命和养生的认识。

2. **练功贵在精专** 中医养生保健的方法很多。要根据自己各方面的情况，合理选择。选定之后，就要专一、精练，切忌见异思迁，朝秦暮楚。因为每一种功法都有自身的规律，专一精练能强化生命运动的节律，提高生命运动的有序化程度。如果同时练几种功法，对每一种功法都学不深远，则起不到健身作用，而且各种功法的规律不完全相同，互有干扰，会影响生命活动的有序化，身体健康水平不可能提高。

古人云：药无贵贱，中病者良；法无优劣，契机者妙。练功要想有益健康，就得遵循各种功法的自身规律，循序渐进，坚持不懈，专心致志去练，不可急于求成、练得过多过猛。只要树立正确态度，做到"三心"，即信心、专心、恒心，掌握正确的方法，勤学苦练，细心体会，一定能取得强身健身的效果。

3. **养生重在生活化** 提倡养生生活化，就是要积极主动地把养生方法融化在日常生活的各个方面。因为作、息、坐、卧、衣、食、住、行等，必须符合人体生理特点、自然和社会的规律，才能给我们的工作、学习和健康带来更多的益处。总之，养生是人类之需，社会之需，日常生活中处处都可以养生，只要把养生保健的思想深深扎根于生活之中，掌握健身方法，就可做到防病健身，祛病延年，提高健康水平。

第二章　方药基础

第一节　中药性能

中药性能主要包括四气、五味、升降浮沉、归经、毒性等。

一、四气

【含义】四气是寒、热、温、凉4种不同的药性，又称四性。它反映了药物对人体阴阳盛衰、寒热变化的作用倾向。

【作用】1. **寒凉药**　具有清热泻火、凉血解毒、滋阴除蒸、泄热通便、清热利尿、清化热痰、清心开窍、凉肝息风等作用。主要用于实热烦渴、温毒发斑、血热吐衄、火毒疮疡、热结便秘、热淋涩痛、黄疸水肿、痰热喘咳、高热神昏、热极生风等一系列阳热证。

2. **温热药**　具有温里散寒、暖肝散结、补火助阳、温阳利水、温经通络、引火归源、回阳救逆等作用。多用于中寒腹痛、寒疝作痛、阳痿不举、宫冷不孕、阴寒水肿、风寒痹证、血寒经闭、虚阳上越、亡阳虚脱等一系列阴寒证。

【注意】1. **用药原则**　寒凉药用治阳热证，温热药用治阴寒证，这是临床必须遵循的用药原则。

2. **方法**　"寒无犯寒""热无犯热"（顺时用药）。

二、五味

【含义】五味是指药物有酸、苦、甘、辛、咸5种不同的味道，以及涩味和淡味。

【阴阳五行属性】《黄帝内经》云："辛甘淡属阳、酸苦咸属阴。"《尚书·洪范》谓："酸味属木、苦味属火、甘味属土、辛味属金、咸味属水。"

【作用】辛散、酸收、甘缓、苦坚、咸软。

酸："能收、能涩"，即具有收敛、固涩的作用。多用于治疗体虚多汗、肺虚久咳、久泻肠滑、遗精滑精、遗尿尿频、崩漏带下等症。一般固表止汗、敛肺止咳、涩肠止泻、固精缩尿、固崩止带的药物多具有酸味。如五味子固表止汗，乌梅敛肺止咳，五倍子涩肠止泻，山茱萸涩精止遗以及赤石脂固崩止带等。

苦："能泄、能燥、能坚"，即具有清泄火热、泄降气逆、通泄大便、燥湿、坚阴（泻火存阴）等作用。多用于治疗热、火、喘咳、呕恶、便秘等症。一般来讲，清热泻火、下气平喘、降逆止呕、通利大便、清热燥湿、苦温燥湿、泻火存阴的药物多具有苦味。如黄芩、栀子清热泻火，杏仁、葶苈子降气平喘，半夏、陈皮降逆止呕，大黄、枳实泄热通便，龙胆草、黄连清热燥湿，苍术、厚朴苦温燥湿，知母、黄柏泻火存阴等。

甘："能补、能和、能缓"，即具有补益、和中、调和药性和缓急止痛的作用。多用于治疗正气虚弱、身体诸痛及调和药性、中毒解救等几方面。一般来讲，滋养补虚、调和药性及制止疼痛的药物多具有甘味。如人参大补元气，熟地滋补精血，饴糖缓急止痛，甘草调和药性并解药食中毒等。

辛："能散、能行"，即具有发散、行气行血的作用，多用于治疗表证及气血阻滞之证。一般来讲，解表药、行气药、活血药多具有辛味。如紫苏叶发散风寒，木香行气除胀，川芎活血化瘀等。

咸："能下、能软"，即具有泻下通便、软坚散结的作用。多用于治疗大便燥结、痰核、瘿瘤、癥瘕痞块等症。一般来讲，泻下或润下通便及软化坚硬、消散结块的药物多具有咸味。如芒硝泄热通便，海藻、牡蛎消瘿散瘰，鳖甲软坚消癥等。

淡："能渗、能利"，即具有渗湿利小便的作用，故有些利水渗湿的药物具有淡味。淡味药多用于治疗水肿、脚气、小便不利之证。如薏苡仁、通草、灯心草、茯苓、猪苓、泽泻等。

涩：与酸味药的作用相似，多用于治疗虚汗、泄泻、尿频、遗精、滑精、出血等症。如莲子固精止带，禹余粮涩肠止泻，海螵蛸收涩止血等。

三、升降浮沉

【含义】升降浮沉是药物对人体有向上、向下、向外、向内4种不同作用趋向。升，即上升提举，趋向于上；降，即下达降逆，趋向于下；浮，即向外发散，趋向于外；沉，向内收敛，趋向于内。

【作用】一般升浮药，其性主温热，味属辛、甘、淡，质地多为轻清至虚之品，作用趋向多主上升、向外。就其所代表药物的具体功效而言，分别具有疏散解表、宣毒透疹、解毒消疮、宣肺止咳、温里散寒、暖肝散结、温通经脉、通痹散结、行气开郁、活血消癥、开窍醒神、升阳举陷、涌吐等作用。故解表药、温里药、祛风寒湿药、行气药、活血祛瘀药、开窍药、补益药、涌吐药等多具有升浮特性。

一般沉降药，其性主寒凉，味属酸、苦、咸，质地多为重浊坚实之品，作用趋向多主下行、向内。就其所代表的药物具体功效而言，分别具有清热泻火、泻下通便、利水渗湿、重镇安神、平肝潜阳、息风止痉、降逆平喘、止呕、止呃、消积导滞、固表止汗、敛肺止咳、涩肠止泻、固崩止带、涩精止遗、收敛止血、收湿敛疮等作用。故清热药、泻下药、利水渗湿药、降气平喘药、降逆和胃药、安神药、平肝息风药、收敛止血药、收涩药等多具有沉降药性。

四、归经

【含义】归经是指药物对于机体某部分的选择性作用，即某药对某些脏腑经络有特殊的亲和作用。

【依据】四气五味、脏腑经络学说；药物的主治作用；药物形色气味。

【注意】归经后的作用差异以四气五味、升降浮沉来判断。

四气：紫苏叶温散肺经风寒，薄荷凉散肺经风热，干姜性热温肺化饮，黄芩性寒清肺泻火。

五味：乌梅酸收固涩、敛肺止咳，麻黄辛以发表、宣肺平喘，党参甘以补虚、补肺益气，陈皮苦以下气、止咳化痰，蛤蚧咸以补肾、益肺平喘。

升降浮沉：桔梗、麻黄药性升浮，故能开宣肺气、止咳平喘；杏仁、紫苏子药性降沉，故能降肺气止咳平喘。

五、毒性

【含义】古代常常把毒药看作是一切药物的总称，而把药物的毒性看作是药物的偏性。

【毒药】列入《医疗用毒性药品管理办法》的中药品种有：砒石、砒霜、水银、生马钱子、生川乌、生草乌、生白附子、生附子、生半夏、生南星、生巴豆、斑蝥、青娘虫、红娘虫、生甘遂、生狼毒、生藤黄、生千金子、生天仙子、闹羊花、雪上一枝蒿、红升丹、白降丹、蟾酥、洋金花、红粉、轻粉、雄黄。

【中毒原因】剂量过大、误服伪品、炮制不当、制剂服法不当、配伍不当，还有药不对证、自行服药、乳母用药及个体差异。

【药食性味组合】药性是由气和味共同组成的。

（1）每一种药物的作用都必须是性和味功能的共同体现。

（2）有些药物由于性和味的相同，则使其具有某些共性，即性相同的，就有性方面的共同作用；味相同的，就有味方面的共同作用。

（3）性味完全相同的药物，其治疗作用仅能相近，而不完全相同。

（4）性味还必须与药物的具体功效结合起来，方能得到比较全面、准确的认识。

第二节　中药配伍

【含义】按照病情的不同需要和药物的不同特点，有选择地将两种以上的药物合在一起应用，实现减毒增效。

【方法】七种配伍方式，亦称"七情"。李时珍在《本草纲目·序例上》："药有七情，独行者，单方不用辅也；相须者，同类不可离也……相使者，我之佐使也；相恶者，夺我之能也；相畏者，受彼之制也；相反者，两不相合也；相杀者，制彼之毒也。"

1. 独行　即单行，就是单用一味药来治疗某种病情单一的疾病。如古方独参汤，治疗大失血所引起的元气虚脱的危重病证；清金散（一味黄芩，治疗肺热出血的病证）、益母草膏（调经止痛）、丹参片（胸痹绞痛）等。

2. 相须　就是两种功效类似的药物配合应用，可以增强原有药物的功效。最常见的"对药"：麻黄配桂枝，能增强发汗解表，祛风散寒的作用；知母配贝母，可以增强养阴润肺、化痰止咳的功效；附子、干姜配合应用，可以增强温阳守中、回阳救逆的功效；陈皮配半夏以加强燥湿化痰、理气和中之功。

3. 相使　就是以一种药物为主，另一种药物为辅，两药合用，辅药可以提高主药的功效。黄芪配茯苓治脾虚水肿，黄芪为健脾益气、利尿消肿的主药，茯苓淡渗利湿，可增强黄芪益气利尿的作用；枸杞子配菊花治目暗昏花，枸杞子为补肾益精、养肝明目的主药，菊花清肝泻火，兼能益阴明目，可以增强枸杞子的补虚明目的作用；黄连配木香治湿热泻痢，腹痛里急，黄连为清热燥湿、解毒止痢的主药，木香调中宣滞，行气上通，可增强黄连清热燥湿、行气化滞的功效。

4. 相恶　就是一种药物能破坏另一种药物的功效。人参恶莱菔子，莱菔子能削弱人参的补气作用；生姜恶黄芩，黄芩能削弱生姜的温胃止呕的作用；吴茱萸恶甘草，近代研究吴茱萸有降压作用，但与甘草同用时，这种作用即消失。

5. **相畏** 就是一种药物的毒副作用能被另一种药物所抑制。如半夏畏生姜，即生姜可以抑制半夏的毒副作用，生半夏可"戟人咽喉"令人咽痛音哑，用生姜炮制后成姜半夏，其毒副作用大为缓和了；甘遂畏大枣，大枣可抑制甘遂峻下逐水、减伤正气的毒副作用；熟地畏砂仁，砂仁可以减轻熟地滋腻碍胃、影响消化的副作用。

6. **相反** 就是两种药物同用能产生剧烈的毒副作用。中药"十八反""十九畏"就指出了药物相反的实例。

7. **相杀** 就是一种药物能够消除另一种药物的毒副作用。羊血杀钩吻毒、金钱草杀雷公藤毒、麝香杀杏仁毒、绿豆杀巴豆毒、生白蜜杀乌头毒、防风杀砒霜毒等。

【**注意**】相须、相使可以起到协同作用，能提高药效，是临床常用的配伍方法；相畏、相杀可以减轻或消除毒副作用，以保证安全用药，是使用毒副作用较强药物的配伍方法，也可用于有毒中药的炮制及中毒解救；相恶则是因为药物的拮抗作用，抵消或削弱其中一种药物的功效；相反则是药物相互作用，能产生毒性反应或强烈的副作用，故相恶、相反是配伍用药的禁忌。

第三节　用药禁忌

【**十八反**】本草明言十八反，半蒌贝蔹及攻乌，藻戟遂芫俱战草，诸参辛芍叛藜芦。

乌头反贝母、瓜蒌、半夏、白及、白蔹；甘草反甘遂、大戟、海藻、芫花；藜芦反人参、丹参、玄参、沙参、细辛、芍药。

【**十九畏**】硫黄原是火中精，朴硝一见便相争，水银莫与砒霜见，狼毒最怕密陀僧，巴豆性烈最为上，偏与牵牛不顺情，丁香莫与郁金见，牙硝难合京三棱，川乌、草乌不顺犀，人参最怕五灵脂，官桂善能调冷气，若逢石脂便相欺，大凡修合看顺逆，炮爁炙煿莫相依。

【**孕妇禁忌**】斑蝥水蛭及虻虫，乌头附子配天雄；野葛水银并巴豆，牛膝薏苡与蜈蚣；三棱芫花代赭麝，大戟蝉蜕黄雌雄；牙硝芒硝牡丹桂，槐花牵牛皂角同；半夏南星与通草，瞿麦干姜桃仁通；硇砂干漆蟹爪甲，地胆茅根都失中。

第四节　常用治法

历代医家鉴于具体治法的丰富内容，而又归属不同治法体系的特点，经过多次分类归纳逐渐形成体系。我们现在常引用的"八法"，就是清代医家程钟龄从高层次治疗大法的角度，根据历代医家对治法的归类总结而来的。程氏在《医学心悟·医门八法》中说："论病之源，以内伤、外感四字括之。论病之情，则以寒、热、虚、实、表、里、阴、阳八字统之。而论治病之方，则又以汗、吐、下、和、温、清、消、补八法尽之。"现将常用的八法内容，简要介绍如下：

1. **汗法** 是通过开泄腠理、调畅营卫、宣发肺气等作用，使在表的外感六淫之邪随汗而解的一类治法。汗法不以汗出为目的，主要是通过出汗，使腠理开、营卫和、肺气畅、血脉通，从而能祛邪外出，正气调和。所以，汗法除了主要治疗外感六淫之邪所致的表证外，凡是腠理闭塞、营卫郁滞的寒热无汗，或腠理疏松，虽有汗但寒热不解的病证，皆可用汗法治疗。例如：麻疹初起，疹点隐而不透；水肿腰以上肿甚；疮疡初起而有恶寒发热；疟疾、痢疾而有寒热表证等均可应用汗法治疗。然而，由于病情有寒热，邪气有兼夹，体质有强弱，故汗法又有辛温、辛凉的区别，以及汗法与补法、下法、消法等其他治疗方法的结合运用。

2. **吐法**　是通过涌吐的方法，使停留在咽喉、胸膈、胃脘的痰涎、宿食或毒物从口中吐出的一类治法。适用于中风痰壅，宿食壅阻胃脘，毒物尚在胃中；痰涎壅盛之癫狂、喉痹，以及干霍乱吐泻不得等，属于病位居上、病势急暴、内蓄实邪、体质壮实之证。因吐法易伤胃气，故体虚气弱、妇人新产、孕妇等均应慎用。

3. **下法**　是通过泻下、荡涤、攻逐等作用，使停留于胃肠的宿食、燥屎、冷积、瘀血、结痰、停水等从下窍而出，以祛邪除病的一类治法。凡邪在肠胃而致大便不通、燥屎内结，或热结旁流，以及停痰留饮、瘀血积水等形证俱实之证，均可使用。由于病情有寒热，正气有虚实，病邪有兼夹，所以下法又有寒下、温下、润下、逐水、攻补兼施之别，并与其他治法结合运用。

4. **和法**　是通过和解或调和的方法，使半表半里之邪，或脏腑、阴阳、表里失和之证得以解除的一类治法。《伤寒明理论》说："伤寒邪在表者，必渍形以为汗；邪在里者，必荡涤以为利；其于不内不外，半表半里，既非发汗之所宜，又非吐下之所对，是当和解则可矣。"所以和解是专治邪在半表半里的一种方法。至于调和之法，戴天章说："寒热并用之谓和，补泻合剂之谓和，表里双解之谓和，平其亢厉之谓和"（《广温疫论》）。可见，和法是一种既能祛除病邪，又能调整脏腑功能的治法，无明显寒热补泻之偏，性质平和，全面兼顾，适用于邪犯少阳、肝脾不和、肠寒胃热、气血营卫失和等。和法的应用范围较广，分类也多，其中主要有和解少阳、透达膜原、调和肝脾、疏肝和胃、分消上下、调和肠胃等。至于《伤寒杂病论》中对某些经过汗、吐、下，或自行吐利而余邪未解的病证，宜用缓剂或峻剂小量分服，使余邪尽除而不重伤其正的，亦称为和法，是属广义和法的范围，它与和解、调和治法所指含义不同，不属治法讨论范围。

5. **温法**　是通过温里祛寒的作用，以治疗里寒证的一类治法。里寒证的形成，有外感内伤的不同，或由寒邪直中于里，或因失治误治而损伤人体阳气，或因素体阳气虚弱，以致寒从中生。同时，里寒证又有部位浅深、程度轻重的差别，故温法又有温中祛寒、回阳救逆和温经散寒的区别。由于里寒证形成和发展过程中，往往阳虚与寒邪并存，所以温法又常与补法配合运用。至于寒邪伤入肌表的表寒证，当用辛温解表法治疗，这已在汗法中讨论，不在此列。

6. **清法**　是通过清热、泻火、解毒、凉血等作用，以清除里热之邪的一类治法。适用于里热证、火证、热毒证以及虚热证等里热病证。由于里热证有热在气分、营分、血分、热壅成毒以及热在某一脏腑之分，因而在清法之中，又有清气分热、清营凉血、清热解毒、清脏腑热等不同。热证最易伤阴，大热又易耗气，所以清热剂中常配伍生津、益气之品。若温病后期，热灼阴伤，或久病阴虚而热伏于里的，又当清法与滋阴并用，更不可纯用苦寒直折之法，热必不除。至于外感六淫之邪所致的表热证，当用辛凉解表法治疗，这已在汗法中讨论，不在此列。

7. 消法　是通过消食导滞、行气活血、化痰利水、驱虫等方法，使气、血、痰、食、水、虫等渐积形成的有形之邪渐消缓散的一类治法。适用于饮食停滞、气滞血瘀、癥瘕积聚、水湿内停、痰饮不化、疳积虫积以及疮疡痈肿等病证。消法与下法虽同是治疗内蓄有形实邪的方法，但在适应病证上有所不同。下法所治病证，大抵病势急迫，形证俱实，邪在肠胃，必须速除，而且是可以从下窍而出者。消法所治，主要是病在脏腑、经络、肌肉之间，邪坚病固而来势较缓，属渐积形成，且多虚实夹杂，尤其是气血积聚而成之癥瘕痞块、痰核瘰疬等，不可能迅即消除，必须渐消缓散。消法也常与补法、下法、温法、清法等其他治法配合运用，但仍然是以消为主要目的。

8. 补法　是通过补益人体气血阴阳，以主治各种虚弱证候的一类治法。补法的目的，在于通过药物的补益，使人体气血阴阳虚弱或脏腑之间的失调状态得到纠正，复归于平衡。此外，在正虚不能祛邪外出时，也可以补法扶助正气，并配合其他治法，达到助正祛邪的目的。虽然补法有时可收到间接祛邪的效果，但一般是在无外邪时使用，以避免"闭门留寇"之弊。补法的具体内容甚多，既有补益气、血、阴、阳的不同，又有分补五脏之侧重，但较常用的治法分类仍以补气、补血、补阴、补阳为主。在这些治法中，已包括了分补五脏之法。

上述 8 种治法，适用于表里、寒热、虚实等不同的证候。对于多数疾病而言，病情往往是复杂的，不是单一治法能够符合治疗需要的，常需数种治法配合运用，才能治无遗邪，照顾全面，所以虽为八法，配合运用之后则变化多端。正如程钟龄《医学心悟》中说："一法之中，八法备焉；八法之中，百法备焉。"因此，临证处方，必须针对具体病证，灵活运用八法，使之切合病情，方能收到满意的疗效。

第五节　组方原理

每一首方剂，固然要根据病情，在辨证立法的基础上选择合适的药物，妥善配伍而成。但在组织不同作用和地位的药物时，还应符合严密的组方基本结构，即"君、臣、佐、使"的组方形式。这样才能做到主次分明，全面兼顾，扬长避短，提高疗效。

关于"君、臣、佐、使"组方基本结构的理论，最早见于《黄帝内经》，《素问·至真要大论》说："主病之为君，佐君之为臣，应臣之为使。"其后，金人张元素有"力大者为君"之说；李东垣说："主病之为君……兼见何病，则以佐使药分治之，此制方之要也。"又说："君药分量最多，臣药次之，佐使药又次之，不可令臣过于君。君臣有序，相与宜摄，则可以御邪除病矣。"明代何伯斋更进一步说："大抵药之治病，各有所主。主治者，君也。辅治者，臣也。与君药相反而相助者，佐也。引经及治病之药至病所者，使也。"可以看出，无论是《黄帝内经》，还是张元素、李东垣、何伯斋，虽对君、臣、佐、使的含义做了一定的阐发，但还不够系统和全面。

【含义】方剂是在辨证审因、决定治法之后，选择适宜的药物，按照组方原则，酌定用量、用法及剂型，妥善配伍而成的药物组合体。

【方剂的组成】1. **君药**　针对主病或主证起主要治疗作用的药物。其药力居方中之首，是不可缺少的药物。

2. **臣药**　一是辅助君药加强治疗主病或主证的药物。二是针对兼病或兼证起治疗作用的药物。其药力小于君药。

3. **佐药**　有 3 种意义，一是佐助药，协助君、臣药以加强治疗作用，或直接治疗次要症状。二是佐制药，用以消除或减缓君、臣药的毒性和烈性。三是反佐药，即根据病情的需要，用与君药性味相反而又能在治疗中起相成作用的药物。佐药的药力小于臣药，当患者不拒药时就不必用反佐药。

4. **使药**　有两种意义，一是引经药，即能引方中诸药以达病所的药物。二是调和药，即具有调和诸药作用的药物。

【剂型】方剂组成以后，还要根据病情与药物的特点制成一定的形态，称为剂型。现常用剂型有汤剂、散剂、丸剂、膏剂、酒剂、胶囊剂、丹剂、茶剂、露剂、锭剂、条剂、线剂、栓剂、冲剂、片剂、糖浆剂、口服液、注射液等。以上诸种剂型，各有特点，临证应根据病情与方剂特点酌情选用。

【服用方法】1. **服药时间**　一般来说，宜在饭前 1 小时服药，以利于药物尽快吸收。但对胃肠有刺激的方药，宜饭后服用，以防产生副作用；安神方药，宜在睡前服用；急证重病可不拘时间服用；慢性病应定时服用，使之能持续发挥药效。

2. **服药方法**　运用汤剂，通常是每日 1 剂，将头煎、二煎对合，分 2 次或 3 次温服。但特殊情况下，亦可每日连服 2 剂，以增强药力。散剂和丸剂是根据病情和具体药物定量，每日服 2 次或 3 次。散剂中有些可直接用水送服。

【方剂的配伍目的和作用】运用配伍方法遣药组方，从总体而言，其目的不外增效、减毒两个方面。"用药有利有弊，用方有利无弊"，如何充分发挥药物对治疗疾病有"利"的一面，同时又能控制、减少甚至消除药物对人体有"弊"的一面，这就是方剂学在运用配伍手段时最根本的目的。一般来说，药物通过配伍，可以起到下述作用：

1. **增强药力**　功效相近的药物配伍，能增强治疗作用，这种配伍方法在组方运用中较为普遍。如荆芥、防风同用以疏风解表，薄荷、茶叶同用以清利头目，党参、黄芪同用以健脾益气，桃仁、红花同用以活血祛瘀等。

2. **产生协同作用**　药物之间在某些方面具有一定的协同作用，常相互需求而增强某种疗效。如麻黄和桂枝相配，通过开腠和解肌协同，比单用麻黄或桂枝方剂的发汗力量明显增强；附子和干姜相配，俗称"附子无姜不热"，体现了先后天脾肾阳气同温，"走而不守"和"守而不走"协同，大大提高温阳祛寒作用。

3. **控制多功效单味中药的发挥方向**　这是在方剂配伍中十分重要的一个方面。如桂枝具有解表散寒、调和营卫、温经止痛、温经活血、温阳化气、平冲降逆等多种功效，但其具体的功效发挥方向往往受复方中包括配伍环境在内的诸多因素所控制。通过配伍，可以控制药物功效的发挥方向，从而减少临床运用方药的随意性。

4. **扩大治疗范围，适应复杂病情**　中医药学在长期的发展过程中，经历代医家反复实践总结，产生了不少针对基础病机的基础方剂，如四君子汤、四物汤、二陈汤、平胃散、四逆散等。在临床上通过随证配伍，可以使这些基础方剂不断扩大治疗范围。如四君子汤具有益气健脾的功效，是主治食少便溏、面色萎黄、声低息短、倦怠乏力、脉来虚软等脾胃气虚证的基础方。若由脾虚而生湿，阻滞气机，以致胸脘痞闷不舒，则可相应配伍陈皮，即异功散，功能益气健脾、行气化滞；若脾虚痰湿停滞，出现恶心呕吐、胸脘痞闷、咳嗽痰多稀白，则再配半夏入方，即六君子汤，功能重在健脾气、化痰湿；若在脾胃气虚基础上，因痰阻气滞较重而见纳呆、嗳气、脘腹胀满或疼痛、呕吐泄泻等，则可配伍木香、砂仁，即香砂六君子汤，功能益气健脾、行气化痰。由此可见，通过随证配伍，可达到不断扩大治疗范围的目的。

5. 控制药物的毒副作用 "是药三分毒"，从中国医学史的相关资料表明，上古时期，人们对药物的毒副作用是十分畏惧的，从古代将中药统称为"毒药"，以及"神农尝百草，一日而遇七十毒"的传说，到"服药不瞑眩，则厥疾不瘳"的认识，以及臣子为国君试药、儿子为父亲试药的记载，反映了当时运用药物能产生毒副作用的普遍性。但随着中医学的发展和药物运用经验的积累，尤其是方剂学的发展，探索和掌握了控制毒副作用的方法，为后世方药的广泛运用和疗效的提高创造了条件。至西汉后期时，对中药的称谓，由"毒药"改称为"本草"，这本身就是中医药学划时代进步的标志。这与方剂学中运用配伍方法的成果是分不开的。

通过配伍控制毒副作用，主要反映在两个方面。一是"七情"中"相杀"和"相畏"关系的运用，即一种药物能减轻另一种药物的毒副作用，如生姜能减轻和消除半夏的毒性，砂仁能减轻熟地滋腻碍脾的副作用等；二是多味功效相近药物同时配伍的运用，这种方式既可利用相近功效药物的协同作用，又能有效地减轻毒副作用的发生。这是因为功效相近的多味药物同用，可以减少单味药物的用量，而多味药物之间，其副作用的产生方向往往不尽一致。根据同性毒力共振、异性毒力相制的原理，这就可以在保障治疗效果的基础上最大限度地控制和减轻毒副作用。如十枣汤中的甘遂、芫花、大戟，泻下逐水功效相近，且单味药习惯用量亦大致相似，在组成十枣汤时，以三味各等分为末，枣汤调服。其三味药合用总量相当于单味药的常用量。通过现代动物实验及临床观察证明，这样的配伍方法具有缓和或减轻毒副作用的效果。

应当指出，控制毒副作用的方法，除了上述两个方面外，中医药学中还包含着丰富的方法和内容。如因时、因地、因人制宜，恰如其分的用量控制，特定的炮制方法，道地药材的选择，具体的煎药、服药方法以及恰当的剂型要求等。

第三章　四季与养生的关系

　　人与自然是一个统一的整体，一年四季的气候轮换，自然状况改变之下，人们的生理状况也会受影响，人体的脏腑功能活动和气血运行与季节的变化息息相关。古代中国人对自然界的关系及规律有独特的见解，以一个整体观来认识世界，更创立阴阳、五行理论去解释各种复杂现象。而人类是一个有机整体，属于自然界的一分子，因此一定受外界环境气候所影响，相应地也会根据需要，产生不同的生理或病理反应。如不同季节，身体脉搏现象，包括节奏、速度、搏动量、张力方面都有转变。春天偏向弦脉，脉管张力增加；夏天偏向洪脉，脉势盛大骤来骤去；秋天偏向浮脉，手指轻按皮肤表面即能清楚触到搏动；冬天偏向沉脉，轻按不明显，要重按才能感到脉动起伏。一般在辨证时，中医师都会考虑到这些因素。另外，有关疾病的发生、发展及变化都有季节性，春天好发温病，夏天易中暑，秋天有燥证，冬天有冻伤。由此，我们需要做出不同的养生调整。

　　而《黄帝内经》明确提出了"智者之养生，必顺四时而适寒暑"的养生要求和"春夏养阳，秋冬养阴"的四时养生原则，并论述了春养生、夏养长、秋养收、冬养藏的具体养生方法。只有顺应四时规律变化养生才能养得五脏安和，气血生生不息，这就是中医提倡的"天人相应，顺应自然"的养生方法。

第一节　四季养生原则

一、春夏养阳，秋冬养阴

　　《易经·系辞》中说："变通莫大乎四时。"四时阴阳的变化规律，直接影响万物的荣枯生死，人们如果能顺从天气的变化，就能保全"生气"，延年益寿，否则就会生病或夭折。所以，《素问·四气调神大论》说："夫四时阴阳者，万物之根本也。所以圣人春夏养阳，秋冬养阴，以从其根，故与万物沉浮于生长之门。逆其根，则伐其本，坏其真矣。故四时阴阳者，万物之始终也，死生之本也。逆之则灾害生，从之则苛疾不起，是谓得道。"简要告诉人们，四时阴阳之气，生长收藏，化育万物，为万物之根本。春夏养阳，秋冬养阴，乃是顺应四时阴阳变化的养生之道的关键。所谓春夏养阳，即养生养长；秋冬养阴，即养收养藏。

　　春夏两季，天气由寒转暖，由暖转暑，是人体阳气生长之时，故应以调养阳气为主；秋冬两季，气候逐渐变凉，是人体阳气收敛，阴精潜藏于内之时，故应以保养阴精为主。春夏养阳，秋冬养阴，是建立在阴阳互根规律基础之上的养生防病的积极措施。正如张景岳所说："阴根于阳，阳根于阴，阴以阳生，阳以阴长，所以古人春夏养阳以为秋冬之地，秋冬养阴以为春夏之地，皆所以从其根也。今人有春夏不能养阳者，每因风凉生冷伤其阳，以致秋冬多患病泄，此阴脱之为病也。有秋冬不能养阴者，每因纵欲过度伤此阴气，以及春夏多患火证，此阳盛之为病也。"所以，春夏养阳，秋冬养阴，寓防于养，是因时养生法中的一项积极主动的养生原则。

二、春捂秋冻

春季，阳气初生而未盛，阴气始减而未衰。故春时人体肌表虽应气候转暖而开始疏泄，但其抗寒能力相对较差，为防春寒，气温骤降。此时，必须注意保暖，御寒，有如保护初生的幼芽，使阳气不致受到伤害，逐渐得以强盛，这就是"春捂"的道理。秋天，则是气候由热转寒的时候，人体肌表亦处于疏泄与致密交替之际。此时，阴气初生而未盛，阳气始减而未衰，故气温开始逐渐降低，人体阳气亦开始收敛，为冬时藏精创造条件。故不宜一下子添衣过多，以免妨碍阳气的收敛，此时若能适当地接受一些冷空气的刺激，不但有利于肌表之致密和阳气的潜藏，对人体的应激能力和耐寒能力也有所增强。所以，秋天宜"冻"。可见，"春捂""秋冻"的道理，与"春夏养阳，秋冬养阴"是一脉相承的。

三、慎避虚邪

人体适应气候变化以保持正常生理活动的能力，毕竟有一定限度。尤其在天气剧变，出现反常气候之时，更容易感邪发病。因此，人们在因时养护正气的同时，非常有必要对外邪的审识避忌。只有这样，两者相辅相成，才会收到如期的成效。《素问·八正神明论》说："四时者，所以分春秋冬夏之气所在，以时调之也，八正之虚邪而避之勿犯也。"这里所谓的"八正"，又称"八纪"，就是指二十四节气中的立春、立夏、立秋、立冬、春分、秋分、夏至、冬至8个节气。它是季节气候变化的转折点，天有所变，人有所应，故节气前后，气候变化对人的新陈代谢也有一定影响。体弱多病的人往往在交节时刻感到不适，或者发病甚至死亡。所以，《素问·阴阳应象大论》有"天有八纪地有五里，故能为万物之母"之说。把"八纪"作为天地间万物得以生长的根本条件之一，足见节气对人体影响的重要。因而，注意交节变化，慎避虚邪也是四时养生的一个重要原则。

第二节　春季养生原则

春三月，从立春到立夏前，包括立春、雨水、惊蛰、春分、清明、谷雨6个节气。春为四时之首，万象更新之始，《素问·四气调神大论》指出"春三月，此谓发陈。天地俱生，万物以荣"，春归大地，阳气升发，冰雪消融，蛰虫苏醒。自然界生机勃发，一派欣欣向荣的景象。所以，春季养生在精神、饮食、起居诸方面，都必须顺应春天阳气升发、万物始生的特点，注意保护阳气，着眼于一个"生"字。

一、精神调养

春属木，与肝相应。肝主疏泄，在志为怒，恶抑郁而喜调达。故春季养生，既要力戒暴怒，更忌情怀忧郁，要做到心胸开阔，乐观愉快，对于自然万物要"生而勿杀，予而勿夺，赏而不罚"（《素问·四气调神大论》），在保护生态环境的同时，培养热爱大自然的良好情怀和高尚品德。所以，春季"禁伐木，毋覆巢杀胎夭"（《淮南子·时则训》），被古代帝王视作行政命令的重要内容之一。而历代养生家则一致认为，在春光明媚、风和日丽、鸟语花香的春天，应该踏青问柳，登山赏花，临溪戏水，行歌舞风，陶冶性情，使自己的精神情志与春季的大自然相适应，充满勃勃生气，以利春阳生发之机。

二、起居调养

春回大地，人体的阳气开始趋向于表，皮肤腠理逐渐舒展，肌表气血供应增多而肢体反觉困倦，故有"春眠不觉晓，处处闻啼鸟"之说，往往日高三丈，睡意未消。然而，睡懒觉不利于阳气生发。因此，在起居方面要求夜卧早起，免冠披发，松缓衣带，舒展形体，在庭院或场地信步慢行，克服情志上倦懒思眠的状态，以助生阳之气升发。

春季气候变化较大，极易出现乍暖乍寒的情况，加之人体腠理开始变得疏松，对寒邪的抵抗能力有所减弱。所以，春天不宜顿去棉衣。特别是年老体弱者，减脱冬装尤宜审慎，不可骤减。为此，《备急千金要方》主张春时衣着宜"下厚上薄"，既养阳又收阴。凡此皆经验之谈，足供春时养生者参考。

三、饮食调养

春季阳气初生，宜食辛甘发散之品，而不宜食酸收之味。故《素问·藏气法时论》说："肝主春……肝苦急，急食甘以缓之……肝欲散，急食辛以散之，用辛补之，酸泄之。"酸味入肝，且具收敛之性，不利于阳气的生发和肝气的疏泄，且足以影响脾胃的消化功能，故《摄生消息论》说："当春之时，食味宜减酸增甘，以养脾气。"春时木旺，与肝相应，肝木不及固当用补，然肝木太过则克脾土，故《金匮要略》有"春不食肝"之说。由此可见，饮食调养之法，实际应用时，还应观其人虚实；灵活掌握，切忌生搬硬套。

一般说来，为适应春季阳气升发的特点，为扶助阳气，此时，在饮食上应遵循上述原则，适当食用辛温升散的食品，如花生、大麦、大枣、豆豉、葱、香菜等，而生冷黏杂之物，则应少食，以免伤害脾胃。

四、运动调养

在寒冷的冬季里，人体的新陈代谢，藏精多于化气，各脏腑器官的阳气都有不同程度的下降，因而入春后，应加强锻炼。到空气清新之处，如公园、广场、树林、河边、山坡等地，玩球、跑步、打拳、做操，形式不拘，取己所好，尽量多活动，使春气升发有序，阳气增长有路，符合"春夏养阳"的要求。年老行动不便之人，乘风日融和，春光明媚之时，可在园林亭阁虚敞之处，凭栏远眺，以畅生气。但不可默坐，免生郁气，碍于舒发。

五、防病保健

初春，由于天气转暖，温热毒邪开始活动，致病的微生物、细菌、病毒等，随之生长繁殖。因而春温、风湿、温疫、温毒等，包括现代医学所说的流感、麻疹、肺炎、猩红热等传染病多有发生和流行。预防措施，一是讲卫生，除害虫，阻断病原传播途径。二是多开窗通风，使室内外空气交换。三是加强锻炼，提高身体的防御能力。根据民间经验，在饮水中浸泡贯众（取未经加工的贯众约 500 克，洗净，放置于水缸或水桶之中，每周换药 1 次）；或在室内放置一些具有挥发作用的薄荷油，以净化空气；另外，可用食醋，按 5 毫升/平方米，加水一倍，关闭门窗，加热熏蒸，每周 2 次，对预防流感等均有良好效果。用贯众 12 克、板蓝根 15 克、甘草 9 克，水煎，连服 1 周，对于预防外感热病也有很好的效果。或每天选足三里、迎香、风池等穴位做保健按摩 2 次，可以增强机体抗病能力。此外，注意口鼻保健，阻断病邪犯肺之路，也很重要。

第三节 夏季养生原则

夏三月，从立夏到立秋前，包括立夏、小满、芒种、夏至、小暑、大暑6个节气。夏季烈日炎炎，雨水充沛，万物竞长，日新月异。阳极阴生，万物成实。正如《素问·四气调神大论》所说："夏三月，此谓蕃秀；天地气交，万物华实。"人在气交之中，故亦应之。所以，夏季养生要顺应夏季阳盛于外的特点，注意养护阳气，着眼于一个"长"字。

一、精神调养

夏属火，与心相应，所以在赤日炎炎的夏季，要重视心神的调养。《素问·四气调神大论》指出："使志无怒，使华英成秀，使气得泄，若所爱在外，此夏气之应，养长之道也。"就是说，夏季要神清气和，快乐欢畅，胸怀宽阔，精神饱满，如同含苞待放的花朵需要阳光那样，对外界事物要有浓厚兴趣，培养乐观外向的性格，以利于气机的通泄。与此相反，举凡懈怠厌倦，恼怒忧郁，则有碍气机，皆非所宜，嵇康《养生论》说："夏季炎热，更宜调息静心，常如冰雪在心，炎热亦于吾心少减，不可以热为热，更生热矣。"这里指出了"心静自然凉"的夏季养生法，很有参考价值。

二、起居调养

夏季作息，宜晚入睡，早起，以顺应自然界阳盛阴衰的变化规律。

"暑易伤气"，炎热可使汗泄太过，令人头昏胸闷、心悸口渴、恶心、甚至昏迷。所以，安排劳动或体育锻炼时，要避开烈日炽热之时，并注意加强防护。午饭后，需安排午睡，一则避炎热之势，二则消除疲劳。

酷暑盛夏，每天洗1次温水澡，也是一项不错的保健措施。这样不仅能清除污垢、洗掉汗水，还能使皮肤清爽、消暑防病，而且能够锻炼身体。因为温水冲洗时水压及机械按摩作用，可使神经系统兴奋性降低，扩张体表血管，加快血液循环，改善皮肤和组织的营养，降低肌肉张力消除疲劳，改善睡眠，增强机体抵抗力。如果不具备条件洗温水澡时，可用温毛巾擦身，也能起到同样的作用。

夏日炎热，腠理开泄，易受风寒湿邪侵袭。身处有空调的室内，也不宜与室外温差过大。乘凉时不要在房檐下或过道里，并且应远离门窗的缝隙。可在凉台上水亭中纳凉，但注意时间不要过长，以防邪风入中罹患阴暑证。

夏日天热多汗，衣衫要勤洗勤换，久穿湿衣或穿刚晒过的衣服都会使人得病。

三、饮食调养

五行学说认为夏时心火当令，心火过旺则克肺金，故《金匮要略》有"夏不食心"之说。味苦之物亦能助心气而制肺气。故孙思邈主张："夏七十二日，省苦增辛，以养肺气。"夏季出汗多，则盐分损失亦多。若心肌缺盐，搏动就会失常。宜多食酸味以固表，多食咸味以补心。《素问·藏气法时论》说："心主夏……心苦缓，急食酸以收之……心欲软，急食咸以软之，用咸补之，甘泻之。"阴阳学说则认为，夏季伏阴在内，饮食不可过寒，如《颐身集》指出："夏季心旺肾衰，虽大热不宜吃冷淘冰雪、蜜水、凉粉、冷粥。饱腹受寒，必起霍乱。"心主表，肾主里，心旺肾衰，即外热内寒之意，唯其外热内寒，故冷食不宜多吃，少则犹可，食多定会寒伤脾胃，令人吐泻。西瓜、绿豆汤、乌梅小豆汤，为解渴消暑之佳品，但不宜冰镇。夏季气候炎热，人的消化功能较弱，饮食宜清淡，不宜肥甘厚味。

夏季，细菌等致病微生物极易繁殖，食物极易变质、腐败。肠道疾病时有发生。因此，要注意饮食卫生，谨防"病从口入"。

四、运动调养

夏季运动锻炼，最好选择在清晨或傍晚天气比较凉爽时进行，场地宜选择河湖水边、公园、庭院等空气新鲜处，锻炼项目最好以慢跑、散步、气功、太极拳、广播操为宜，最好能到海滨地区或高山森林去疗养。值得注意的是，夏天不宜做剧烈的运动。因为剧烈运动，可致大汗淋漓，汗泄太过，不仅伤阴，同时也损伤阳气。出汗过多时，可适当饮用绿豆盐汤或淡盐开水，切记不宜饮用大量凉开水；不宜立即用冷水冲头。否则，会引起寒湿痹证、"黄汗"等多种疾病。

五、防病保健

（一）预防暑热伤人

夏季酷热多雨，暑湿之气容易乘虚而入，易致疰夏、中暑等病。疰夏主要表现为胸闷、胃纳欠佳、四肢无力、精神萎靡、大便稀薄、微热嗜睡、出汗多、日渐消瘦。预防疰夏，在夏令之前，可取补肺健脾益气之品，并少吃油腻厚味，减轻脾胃负担，进入夏季，宜服用清解湿热、芳香化浊之品，如每天用佩兰叶 10 克、鲜藿香叶 10 克、炒麦芽 30 克、飞滑石 30 克、甘草 3 克，水煎代茶饮。

如果出现全身明显乏力、胸闷、头昏、心悸、大量出汗、注意力不集中、四肢发麻、恶心、口渴等症状，是中暑的征兆。应立即将患者移至通风处休息，给患者喝些绿豆盐汤或淡盐开水，若饮用芦根水、西瓜汁、酸梅汤，则效果更好。预防中暑的方法：合理安排作息，注意劳逸结合；避免在烈日下过度暴晒，注意控制好室内温度；保证充足睡眠；注意饮食卫生。另外，防暑药物和饮料，如酸梅汁、绿豆汤、十滴水、清凉油等，亦不可缺少。

（二）"冬病夏治"保健

从小暑到立秋，人称"伏夏"，即"三伏天"，是全年气温最高、阳气最盛的时候。对于一些常常在冬季发作的慢性病，如肺气肿、慢性支气管炎、支气管哮喘、痹证、腹泻等阳虚证，此时是最佳的防治时节，称为"冬病夏治"。其中，以老年慢性支气管炎的治疗效果最为显著。具体方法：可内服中成药，也可外敷中药于穴位之上。内服药，主要以温肾壮阳为主，如右归丸、金匮肾气丸等，2 次 / 日，1 丸 / 次，连服 1 个月。外敷药，可以用延胡索 15 克、白芥子 20 克、甘遂 10 克、细辛 12 克，研细末后，用鲜姜 60 克捣汁调糊，分别摊在 6 块直径约 5 厘米的油纸或塑料薄膜上（药饼直径约 3 厘米，如果有麝香更好，可取 0.3 克置药饼中央），贴在双侧肺俞、膈俞、心俞，或贴在双侧肺俞、膏肓、百劳等穴位上，以胶布固定。一般贴 4 ~ 6 小时，如感灼痛，可提前取下；局部微痒或有温热舒适感，可多贴几小时。每伏贴 1 次，每年 3 次，连续 3 年，可增强机体非特异性免疫力，降低机体的过敏状态。通过如此治疗，有的可以缓解，有的可以根除。对于无脾肾阳虚症状表现，但属功能低下者，于夏季选服苁蓉丸、八味丸、参芪精、固本丸等药剂，也能获得较好的保健效果。

第四节　秋季养生原则

秋三月，从立秋至立冬前，包括立秋、处暑、白露、秋分、寒露、霜降6个节气。气候由热转寒，是阳气渐收，阴气渐长，由阳盛转变为阴盛的关键时期，是万物成熟收获的季节，人体阴阳的代谢也开始向阳消阴长过渡。正如《素问·四气调神大论》所说："秋三月，此谓容平，天气以急，地气以明。"因此，秋季养生，凡精神情志、饮食起居、运动锻炼，皆以"收"为原则。

一、精神调养

秋内应于肺。肺在志为忧，悲忧易伤肺。肺气虚，则机体对不良刺激耐受性下降，易生悲忧情结。秋高气爽，秋天是宜人的季节，但气候渐转干燥，日照减少，气温渐降。草枯叶落，花木凋零，常在一些人心中引起凄凉、垂暮之感，产生忧郁、烦躁等情绪变化。因此，《素问·四气调神大论》指出："使志安宁，以缓秋刑，收敛神气，使秋气平；无外其志，使肺气清，此秋气之应，养收之道也。"说明秋季养生首先要培养乐观情绪。保持神志安宁，以避肃杀之气；收敛神气，以适应秋天容平之气，我国古代民间有重阳节（阴历九月九日）登高赏景的习俗，也是养收之一法，登高远眺，可使人心旷神怡，一切忧郁、惆怅等不良情绪顿然消散，是调解精神的良剂。

二、起居调养

秋季，自然界的阳气由疏泄趋向收敛，起居作息要相应调整，《素问·四气调神大论》说："秋三月，早卧早起，与鸡俱兴。"早卧以顺应阳气之收，早起使肺气得以舒展，且防收之太过。初秋，暑热未尽，凉风时至，天气变化无常，即使在同一地区也会有"一天有四季，十里不闻天"的情况。因而，应须多备几件秋装，做到酌情增减。不宜一下子着衣太多，否则易削弱机体对气候转冷的适应能力，容易受凉感冒。深秋时节，风大转凉，应及时增加衣服，体弱的老人和儿童，尤应注意。

三、饮食调养

《素问·藏气法时论》说："肺主秋……肺欲收，急食酸以收之，用酸补之，辛泻之。"酸味收敛补肺，辛味发散泻肺，秋天宜收不宜散。所以，要尽可能少食葱、姜等辛味之品，适当多食一点酸味果蔬。秋时肺金当令，肺金太旺则克肝木，故《金匮要略》又有"秋不食肺"之说。

秋燥易伤津液，故饮食应以滋阴润肺为佳。《饮膳正要》说："秋气燥，宜食麻以润其燥，禁寒饮。"《臞仙神隐书》主张入秋宜食生地粥，以滋阴润燥。总之，秋季时节，可适当食用如芝麻、糯米、粳米、蜂蜜、枇杷、菠萝、乳品等柔润食物，以益胃生津，有益于健康。

四、运动调养

秋季，天气凉爽，是开展各种运动锻炼的好时节。可根据个人具体情况选择不同的锻炼项目，亦可采用《道藏·玉轴经》所载秋季养生功法，即秋季吐纳健身法，对延年益寿有一定好处。具体做法：每日清晨洗漱后，于室内闭目静坐，先叩齿 36 次，再用舌头在口中搅动，待口里液满，漱几遍，分 3 次咽下，并意送至丹田，稍停片刻，缓缓做腹式深呼吸。吸气时，舌抵上颚，用鼻吸气，用意将气送至丹田。再将气慢慢从口呼出，呼气时要稍撮（音问，擦的意思）口，默念（呬）（音细），但不要出声。如此反复 30 次。秋季坚持练此功，有保肺强身之功效。

五、防病保健

秋季是痢疾、肠炎、疟疾、乙脑等疾病的多发季节。预防工作显得尤为重要。要注意保持环境整洁卫生，消灭蚊蝇。注意饮食卫生，不喝生水，不吃被污染和腐败变质的食物。群体大剂量投放中药，如马齿苋、板蓝根等煎剂，对痢疾、肠炎的流行可起到一定的预防作用；如防治乙脑则应按时接种乙脑疫苗。

秋季的气候特点是干燥，故常称之为秋燥。燥邪伤人，容易耗伤津液，常见唇干、口干、咽干、鼻干、舌上少津、大便干结、皮肤干燥，甚至皲裂。预防秋燥除了服用一些维生素外，还应服用滋阴益气、宣肺化痰的中药，如人参、西洋参、沙参、川贝母、杏仁、百合等，对缓解秋燥多有良效。

第五节　冬季养生原则

冬三月，从立冬至立春前，包括立冬、小雪、大雪、冬至、小寒、大寒 6 个节气，是一年中气候最寒冷的季节。严寒凝野，朔风凛冽，阳气潜藏，阴气盛极，草木凋零，蛰虫伏藏，用冬眠状态养精蓄锐，为来春生机勃发做好准备，人体的阴阳消长代谢也处于相对缓慢的水平，成形胜于化气。因此，冬季养生之道，应着眼于一个"藏"字。

一、精神调养

为了保证冬令阳气伏藏的正常生理不受干扰，首先要求精神安静。为此，《素问·四气调神大论》有"冬三月，此为闭藏……使志若伏若匿。若有私意，若已有得"之说。意思是欲求精神安静，必须控制情志活动。做到如同对待他人隐私那样秘而不宣，如同获得了珍宝那样感到满足。如是，则"无扰乎阳"，养精蓄锐，有利于来春的阳气萌生。

二、起居调养

冬季起居作息，中医养生学的主张，如《素问·四气调神大论》所说："冬三月，此为闭藏。水冰地坼，无扰乎阳；早卧晚起，必待日光……去寒就温，无泄皮肤，使气亟夺，此冬气之应，养藏之道也。"《备急千金要方》也说："冬时天地气闭，血气伏藏，人不可作劳汗出，发泄阳气，有损于人也。"在寒冷的冬季里，不应当扰动阳气，破坏阴成形大于阳化气的生理比值。因此，要早睡晚起，日出而作，以保证充足的睡眠时间，以利阳气潜藏，阴精积蓄。至于防寒保暖，也必须根据"无扰乎阳"的养藏原则，做到恰如其分。衣着过少过薄，室温过低，则既耗阳气，又易感冒。反之，衣着过多过厚，室温过高，则腠理开泄，阳气不得潜藏，寒邪亦易于入侵。《素问·金匮真言论》说："夫精者身之本也，故藏于精者，春不病温。"说明冬季节制房事，养藏保精，对于预防春季温病，具有重要意义。

三、饮食调养

冬季饮食对正常人来说，应当遵循"秋冬养阴""无扰乎阳"的原则，既不宜生冷，也不宜燥热，最宜食用滋阴潜阳、热量较高的膳食。为避免维生素缺乏，应摄取新鲜蔬菜。从五味与五脏关系有之，则如《素问·藏气法时论》说："肾主冬……肾欲坚，急食苦以坚之，用苦补之，咸泻之。"这是因为冬季阳气衰微，腠理闭塞，很少出汗。减少食盐摄入量，可以减轻肾脏的负担，增加苦味可以坚肾养心。

具体地说，在冬季为了保阴潜阳，宜食谷类、羊肉、鳖、龟、木耳等食品，宜食热饮食，以保护阳气。由于冬季重于养"藏"，放在此时进补是最好的时机。

四、运动调养

"冬天动一动，少闹一场病；冬天懒一懒，多喝药一碗"。这句民谚，是以说明冬季锻炼的重要性。

冬季虽然寒冷，仍要持之以恒进行身体锻炼，但要注意避免在大寒、大风、大雪、雾露中锻炼。还须指出，在冬季的早晨，由于冷高压的影响，往往会发生逆温现象，即上层气温高，而地表气温低，大气停止上下对流活动，家庭炉灶、工厂等排出的废气，不能向大气层扩散，使得户外空气污染严重，能见度大大降低。有逆温现象的早晨，在户外进行锻炼不如室内为佳。

五、防病保健

冬季是进补强身的最佳时机。进补的方法有两类：一是食补，二是药补，两者相较，"药补不如食补"。不论食补还是药补，均需根据年龄、体质、性别等具体情况区别对待，有针对性，方能取效。冬季是流感、麻疹、腮腺炎、白喉等疾病的好发季节，除了注意精神、饮食、运动锻炼外，还可用中药进行预防，如板蓝根、大青叶对麻疹、流感、腮腺炎有很好的预防作用；兰花草、鱼腥草可预防百日咳；黄芩可以预防猩红热；生牛膝能预防白喉。这些方法简便有效，可以酌情采用。

冬季寒冷也常常诱发痼疾，如慢性支气管炎、支气管哮喘等。心肌梗死等心血管病、痹证等脑血管病，也多因触感寒凉而诱发加重。因此防寒护阳，是至关重要的。同时，也要注意颜面、四肢的保暖，防止冻伤。

下篇　四季养生各论

第一章　春季养生

中医古籍《黄帝内经》云："春三月，此谓发陈，天地俱生，万物以荣，夜卧早起，广步于庭，被发缓形，以使志生，生而勿杀，予而勿夺，赏而勿罚，此春气之应，养生之道也。"

春季，嫩芽初苞，万物复苏，白天渐长，太阳熙暖，万物推陈出新。农谚说得好："立春雨水到，早起晚睡觉。""一年之计在于春"。春天也是"百草发芽，百病发作"的季节，因此应注意保健养生。"春夏养阳，秋冬养阴"，是我国古代医学家根据自然界四季变化对人体脏腑气血功能的影响而提出的养生原则。对人体来说，十之七八的疾病都与人体的阳气不足、寒邪内盛有关。"阳气者，若天与日，失其所则折寿而不彰"，人体的阳气就像太阳一样，如果阳气失常，人就会患病甚至死亡，因此养护好人体的阳气，对预防疾病至关重要。

进入到春天，气温开始回升，中医上有"春宜养肝"的说法，这是因为春天开始了一个新的生命周期，在这个时候如果排除体内的浊气，进行养肝护肝工作，那是很有效果的。所以说，春季是养肝护肝的最好时机。春天是万物复苏的季节，不光人和动植物都开始活动了，病菌也开始活动了，所以，在这个特殊的时期人们要注意养肝和护肝。春天也是肝病的发病季节，在这个季节里，人的肝气也因为春天而开始变得很旺盛，所以此时是养肝的最好时机。肝脏是人体的一个非常重要的器官，这是因为肝脏在人体内部发挥着排毒的巨大作用。所以，合理的营养配制可以提升肝脏的排毒能力。肝脏具有调节气血的功能，还能够帮助脾胃消化食物，促进肠对食物中营养的吸收，同时还可以疏理气机。如果在春季养肝得法，那么延年益寿也就不再是难事。

春回大地，天气渐暖，百病易复发。春天是夏季和冬季的过渡季节，冷暖气团交替活动频繁，天气特点以时而冬冷、时而夏热为特点，容易形成"倒春寒"。人体对春季风向多变、阴阳交错的气候特点适应性较差，容易诱发疾病。春季不仅是许多慢性病如胃溃疡、冠心病、偏头痛的好发时节，许多威胁人体健康的传染病也多发生在春季，如流行性腮腺炎、流行性感冒、风疹、麻疹、猩红热、流脑、口疮、咽炎、白喉、肝炎、花粉过敏症等。因此，春季养生，应根据"万物生发，肝气旺盛"的特点，从药养和食养两方面入手。

第一节　春季养生方药

春季药养应遵循药养的要领，根据各地区不同气候，合理选用温、热、凉、平和养阳、利血、益气、补阴调养脏腑的方药。通常，对无病及个人体质情况差异不大者，进补应根据地域不同而有所区别。北方进补，宜选甘、辛之品，兼以温补，如人参、黄芪、当归、熟地等，用以帮助春阳升发，保护阳气。南方气候温暖潮湿，常春雨绵绵，宜兼顾健脾利湿之品，如茯苓、党参、薏苡仁、白术等。春暖花开后，宜用凉补之品，如生地、玉竹、沙参等。

　　春季，肝阳上亢，是肝脏易发病的季节。以药养肝是春季药养的一个重要内容。养肝明目类中药有：菊花、枸杞子、白蒺藜、苍术。养肝荣筋类中药有：菟丝子、木瓜、肉苁蓉、牛膝等。柔肝理气和血类中药有：柴胡、地骨皮、白芍、川楝子、黄精、生地等。

银翘散

【出处】《温病条辨》

【组成】连翘一两（30克），金银花一两（30克），桔梗六钱（18克），薄荷六钱（18克），竹叶四钱（12克），生甘草五钱（15克），荆芥穗四钱（12克），淡豆豉五钱（15克），牛蒡子六钱（18克）。

【用法】上杵为散。每服六钱（18克），鲜苇根汤煎，香气大出，即取服，勿过煎。肺药取轻清，过煎则味厚入中焦矣。病重者，约二时一服，日三服，夜一服；轻者，三时一服，日二服，夜一服；病不解者，作再服（现代用法：做汤剂，水煎服，用量按原方比例酌减）。

【功效】辛凉透表，清热解毒。

【主治】温病初起。发热，微恶风寒，无汗或有汗不畅，头痛口渴，咳嗽咽痛，舌尖红，苔薄白或薄黄，脉浮数。

【方解】温病初起，邪在卫分，卫气被郁，开合失司，故发热、微恶风寒、无汗或有汗不畅；肺位最高而开窍于鼻，邪自口鼻而入，上犯于肺，肺气失宣，则见咳嗽；风热搏结气血，蕴结成毒，热毒侵袭肺系门户，则见咽喉红肿疼痛；温邪伤津，故口渴；舌尖红，苔薄白或微黄，脉浮数均为温病初起之佐证。治宜辛凉透表，清热解毒。方中金银花、连翘气味芳香，既能疏散风热，清热解毒，又可辟秽化浊，在透散卫分表邪的同时，兼顾了温热病邪易蕴结成毒及多夹秽浊之气的特点，故重用为君药。薄荷、牛蒡子辛凉，疏散风热，清利头目，且可解毒利咽；荆芥穗、淡豆豉辛而微温，解表散邪，两者虽属辛温，但辛而不烈，温而不燥，配入辛凉解表方中，增强辛散透表之力，是为去性取用之法，以上四药俱为臣药。芦根、竹叶清热生津；桔梗开宣肺气而止咳利咽，同为佐药。甘草既可调和药性，护胃安中，又合桔梗利咽止咳，是属佐使之用。本方所用药物均系清轻之品，加之用法强调"香气大出，即取服，勿过煎"，体现了"治上焦如羽，非轻莫举"的用药原则。本方配伍特点有二：一是辛凉之中配伍少量辛温之品，既有利于透邪，又不悖辛凉之旨。二是疏散风邪与清热解毒相配，具有外散风热、内清热毒之功，构成疏清兼顾，以疏为主之剂。

【运用】1. 辨证要点　《温病条辨》称本方为"辛凉平剂"，是治疗外感风热表证的常用方。临床应用以发热、微恶寒、咽痛、口渴、脉浮数为辨证要点。

　　2. 加减变化　渴甚者，为伤津较甚，加天花粉生津止渴；项肿咽痛者，系热毒较甚，加马勃、玄参清热解毒，利咽消肿；衄者，由热伤血络，去荆芥穗、淡豆豉之辛温，加白茅根、侧柏炭、栀子炭凉血止血；咳者，是肺气不利，加杏仁苦降肃肺以加强止咳之功；胸膈闷者，乃夹湿邪秽浊之气，加藿香、郁金芳香化湿，辟秽祛浊。

　　3. 现代运用　本方广泛用于急性发热性疾病的初起阶段，如感冒、流行性感冒、急性扁桃体炎、上呼吸道感染、肺炎、麻疹、流行性脑膜炎、乙型脑炎、腮腺炎等辨证属温病初起，邪郁肺卫者。皮肤病如风疹、荨麻疹、疮痈疖肿，亦多用之。

4. 使用注意 凡外感风寒及湿热病初起者禁用。因方中药物多为芳香轻宣之品，不宜久煎。

【文献摘要】**1. 原书主治** 《温病条辨》卷一："太阴风温、温热、温疫、冬温，初起恶风寒者，桂枝汤主之。但热不恶寒而渴者，辛凉平剂银翘散主之。"

2. 方论选录 《温病条辨》卷一："本方谨遵《黄帝内经》'风淫于内，治以辛凉，佐以苦甘；热淫于内，治以咸寒，佐以甘苦'之训；又宗喻嘉言芳香逐秽之说，用东垣清心凉膈散，辛凉苦甘。病初起，且去入里之黄芩，勿犯中焦；加金银花辛凉，荆芥穗芳香，散热解毒；牛蒡子辛平润肺，解热散结，除风利咽；皆手太阴药也。此方之妙，预护其虚，纯然清肃上焦，不犯中下，无开门揖盗之弊，有轻以去实之能，用之得法，自然奏效。"

【临床报道】王氏等报道马融通过治疗小儿湿疹、慢性咳嗽并发荨麻疹、过敏性紫癜、抽动障碍、肾病综合征和癫痫等 6 例病案，发现银翘散不只用于风热表证，更注重发热、咽红、脾气急躁、大便干燥等辨证关键。结果：银翘散治疗疾病发挥了中医"异病同治"的思想，达到了比较满意的临床疗效。[王程婷，马融. 马融应用银翘散治疗小儿疾病验案举隅 [J]. 中国医药导报，2021，27（04）：198-200，209.]

【实验研究】张氏等银翘散提取物对流感病毒性肺炎小鼠的作用。采用鼻腔接种甲型流感病毒 FM1 株复制肺炎模型，采用免疫组化法检测各组小鼠肺组织 NF-κB p65 和 TLR4 的表达。银翘散提取物治疗流感病毒性肺炎小鼠的机制可能是使流感病毒性肺炎小鼠组织 TLR4 及 NF-κB p65 表达的降低。[张海婴，王雪峰，王思源，等. 银翘散提取物对流感病毒性肺炎小鼠组织 TLR4 及 NF-κBp 65 的影响 [J]. 时珍国医国药，2014，25（10）：2321-2323.]

桂枝汤

【出处】《伤寒杂病论》

【组成】桂枝三两（9克）（去皮），白芍三两（9克），甘草二两（6克）（炙），生姜三两（9克）（切），大枣十二枚（3枚）（擘）。

【用法】上五味，㕮咀，以水七升，微火煮取三升，适寒温，服一升。服已须臾，啜热稀粥一升余，以助药力。温覆令一时许，遍身微似有汗者益佳，不可令如水流漓，病必不除。若一服汗出病瘥，停后服，不必尽剂；若不汗，更服，依前法；又不汗，后服小促其间，半日许令三服尽。若病重者，一日一夜服，周时观之，服一剂尽，病证犹在者，更作服；若汗不出，乃服至二三剂。禁生冷、黏滑、肉、面、五辛、酒酪、臭恶等物（现代用法：水煎服，温覆取微汗）。

【功效】解肌发表，调和营卫。

【主治】外感风寒表虚证。恶风发热，汗出头痛，鼻鸣干呕，苔白不渴，脉浮缓或浮弱。

【方解】本方证为外感风寒、营卫不和所致。外感风邪，风性开泄，卫气因之失其固护之性，"阳强而不能密"，不能固护营阴，致令营阴不能内守而外泄，故恶风发热、汗出头痛、脉浮缓等；邪气郁滞，肺胃失和，则鼻鸣干呕；风寒在表，应辛温发散以解表，但本方证属表虚，腠理不固，故当解肌发表，调和营卫，即祛邪调正兼顾为治。方中桂枝为君，助卫阳，通经络，解肌发表而祛在表之风邪。白芍为臣，益阴敛营，敛固外泄之营阴。桂、芍等量合用，寓意有三：一为针对卫强营弱，体现营卫同治，邪正兼顾；二为相辅相成，桂枝得白芍，使汗而有源，白芍得桂枝，则滋而能化；三为相制相成，散中有收，汗中寓补。此为本方外可解肌发表，内调营卫、阴阳的基本结构。生姜辛温，既助桂枝辛散表邪，又兼和胃止呕；大枣甘平，既能益气补中，又可滋脾生津。姜、枣相配，是为补脾和胃、调和营卫的常用组合，共为佐药。炙甘草调和药性，合桂枝辛甘化阳以实卫，合白芍酸甘化阴以和营，功兼佐使之用。综观本方，药虽五味，但结构严谨，发中有补，散中有收，邪正兼顾，阴阳并调。

柯琴在《伤寒来苏集·伤寒附翼》卷上中赞桂枝汤："为仲景群方之冠，乃滋阴和阳，调和营卫，解肌发汗之总方也。"本方证中已有汗出，何以又用桂枝汤发汗？盖本方证之自汗，是由风寒外袭、卫阳不固、营阴失守、津液外泄所致。故外邪不去，营卫不和，则汗不能止。桂枝汤虽曰"发汗"，实寓解肌发表与调和营卫双重用意，外邪去而肌表固密，营卫和则津不外泄。故如法服用本方，于遍身微汗之后，则原证之汗出自止。为了区别两种汗出的不同性质，近贤曹颖甫称外感风寒表虚证之汗出为"病汗"，谓服桂枝汤后之汗出为"药汗"，并鉴别指出："病汗常带凉意，药汗则带热意，病汗虽久，不足以去病，药汗瞬时，而功乃大著，此其分也"（录自《经方实验录》卷上）。此属临证有得之谈。

本方的治疗范围，从《伤寒杂病论》与《金匮要略》以及后世医家的运用情况来看，不仅用于外感风寒表虚证，而且还运用于病后、产后、体弱等因营卫不和所致的病证。这是因为桂枝汤本身具有调和营卫、阴阳的作用，而许多疾病在其病变过程中，多可出现营卫、阴阳失调的病理状态。正如徐彬所说："桂枝汤，外证得之，解肌和营卫；内证得之，化气调阴阳"（《金匮要略论注》卷上）。这是对本方治病机制的高度概括。麻黄汤和桂枝汤同属辛温解表剂，都可用治外感风寒表证。麻黄汤中麻、桂并用，佐以杏仁，发汗散寒力强，又能宣肺平喘，为辛温发汗之重剂，主治外感风寒所致恶寒发热而无汗喘咳之表实证；桂枝汤中桂、芍并用，佐以姜、枣，发汗解表之力逊于麻黄汤，但有调和营卫之功，为辛温解表之和剂，主治外感风寒所致恶风发热而有汗出之表虚证。

【运用】1. 辨证要点　本方为治疗外感风寒表虚证的基础方，又是调和营卫、调和阴阳治法的代表方。临床应用以恶风、发热、汗出、脉浮缓为辨证要点。

2. 加减变化　恶风寒较甚者，宜加防风、荆芥、淡豆豉疏散风寒；体质素虚者，可加黄芪益气，以扶正祛邪；兼见咳喘者，宜加杏仁、紫苏子、桔梗宣肺止咳平喘。

3. 现代运用　本方常用于感冒、流行性感冒、原因不明的低热、产后及病后的低热、妊娠呕吐、多形红斑、冻疮、荨麻疹等属营卫不和者。

4. 使用注意　凡外感风寒表实无汗者禁用。服药期间禁食生冷、黏腻、酒肉、臭恶等物。

【附方】1. 桂枝加葛根汤（《伤寒杂病论》）　桂枝二两（6克）（去皮），白芍二两

（6克），生姜三两（9克）（切），甘草二两（6克）（炙），大枣十二枚（3枚）（擘），葛根四两（12克），上六味，以水一斗，先煮麻黄、葛根，减二升，去上沫；内诸药，煮取三升，去滓，温服一升。覆取微似汗，不须啜粥，余如桂枝法将息及禁忌。功效：解肌发表，升津疏经。主治：风寒客于太阳经输，营卫不和证。桂枝汤证兼项背强而不舒者。

2.**桂枝加厚朴杏子汤**（《伤寒杂病论》）桂枝三两（9克）（去皮），白芍三两（9克），生姜三两（9克）（切），甘草二两（6克）（炙），大枣十二枚（3枚）（擘），厚朴二两（6克）（炙，去皮），杏仁五十枚（6克）（去皮尖），上七味，以水七升，微火煮取三升，去滓。温服一升，覆取微似汗。功效：解肌发表，降气平喘。主治：宿有喘病，又感风寒而见桂枝汤证者；或风寒表证误用下剂后，表证未解而微喘者。

3.**桂枝加桂汤**（《伤寒杂病论》）桂枝五两（15克）（去皮），白芍三两（9克），生姜三两（9克）（切），甘草二两（6克）（炙），大枣十二枚（3枚）（擘），上五味，以水七升，煮取三升，去滓，温服一升。功效：温通心阳，平冲降逆。主治：心阳虚弱，寒水凌心之奔豚。太阳病误用温针或因发汗太过而发奔豚，气从少腹上冲心胸，起卧不安，有发作性者。

4.**桂枝加芍药汤**（《伤寒杂病论》）桂枝三两（9克）（去皮），白芍六两（18克），甘草二两（6克）（炙），大枣十二枚（3枚）（擘），生姜三两（9克）（切），上五味，以水七升，煮取三升，去滓，温分三服。功效：温脾和中，缓急止痛。主治：太阳病误下伤中，土虚木乘之腹痛。

上述4个方皆为桂枝汤类方，其证之病机以营卫不和或气血阴阳失调为共性，故用桂枝汤和营卫、调阴阳。前两方主治证以外感风寒表虚为基本病机，桂枝加葛根汤主治外感风寒，太阳经气不舒，津液不能敷布，经脉失去濡养之恶风汗出、项背强而不舒，故用桂枝汤加葛根以解肌发表，升津疏经；桂枝加厚朴杏子汤主治风寒表虚证兼见肺失肃降之喘逆，故加厚朴、杏仁降气平喘。后两方因药量之变化，已由治表之剂变为治里之方，其中桂枝加桂汤主治太阳病发汗太过，耗损心阳，心阳不能下蛰于肾，肾中寒水之气上犯凌心所致的奔豚病，故加桂二两以加强温通心阳、平冲降逆的作用；桂枝加芍药汤主治太阳病误下伤中、邪陷太阴、土虚本乘之腹痛，故用桂枝汤通阳温脾，倍芍药以柔肝缓急止痛。

【文献摘要】1.**原书主治**《伤寒杂病论·辨太阳病脉证并治》："太阳中风，阳浮而阴弱。阳浮者，热自发；阴弱者，汗自出。啬啬恶寒，淅淅恶风，翕翕发热，鼻鸣干呕者，桂枝汤主之。""太阳病，头痛发热，汗出恶风者，桂枝汤主之。"

2.**方论选录**《医宗金鉴》卷一："名曰桂枝汤者，君以桂枝也。桂枝辛温，辛能发散，温通卫阳；芍药酸寒，酸能收敛，寒走阴营。桂枝君芍药，是于发汗中寓敛汗之旨；芍药臣桂枝，是于和营中有调卫之功。生姜之辛，佐桂枝以解表；大枣之甘，佐芍药以和中。甘草甘平，有安内攘外之能，用以调和中气，即以调和表里，且以调和诸药。以桂芍之相须，姜枣之相得，借甘草之调和，阳表阴里，气卫血营，并行而不悖，是刚柔相济以相和也。而精义在服后须臾啜稀粥以助药力。盖谷气内充，不但易为酿汗，更使已入之邪不能少留，将来之邪不得复入也。又妙在温覆令一时许，啫啫微似有汗，是授人以微汗之法也。不可令如水流漓，病必不除，是禁人以不可过汗之意也。此方为仲景群方之冠，乃解肌发汗，调和营卫之第一方也。凡中风、伤寒、脉浮弱、汗自出而表不解者，皆得而主之。"

【临床报道】谢氏选取 72 例慢性荨麻疹患者进行调查，随机分为两组。其中基础西药治疗 36 例，桂枝汤治疗 36 例。对于不同症状患者可在处方基础上加减药物，每日 1剂，分早晚 2 次服用，连用 30 日。治疗结果：治疗组有效率达 96.67%，可见桂枝汤治疗慢性荨麻疹，临床疗效显著，安全性高。［谢植洋.桂枝汤在慢性荨麻疹治疗中的应用效果评价 [J].航空航天医学杂志，2022，33（02）：212-214.]

【实验研究】恢复机体的正常代谢是桂枝汤解热的途径之一。王氏等用代谢组学技术，分析桂枝汤解热作用及相关代谢通路。结果：桂枝汤的解热作用，可能是从糖类代谢、脂肪酸类代谢等多个层面协同发挥生物效应，具有多靶点整合作用的特性。［王春茜，高旅，吴茵，等.基于内源性代谢产物解析桂枝汤解热作用的分子机制 [J].中华中医药杂志，2021，36（09）：5169-5175.]

香苏散

【出处】《太平惠民和剂局方》

【组成】香附四两（120 克）（炒香，去毛），紫苏叶四两（120 克），甘草一两（30克）（炙），陈皮二两（60 克）（不去白）。

【用法】上为粗末。每服三钱（9 克），水一盏，煎七分，去滓，热服，不拘时候，日三服；若作细末，只服二钱（6 克），入盐点服（现代用法：做汤剂，水煎服，用量按原方比例酌减）。

【功效】疏散风寒，理气和中。

【主治】外感风寒，气郁不舒证。恶寒身热，头痛无汗，胸脘痞闷，不思饮食，舌苔薄白，脉浮。

【方解】本方主治外感风寒、内兼气滞之证。恶寒发热，头痛无汗，与一般表证无异。胸脘痞闷，不思饮食，则为气郁湿滞之象。但此证舌苔薄白而不腻，显然偏于气郁。风寒在表，不用发散之品则表证不解；气郁于里，不用理气之药则气滞不除。唯有解表与理气并行，方为两全之法。方中紫苏叶辛温，归肺、脾二经，发表散寒，理气宽中，一药而兼两用，切中病机，为君药。香附辛苦甘平，行气开郁，为臣药。君臣相合，紫苏叶得香附之助，则调畅气机之功益著；香附借苏叶之升散，则能上行外达以祛邪。胸脘痞闷，虽缘于气郁，亦与湿滞有关，故佐用理气燥湿之陈皮，一则协君臣行气滞以畅气机，二则化湿浊以行津液。甘草健脾和中，与香附、陈皮相配，使行气而不致耗气，并调和药性，是佐药兼使药之用。如此配伍，使表邪解则寒热除，气机畅则痞闷消。

【运用】1. **辨证要点**　本方为治疗外感风寒而兼气滞的常用方。临床应用以恶寒发热、头痛无汗、胸脘痞闷、苔薄白、脉浮为辨证要点。

2. **加减变化**　风寒表证较重，加葱白、生姜、荆芥等以加强发汗解表的作用；气郁较甚，胸胁胀痛，脘腹胀满者，加柴胡、厚朴、大腹皮等以加强行气解郁之力；湿浊较重，胸闷，不思饮食，苔白腻者，加藿香、厚朴、半夏等以化湿运脾；兼见咳嗽有痰者，加紫苏子、桔梗、半夏等以降气化痰止咳。

3. **现代运用** 本方多用于胃肠型感冒属感受风寒兼气机郁滞者。

【附方】1. **香苏葱豉汤**（《重订通俗伤寒论》） 制香附一钱半至二钱（4.5~6克），陈皮一钱半至二钱（4.5~6克），鲜葱白二三枚（3枚），紫苏叶一钱半至三钱（4.5~9克），炙甘草六分至八分（2~2.5克），淡豆豉三钱至四钱（9~12克），水煎服。功效：发汗解表，调气安胎。主治：妊娠伤寒。恶寒发热，无汗，头身痛，胸脘痞闷，苔薄白，脉浮。

2. **加味香苏散**（《医学心悟》） 紫苏叶一钱五分（5克），陈皮一钱二分（4克），香附一钱二分（4克），甘草七分（2.5克）（炙），荆芥一钱（3克），秦艽一钱（3克），防风一钱（3克），蔓荆子一钱（3克），川芎五分（1.5克），生姜3片，上锉1剂，水煎温服，微覆似汗。功效：发汗解表，理气解郁。主治：外感风寒，兼有气滞证。头痛项强，鼻塞流涕，身体疼痛，发热恶寒或恶风，无汗，胸脘痞闷，苔薄白，脉浮。

上述两方皆为香苏散加味而成，主治表寒而兼气滞之证。其中香苏葱豉汤乃香苏散与葱豉汤合为一方，其发汗解表之力较香苏散为强，且紫苏叶又有安胎之效，故对妇女妊娠感冒风寒者，较为恰当。加味香苏散增入防风、秦艽、川芎、蔓荆子等药，则发汗解表，宣痹止痛之功较强，宜于表寒证较重，头身疼痛明显者。

【文献摘要】1. **原书主治** 《太平惠民和剂局方》卷二："四时温疫、伤寒。"

2. **方论选录** 《医方集解·表里之剂》："此手太阴药也。紫苏疏表气而散外寒，香附行里气而消内壅，橘红能兼行表里以佐之（橘红利气，兼能发表散寒，盖气行则寒散，而食亦消矣），甘草和中，亦能解表为使也。"

【临床报道】王氏用加味香苏散治疗慢性胃炎患者108例。其症见上腹隐痛、食欲减退、反酸、恶心等。以香苏散为基础方加减，每日1剂，分早晚2次饭后温服，连服2周。加味香苏散治疗组总有效率达96.3%。结果：加味香苏散治疗慢性胃炎疗效明显，值得临床应用。［王菊红.加味香苏散治疗慢性胃炎的效果分析[J].医学食疗与健康，2021，4（19）：20–21.］

正柴胡饮

【出处】《景岳全书》

【组成】柴胡三钱（9克），防风一钱（3克），陈皮一钱半（4.5克），白芍二钱（6克），甘草一钱（3克），生姜三五片。

【用法】水一盅半，煎七八分，热服（现代用法：水煎温服）。

【功效】解表散寒。

【主治】外感风寒轻证。微恶风寒，发热，无汗，头痛身痛，舌苔薄白，脉浮。

【方解】本方证属外感风寒表证之轻者。风寒束表，毛窍闭塞，卫阳被遏，因感邪较轻，故症见微恶风寒、发热、无汗、头身痛；苔薄白，脉浮为风寒表证之征象。外感风寒，宜解表散寒；表寒轻证，只需轻疏肌表，微发其汗，病邪自可外达，不必用辛温重剂，徒伤其表。方中君以柴胡辛散表邪。臣用防风祛风寒，止疼痛。生姜辛温发散，助柴胡、防风解表透邪。陈皮疏畅气机，以助祛邪外出；白芍益阴和营，防辛散太过而伤阴，共为佐药。甘草调和诸药为使。本方药性平和，对于气血不虚而外感风寒较轻者颇宜。

【运用】1. **辨证要点**　本方为张介宾所创平散风寒治法之代表方。临床应用以微发热恶寒、头痛身痛、苔白脉浮为辨证要点。

2. **加减变化**　头痛甚者，加川芎以祛风止痛；热而烦渴者，加葛根以透热生津；呕恶者，加半夏以和胃降逆；湿盛者，加苍术以化湿运脾；寒盛而邪不易解者，加麻黄或苏叶发散风寒。

3. **现代运用**　本方常用于感冒、流行性感冒、疟疾初起以及妇女经期、妊娠、产后感冒等属外感风寒而气血不虚者。

【文献摘要】**原书主治**　《景岳全书》卷五十一："凡外感风寒、发热恶寒、头痛身痛、疟初起等证，凡血气平和，宜从平散者，此方主之。"

【临床报道】李氏选取 100 例高校感冒学生用正柴胡饮进行治疗。对照组给予利巴韦林片，口服 0.3 克 / 次，3 次 / 日，观察组在利巴韦林基础上给予正柴胡饮冲剂，口服 10 克 /（1 包·次），3 次 / 日，3 日为 1 个疗程，治疗两个疗程，疗程结束后停药。观察组症状消失时间均明显低于对照组。结果：正柴胡饮冲剂治疗感冒疗效显著，安全性高，值得推广。[李潇 . 正柴胡饮冲剂治疗 100 例高校学生感冒疗效分析 [J]. 中国社区医师，2021，37（33）：78-79.]

小柴胡汤

【出处】《伤寒杂病论》

【组成】柴胡半斤（24 克），黄芩三两（9 克），人参三两（9 克），甘草三两（9 克）（炙），半夏半升（9 克）（洗），生姜三两（9 克）（切），大枣十二枚（4 枚）（擘）。

【用法】上七味，以水一斗二升，煮取六升，去滓，再煎，取三升，温服一升，日三服（现代用法：水煎服）。

【功效】和解少阳。

【主治】1. **伤寒少阳证**　往来寒热，胸胁苦满，默默不欲饮食，心烦喜呕，口苦，咽干，目眩，舌苔薄白，脉弦者。

2. **热入血室证**　妇人伤寒，经水适断，寒热发作有时。

3. **其他**　黄疸、疟疾以及内伤杂病而见少阳证者。

【方解】本方为和解少阳的代表方剂。少阳经脉循胸布胁，位于太阳、阳明表里之间。伤寒邪犯少阳，邪正相争，正胜欲拒邪出于表，邪胜欲入里并于阴，故往来寒热；足少阳之脉起于目锐眦，其支者，下胸中，贯膈，络肝，属胆，循胁里；邪在少阳，经气不利，郁而化热，胆火上炎，而致胸胁苦满、心烦、口苦、咽干、目眩；胆热犯胃，胃失和降，气逆于上，故默默不欲饮食而喜呕；若妇人经期，感受风邪，邪热内传，热与血结，血热瘀滞，疏泄失常，故经水不当断而断、寒热发作有时。邪在表者，当从汗解；邪入里者，则当吐下。今邪既不在表，又不在里，而在表里之间，则非汗、吐、下所宜，故唯宜和解之法。

方中柴胡苦平，入肝、胆经，透泄少阳之邪，并能疏泄气机之郁滞，使少阳半表之邪得以疏散，为君药。黄芩苦寒，清泄少阳半里之热，为臣药。柴胡之升散，得黄芩之降泄，两者配伍，是和解少阳的基本结构。胆气犯胃，胃失和降，佐以半夏、生姜和胃降逆止呕；邪从太阳传入少阳，缘于正气本虚，故又佐以人参、大枣益气健脾，一者取其扶正以祛邪，一者取其益气以御邪内传，正气旺盛，则邪无内向之机。炙甘草助参、枣扶正，且能调和诸药，为使药。诸药合用，以和解少阳为主，兼补胃气，使邪气得解，枢机得利，胃气调和，则诸症自除。原方"去滓再煎"，使药性更为醇和，药汤之量更少，减少了汤液对胃的刺激，避免停饮致呕。

小柴胡汤为和剂，一般服药后不经汗出而病解，但也有药后得汗而愈者，这是正复邪祛、胃气调和所致。正如《伤寒杂病论》所说："上焦得通，津液得下，胃气因和，身濈然汗出而解。"若少阳病证经误治损伤正气，或患者素体正气不足，服用本方，亦可见到先寒战后发热而汗出的"战汗"现象，属正胜邪祛之征。

【运用】1. 辨证要点　本方为治疗伤寒少阳证的基础方，又是和解少阳法的代表方。临床应用以往来寒热、胸胁苦满、默默不欲饮食、心烦喜呕、口苦、咽干、苔白、脉弦为辨证要点。临床上只要抓住前四者中的一二主证，便可用本方治疗，不必待其证候悉具。正如《伤寒杂病论》所说："伤寒中风，有柴胡证，但见一证便是，不必悉具。"

2. 加减变化　若胸中烦而不呕，为热聚于胸，去半夏、人参，加瓜蒌清热理气宽胸；渴者，是热伤津液，去半夏，加天花粉止渴生津；腹中痛，是肝气乘脾，宜去黄芩，加白芍柔肝缓急止痛；胁下痞硬，是气滞痰郁，去大枣，加牡蛎软坚散结；心下悸，小便不利，是水气凌心，宜去黄芩，加茯苓利水宁心；不渴，外有微热，是表邪仍在，宜去人参，加桂枝解表；咳者，是素有肺寒留饮，宜去人参、大枣、生姜，加五味子、干姜温肺止咳。

3. 现代运用　本方常用于感冒、流行性感冒、疟疾、慢性肝炎、肝硬化、急慢性胆囊炎、胆结石、急性胰腺炎、胸膜炎、中耳炎、产褥热、急性乳腺炎、睾丸炎、胆汁反流性胃炎、胃溃疡等属邪踞少阳、胆胃不和者。

4. 使用注意　因方中柴胡升散，黄芩、半夏性燥，故对阴虚血少者禁用。

【附方】柴胡枳桔汤（《通俗伤寒论》）柴胡一钱至钱半（3～4.5克），枳壳钱半（4.5克），姜半夏钱半（4.5克），鲜生姜一钱（3克），黄芩一钱至钱半（3～4.5克），桔梗一钱（3克），陈皮钱半（4.5克），雨前茶一钱（3克）。功效：和解透表、畅利胸膈。主治：邪踞少阳证偏于半表者。往来寒热，两头角痛，耳聋目眩，胸胁满痛，舌苔白滑，脉右弦滑，左弦而浮大。小柴胡汤原就有若干加减法，后世加减化裁者更多，今选柴胡枳桔汤为例，意在说明参、草、枣等益气匡正之品，并非和解少阳必用之药。原书谓本证系"邪郁腠理，逆于上焦，少阳经病偏于半表证也，法当和解兼表，柴胡枳桔汤主之。"证既偏于半表，治当促邪外透为宜，故加枳、桔、陈皮，畅胸膈之气，开发上焦。去枣留姜，亦是用其辛散之功，助柴胡透邪。雨前茶（上等绿茶）清热降火，利水祛痰，助黄芩清泻邪热。如此配合，使少阳经证偏于半表者，得外透而解，升降复而三焦通畅，自然诸症悉除。

【文献摘要】1. 原书主治　《伤寒杂病论·辨太阳病脉证并治中》："伤寒五六日，中风，往来寒热，胸胁苦满，默默不欲饮食，心烦喜呕，或胸中烦而不呕，或渴，或腹中痛，或胁下痞硬，或心下悸，小便不利，或不渴，身有微热，或咳者，小柴胡汤主之。"

2. 方论选录　《医方考》卷二："柴胡、黄芩能和解少阳经之邪，半夏、生姜能散少阳经之呕，人参、甘草能补中气之虚，补中所以防邪之入里也。"

【临床报道】小柴胡汤对咳嗽变异型哮喘有较好的疗效。曹氏等以小柴胡汤为基本方治疗咳嗽变异型哮喘 60 例。治疗后，观察组总有效率达到 93.33%。结果：用加味小柴胡汤治疗咳嗽变异型哮喘，患者症状、血清炎症因子水平改善效果更明显。[曹学伟，李航.加味小柴胡汤治疗咳嗽变异型哮喘的临床观察 [J].深圳中西医结合杂志，2021，31（21）：65-67.]

【实验研究】贾氏等用小柴胡颗粒治疗硫代乙酰胺致大鼠急性肝损伤，来研究其作用机制。经过治疗，小柴胡颗粒低、中、高三个剂量组对血液天门冬氨酸氨、丙氨酸氨基转移酶、丙二醛、总超氧化物歧化酶水平均产生影响，大鼠肝脏病变范围与严重程度得到不同程度地改善，肝脏组织核转录因子相关因子 2、Kelch 样环氧氯丙烷相关蛋白 1、醌氧化还原酶 1、血红素加氧酶 1、谷氨酸半胱氨酸合成酶催化亚基、谷氨酸半胱氨酸合成酶催化亚基的 mRNA 也产生影响。结果：小柴胡颗粒的作用机制可能是通过调节 Nrf2 信号通路，对硫代乙酰胺致急性肝损伤大鼠起到治疗作用。[贾为壹，刘佳佳，胡睿，等.小柴胡颗粒激活 Nrf2 通路抗 TAA 致大鼠急性肝损伤的机制探讨 [J].中国实验方剂学杂志，2019，25（08）：54-59.]

蒿芩清胆汤

【出处】《重订通俗伤寒论》

【组成】青蒿钱半至二钱（4.5 ~ 6 克），竹茹三钱（9 克），半夏钱半（4.5 克），茯苓三钱（9 克），黄芩钱半至三钱（4.5 克 ~ 9 克），生枳壳钱半（4.5 克），陈皮钱半（4.5 克），碧玉散（滑石、甘草、青黛）（包）三钱（9 克）。

【用法】原方未著用法（现代用法：水煎服）。

【功效】清胆利湿，和胃化痰。

【主治】少阳湿热证。寒热如疟，寒轻热重，口苦膈闷，吐酸苦水，或呕黄涎而黏，甚则干呕呃逆，胸胁胀痛，小便黄少，舌红苔白腻，间现杂色，脉数而右滑左弦者。

【方解】本方为治少阳胆热偏重，兼有湿热痰浊内阻之证。湿遏热郁，阻于少阳胆与三焦；三焦之气机不畅，胆中之相火乃炽，以致少阳枢机不利。胆经郁热偏重，故寒热如疟、寒轻热重、口苦膈闷、胸胁胀痛；胆热犯胃，液郁为痰，胃气上逆，故吐酸苦水，或呕黄涎而黏，甚则干呕呃逆；湿阻三焦，水道不畅，以致小便短少，其色黄赤。治宜清胆利湿，和胃化痰。方中青蒿苦寒芳香，清透少阳邪热；黄芩苦寒，善清胆热，并能燥湿，两药相合，既可内清少阳湿热，又能透邪外出，共为君药。竹茹善清胆胃之热，化痰止呕；枳壳下气宽中，除痰消痞；半夏燥湿化痰，和胃降逆；陈皮理气化痰，宽胸畅膈，四药相伍，使热清湿化痰除，共为臣药。茯苓、碧玉散清热利湿，导邪从小便而去，为佐使药。综合全方，可使胆热清，痰湿化，气机畅，胃气和，诸症均解。本方与小柴胡汤均能和解少阳，用于邪在少阳、往来寒热、胸胁不适者。但小柴胡汤以柴胡、黄芩配人参、大枣、炙甘草，和解中兼有益气扶正之功，宜于邪踞少阳，胆胃不和者；蒿芩清胆汤以青蒿、黄芩配赤茯苓、碧玉散，于和解之中兼有清热利湿、理气化痰之效，宜于少阳胆热偏重，兼有湿热痰浊者。

【运用】1. **辨证要点** 本方为治疗少阳湿热证的代表方。临床应用以寒热如疟、寒轻热重、胸胁胀痛、吐酸苦水、舌红苔腻、脉弦滑数为辨证要点。

2. **加减变化** 若呕多，加黄连、紫苏叶清热止呕；湿重，加藿香、薏苡仁、白蔻仁以化湿浊；小便不利，加车前子、泽泻、通草以利小便。

3. **现代运用** 本方常用于肠伤寒、急性胆囊炎、急性黄疸型肝炎、胆汁反流性胃炎、肾盂肾炎、疟疾、盆腔炎、钩端螺旋体病属少阳湿热痰浊内阻者。

【文献摘要】1. **原书主治** 《重订通俗伤寒论》："暑湿疟……当辨其暑重于湿者为暑疟，暑疟，先与蒿芩清胆汤清其暑。"

2. **方论选录** 何秀山《重订通俗伤寒论》："足少阳胆与手少阳三焦合为一经，其气化一寄于胆中以化水谷，一发于三焦以行腠理。若受湿遏热郁，则三焦之气机不畅，胆中之相火乃炽，故以青蒿、黄芩、竹茹为君，以清泻胆火；胆火炽，必犯胃而液郁为痰，故臣以枳壳、陈皮和胃化痰；然必下焦之气机通畅，斯胆中之相火清和，故又佐以碧玉散，引相火下泄；使以茯苓，脾湿热下出，均从膀胱而去。此为和解胆经之良方，凡胸痞作呕，寒热如疟者，投无不效。"

【临床报道】王氏选取肠伤寒患者 116 例用加味蒿芩清胆汤进行治疗。在原方的基础上随证加减，每日 1 剂，早晚分 2 次服。第 4 周结束时，急慢性胆囊炎和胆石症患者总有效率分别 93.75%、100.00% 和 96.55%。结果：蒿芩清胆汤加减治疗慢性胆囊炎、胆石症，临床疗效显著，值得推广。[王联民. 蒿芩清胆汤治疗胆囊炎、胆石症临床观察 [J]. 光明中医，2021，36（17）：2910-2912.]

达原饮

【出处】《温疫论》

【组成】槟榔二钱（6 克），厚朴一钱（3 克），草果五分（1.5 克），知母一钱（3 克），白芍一钱（3 克），黄芩一钱（3 克），甘草五分（1.5 克）。

【用法】上用水二盅，煎八分，午后温服（现代用法：水煎服）。

【功效】开达膜原，辟秽化浊。

【主治】温疫或疟疾，邪伏膜原证。憎寒壮热，或一日 3 次，或一日 1 次，发无定时，胸闷呕恶，头痛烦躁，脉弦数，舌边深红，舌苔垢腻，或苔白厚如积粉。

【方解】本方是为温疫秽浊毒邪伏于膜原而设。《重订通俗伤寒论》说："膜者，横膈之膜；原者，空隙之处。外通肌腠，内近胃腑，即三焦之关键，为内外交界之地，实一身之半表半里也。"《温疫论》说："疫者感天地之疠气，邪从口鼻而入，则其所客，内不在脏腑，外不在经络，舍于伏膂之内，去表不远，附近于胃，乃表里之分界，是为半表半里，即《针经》所谓'横连膜原'者也。"温疫邪入膜原半表半里，邪正相争，故见憎寒壮热；温疫热毒内侵入里，导致呕恶、头痛、烦躁、苔白厚如积粉等一派秽浊之候。此时邪不在表，忌用发汗；热中有湿，不能单纯清热；湿中有热，又忌片面燥湿。当以开达膜原、辟秽化浊为法。方用槟榔辛散湿邪，化痰破结，使邪速溃，为君药。厚朴芳香化浊，理气祛湿；草果辛香化浊，辟秽止呕，宣透伏邪，共为臣药。以上三药气味辛烈，可直达膜原，逐邪外出。凡温热疫毒之邪，最易化火伤阴，故用白芍、知母清热滋阴，并可防诸辛燥药之耗散阴津；黄芩苦寒，清热燥湿，共为佐药。配以甘草生用为使者，既能清热解毒，又可调和诸药。全方合用，共奏开达膜原、辟秽化浊、清热解毒之功，可使秽浊得化，热毒得清，阴津得复，则邪气溃散，速离膜原，故以"达原饮"名之。

【运用】1. **辨证要点**　本方为治疗温疫初起或疟疾，邪伏膜原的常用方。临床应用以憎寒壮热、舌红苔垢腻如积粉为辨证要点。

2. **加减变化**　若兼胁痛、耳聋、寒热、呕而口苦，此邪热溢于少阳经，本方加柴胡以引经；若兼腰背项痛，此邪热溢于太阳经，本方加羌活以引经；若兼目痛、眉棱骨痛、眼眶痛、鼻干不眠，此邪热溢于阳明经，本方加葛根以引经。

3. **现代运用**　本方常用于疟疾、流行性感冒、病毒性脑炎属温热疫毒伏于膜原者。

【附方】1. **柴胡达原饮**（《重订通俗伤寒论》）　柴胡钱半（4.5 克），生枳壳钱半（4.5 克），厚朴钱半（4.5 克），青皮钱半（4.5 克），炙甘草七分（2 克），黄芩钱半（4.5 克），桔梗一钱（3 克），草果六分（2 克），槟榔二钱（6 克），荷叶梗五寸（6 克），水煎服。功效：宣湿化痰，透达膜原。主治：痰湿阻于膜原证。胸膈痞满，心烦懊恼，头眩口腻，咳痰不爽，间日发疟，舌苔厚如积粉，扪之糙涩，脉弦而滑。

2. **清脾饮**（《济生方》）　青皮（去白）、厚朴（姜汁炒）、白术、草果、柴胡（去芦）、茯苓、黄芩、半夏（汤泡 7 次）、甘草（炙）各等分，㕮咀，每服四钱，水一盏半，姜五片，煎至七分，去滓温服。功效：燥湿化痰，泄热清脾。主治：疟疾，热多寒少，口苦咽干，小便赤涩，脉来弦数。达原饮、柴胡达原饮、清脾饮三方均能主治疟疾，组成中均有厚朴、草果、黄芩、甘草 4 味，均可燥湿清热。但达原饮重用槟榔辛散湿邪，且配知母、白芍清热滋阴，防诸燥之品耗伤阴津；柴胡达原饮则无知母、白芍之滋腻，而用柴胡、枳壳、桔梗、青皮、荷叶梗、槟榔，具有透邪外出、升降气机、通畅三焦之功；清脾饮则配柴胡、青皮、白术、茯苓、半夏，治疗痰湿阻于膜原（半表半里）而成疟者。

【文献摘要】1. **原书主治**　《温疫论》卷上："温疫初起，先憎寒而后发热，嗣后但热而不憎寒也。初得之二三日，其脉不浮不沉而数，昼夜发热，日晡益甚，头痛身痛。"

2. **方论选录**　《温疫论》卷上："槟榔能消能磨，除伏邪，为疏利之药，又除岭南瘴气；厚朴破戾气所结；草果辛烈气雄，除伏邪盘踞，三味协力，直达其巢穴，使邪气溃败，速离膜原，是以为达原也。热伤津液，加知母以滋阴；热伤营气，加白芍以和血；黄芩清燥热之余；甘草为和中之用。以后四品，乃调和之剂，如渴与饮，非拔病之药也。"

【临床报道】李氏选取 64 例术后、感染治愈后低热患者用达原饮进行治疗。以基础方加减进行治疗，每日 1 剂，分 2 次温服。总疗程 14 日观察周期后，治疗组总有效率为 93.80%。结果：达原饮加减对于术后、感染治愈后功能性低热的治疗，临床效果明显，且安全无不良反应，值得推广。[李明晓 . 达原饮加减治疗术后、感染治愈后功能性低热 32 例临床观察 [J]. 中医临床研究，2020，12（4）：92-94.]

四逆散

【出处】《伤寒杂病论》

【组成】甘草十分（6 克）（炙），枳实十分（6 克）（破，水渍，炙干），柴胡十分（6 克），白芍十分（6 克）。

【用法】上四味，捣筛，白饮和服方寸匕，日三服（现代用法：水煎服）。

【功效】透邪解郁，疏肝理脾。

【主治】1. 阳郁厥逆证　手足不温，或腹痛，或泄利下重，脉弦。

2. 肝脾气郁证　胁肋胀闷，脘腹疼痛，脉弦。

【方解】四逆者，乃手足不温也。其证缘于外邪传经入里，气机为之郁遏，不得疏泄导致阳气内郁，不能达于四末，而见手足不温。此种"四逆"与阳衰阴盛的四肢厥逆有本质区别。正如李中梓云："此证虽云四逆，必不甚冷，或指头微温，或脉不沉微，乃阴中涵阳之证，唯气不宣通，是为逆冷。"故治宜透邪解郁、调畅气机为法。方中取柴胡入肝胆经升发阳气，疏肝解郁，透邪外出，为君药。白芍敛阴养血柔肝为臣，与柴胡合用，以补养肝血，条达肝气，可使柴胡升散而无耗伤阴血之弊。佐以枳实理气解郁，泄热破结，与柴胡为伍，一升一降，加强舒畅气机之功，并奏升清降浊之效。与白芍相配，又能理气和血，使气血调和。使以甘草，调和诸药，益脾和中。综合四药，共奏透邪解郁、疏肝理脾之效，使邪去郁解，气血调畅，清阳得伸，四逆自愈。原方用白饮（米汤）和服，亦取中气和则阴阳之气自相顺接之意。由于本方有疏肝理脾之功，所以后世常以本方加减治疗肝脾气郁所致胁肋脘腹疼痛诸症。本方与小柴胡汤同为和解剂，同用柴胡、甘草。但小柴胡汤用柴胡配黄芩，解表清热作用较强；四逆散则柴胡配枳实，升清降浊，疏肝理脾作用较著。故小柴胡汤为和解少阳的代表方，四逆散则为调和肝脾的基础方。

【运用】1. 辨证要点　本方原治阳郁厥逆证，后世多用作疏肝理脾的基础方。临床应用以手足不温，或胁肋、脘腹疼痛、脉弦为辨证要点。

2. 加减变化　若咳者，加五味子、干姜以温肺散寒止咳；悸者，加桂枝以温心阳；小便不利者，加茯苓以利小便；腹中痛者，加炮附子以散里寒；泄利下重者，加薤白以通阳散结；气郁甚者，加香附、郁金以理气解郁；有热者，加栀子以清内热。

3. 现代运用　本方常用于慢性肝炎、胆囊炎、胆石症、胆道蛔虫症、肋间神经痛、胃溃疡、胃炎、胃肠神经官能症、附件炎、输卵管阻塞、急性乳腺炎等肝胆气郁、肝脾（或胆胃）不和者。

【附方】1. 柴胡疏肝散（《证治准绳》引《医学统旨》方）　柴胡二钱（6克），陈皮二钱（6克）（醋炒），川芎一钱半（4.5克），香附一钱半（4.5克），枳壳一钱半（4.5克）（麸炒），白芍一钱半（4.5克），甘草五分（1.5克）（炙），水二盅，煎八分，食前服。功效：疏肝行气，活血止痛。主治：肝气郁滞证。胁肋疼痛，胸闷喜太息，情志抑郁易怒，或嗳气，脘腹胀满，脉弦。柴胡疏肝散证是肝气郁结，不得疏泄，气郁导致血滞，故见胁肋疼痛诸症。方用四逆散去枳实，加陈皮、枳壳、川芎、香附，增强疏肝行气、活血止痛之效，故服后肝气条达，血脉通畅，痛止而诸症亦除。产后腹痛而致烦满不得卧，此由气血郁滞所致。

2. 枳实芍药散（《金匮要略》）　枳实（烧令黑，勿太过）、白芍等分，二味，杵为散，服方寸匕，日三服，以麦粥下之。功效：行气和血，缓急止痛。主治：气血郁滞证。产后腹痛，烦满不得卧，并主痈脓。枳实芍药散以枳实破气散结，白芍和血止痛，以治之；佐以麦粥和其胃气，因产后定无完气故也。"并主痈脓"者，亦因血为气凝，久而腐化，本方能行气和血，使气血宣通，故可治之。

【文献摘要】1. 原书主治　《伤杂病寒论·辨少阴病脉证并治》："少阴病，四逆，其人或咳，或悸，或小不利，或腹中痛，或泄利下重者，四逆散主之。"

2. 方论选录　《医宗金鉴·订正仲景全书·伤寒论注》卷七录李中梓："按少阴用药，有阴阳之分。如阴寒而四逆者，非姜、附不能疗。此证虽云四逆，必不甚冷，或指头微温，或脉不沉微，乃阴中涵阳之证，唯气不宣通，是以逆冷。故以柴胡凉表，芍药清中。此本肝胆之剂而少阴用之者，为水木同源也。以枳实利七冲之门，以甘草和三焦之气，气机宣通，而四逆可痊矣。"

【临床报道】四逆散对治疗慢性萎缩性胃炎有满意的疗效。白氏等以四逆散加味治疗肝郁血瘀型慢性萎缩性胃炎患者80例。配方为：柴胡15克，白芍15克，枳实15克，黄芪25克，厚朴15克，白花蛇舌草25克，三七（粉）3克，炙甘草10克。每日2次，疗程8周。结果：治疗后总有效率达95.00%。说明加味四逆散在治疗慢性萎缩性胃炎的临床效果显著，并能够有效预防胃癌的发生。[白春颖，陈新祥，姜彩霞，等.加味四逆散治疗慢性萎缩性胃炎的临床研究[J].智慧健康，2021，7(24)：118-120.]

【实验研究】晁氏等用加味四逆散治疗大鼠肝纤维化，采用猪血清诱导免疫损伤性复制肝纤维化模型。观察各组大鼠中医证候指标、肝功能指标、肝纤维化指标、大鼠肝脏组织相关标志物的表达。结果：经过治疗后，加味四逆散组肝脏系，肝功能，肝纤维化标志物等指标均有不同程度的改善。结论：加味四逆散具有抗大鼠肝纤维化的作用，且毒副作用小，值得进一步研究。[晁利芹，王付.加味四逆散对大鼠肝纤维化的改善作用[J].中西医结合肝病杂志，2021，31(04)：352-355.]

逍遥散

【出处】《太平惠民和剂局方》

【组成】甘草半两（15克）（微炙赤），当归一两（30克）（去苗，锉，微炒），茯苓一两（30克）（去皮，白者），白芍一两（30克），白术一两（30克），柴胡一两（30克）（去苗）。

【用法】上为粗末，每服二钱（6克），水一大盏，烧生姜一块切破，薄荷少许，同煎至七分，去滓热服，不拘时候（现代用法：共为散，每服6~9克，煨姜、薄荷少许，共煎汤温服，每日3次。亦可做汤剂，水煎服，用量按原方比例酌减。亦有丸剂，每服6~9克，每日服2次）。

【功效】疏肝解郁，养血健脾。

【主治】肝郁血虚脾弱证。两胁作痛，头痛目眩，口燥咽干，神疲食少，或月经不调，乳房胀痛，脉弦而虚。

【方解】肝性喜条达，恶抑郁，为藏血之脏，体阴而用阳。若情志不畅，肝木不能条达，则肝体失于柔和，以致肝郁血虚；足厥阴肝经"布胁肋，循喉咙之后，上入颃颡，连目系，上出额，与督脉会于巅"。肝郁血虚则两胁作痛，头痛目眩；郁而化火，故口燥咽干；肝木为病易于传脾，脾胃虚弱故神疲食少；肝藏血，主疏泄，肝郁血虚脾弱，在妇女多见月经不调、乳房胀痛。治宜疏肝解郁、养血健脾之法。方中以柴胡疏肝解郁，使肝气得以条达为君药。当归甘辛苦温，养血和血；白芍酸苦微寒，养血敛阴，柔肝缓急；当归、白芍与柴胡同用，补肝体而助肝用，使血和则肝和、血充则肝柔，共为臣药。木郁不达致脾虚不运，故以白术、茯苓、甘草健脾益气，既能实土以御木侮，又使营血生化有源，共为佐药。用法中加薄荷少许，疏散郁遏之气，透达肝经郁热；烧生姜温运和中，且能辛散达郁，亦为佐药。甘草尚能调和诸药，兼为使药。诸药合用，使肝郁得疏，血虚得养，脾弱得复，气血兼顾，肝脾同调，立法周全，组方严谨，故为调肝养血之名方。

【运用】1. **辨证要点**　本方为疏肝健脾的代表方，又是妇科调经的常用方。临床应用以两胁作痛、神疲食少、月经不调、脉弦而虚为辨证要点。

2. **加减变化**　肝郁气滞较甚，加香附、郁金、陈皮以疏肝解郁；血虚甚者，加熟地以养血；肝郁化火者，加牡丹皮、栀子以清热凉血。

3. **现代运用**　本方常用于慢性肝炎、肝硬化、胆石症、胃及十二指肠溃疡、慢性胃炎、胃肠神经官能症、经前期紧张症、乳腺小叶增生、更年期综合征、盆腔炎、不孕症、子宫肌瘤等属肝郁血虚脾弱者。

【附方】1. **加味逍遥散**（《内科摘要》）　当归一钱（6克），白芍一钱（6克），茯苓一钱（6克），白术一钱（6克）（炒），柴胡一钱（6克），牡丹皮五分（3克），栀子五分（3克）（炒），甘草五分（3克）（炙），水煎服。功效：养血健脾，疏肝清热。主治：肝郁血虚，内有郁热证。潮热晡热，烦躁易怒，或自汗盗汗，或头痛目涩，或颊赤口干，或月经不调，少腹胀痛，或小便涩痛，舌红苔薄黄，脉弦虚数。加味逍遥散是在逍遥散的基础上加牡丹皮、栀子而成，故又名丹栀逍遥散、八味逍遥散。因肝郁血虚日久，则生热化火，此时逍遥散已不足以平其火热，故加牡丹皮以清血中之伏火，炒山栀善清肝热，并导热下行。临床尤多用于肝郁血虚有热所致的月经不调、经量过多、日久不止，以及经期吐衄等。

2. **黑逍遥散**（《医略六书·女科指要》）　逍遥散加生地或熟地。功效：疏肝健脾，养血调经。主治：肝脾血虚证。临经腹痛，脉弦虚。黑逍遥散是在逍遥散的基础上加生地或熟地，治逍遥散证而血虚较甚者。若血虚而有内热者，宜加生地；血虚无热象者，应加熟地。

【文献摘要】1. **原书主治**　《太平惠民和剂局方》卷九："治血虚劳倦，五心烦热，肢体疼痛，头目昏重，心悸颊赤，口燥咽干，发热盗汗，减食嗜卧，及血热相搏，月水不调，脐腹胀痛，寒热如疟，又疗室女血弱阴虚，荣卫不和，痰嗽潮热，肌体羸瘦，渐成骨蒸。"

2. **方论选录**　《医宗金鉴·删补名医方论》卷四录赵羽皇："五脏苦欲补泻云：肝苦急，急食甘以缓之。盖肝性急善怒，其气上行则顺，下行则郁，郁则火动而诸病生矣。故发于上则头眩耳鸣，而或为目赤；发于中则胸满胁痛，而或作吞酸；发于下则少步腹疼疝，而或溲溺不利；发于外则寒热往来，似疟非疟。凡此诸症，何莫非肝郁之象乎？而肝木之所以郁，其说有二：一为土虚不能升木也，一为血少不能养肝也。盖肝为木气，全赖土以滋培，水以灌溉。若中土虚，则木不升而郁；阴血少，则肝不滋而枯。方用白术、茯苓者，助土德以升木也；当归、白芍者，益荣血以养肝也；薄荷解热，甘草和中。独柴胡一味，一以为厥阴之报使，一以升发诸阳。经云：木郁则达之。遂其曲直之性，故名曰逍遥。若内热、外热盛者，加丹皮解肌热，炒栀清内热，此加味逍遥散之义也。"

【临床报道】牛氏等以逍遥散加减治疗肝气郁滞型月经不调患者 52 例。基本方（柴胡 10 克，当归 10 克，白芍 10 克，白术 10 克，青皮 10 克，川芎 10 克，茯苓 10 克，香附 15 克，丹参 15 克），随证加减。取上述诸药 1 剂，煎煮取汁 450 毫升，每日分 3 次服用。服药方法：在月经前 5 日不间断连服用 3 剂，连续治疗 3 个月。治疗结果：治疗组总有效率达 96.15%。说明对于肝气郁滞型月经不调患者运用逍遥散进行治疗，能取得良好的临床效果。[牛鸿，宋团 . 逍遥散治疗肝气郁滞型月经不调临床观察 [J]. 光明中医，2021，36（19）：3294-3296.]

【实验研究】周氏等研究逍遥散对抑郁模型大鼠海马 CA1 区 PI3K/AKT 信号通路的调节作用，采用 CUMS 法复制抑郁大鼠模型，观察海马组织中各项标志物和相关蛋白的表达。研究表明：抑郁症大鼠海马中 PI3K、p-AKT 的 mRNA 和蛋白表达较正常大鼠均有不同程度的降低。结论：逍遥散改善抑郁症大鼠的抑郁样行为，其作用机制可能通过干预 NR2B 调节 PI3K/Akt 信号通路，从而发挥抗抑郁的作用。[周雪明，尹雅静，常卓，等 . 逍遥散对抑郁大鼠海马 CA1 区 PI3K/AKT 信号通路的调节作用研究 [J]. 中医药学报，2022，50（01）：12-17.]

痛泻要方

【出处】《丹溪心法》

【组成】白术三两（90 克）（炒），白芍二两（60 克）（炒），陈皮一两五钱（45 克）（炒），防风一两（30 克）。

【用法】上细切，分作八服，水煎或丸服（现代用法：做汤剂，水煎服，用量按原方比例酌减）。

【功效】补脾柔肝，祛湿止泻。

【主治】脾虚肝旺之痛泻。肠鸣腹痛，大便泄泻，泄必腹痛，泄后痛缓，舌苔薄白，脉两关不调，左弦而右缓。

【方解】痛泻之证由土虚木乘，肝脾不和，脾运失常所致。《医方考》说："泻责之脾，痛责之肝；肝责之实，脾责之虚，脾虚肝实，故令痛泻。"其特点是泻必腹痛。治宜补脾抑肝，祛湿止泻。方中白术苦甘而温，补脾燥湿以治土虚，为君药。白芍酸寒，柔肝缓急止痛，与白术相配，于土中泻木，为臣药。陈皮辛苦而温，理气燥湿，醒脾和胃，为佐药。配伍少量防风，具升散之性，与白术、白芍相伍，辛能散肝郁，香能舒脾气，且有燥湿以助止泻之功，又为脾经引经之药，故兼具佐使之用。四药相合，可以补脾胜湿而止泻，柔肝理气而止痛，使脾健肝柔，痛泻自止。

【运用】1. 辨证要点　本方为治肝脾不和之痛泻的常用方。临床应用以肠鸣腹痛、大便泄泻、泄必腹痛、泄后痛缓、脉左弦而右缓为辨证要点。

2. 加减变化　久泻者，加炒升麻以升阳止泻；舌苔黄腻者，加黄连、煨木香以清热燥湿，理气止泻。

3. 现代运用　本方常用于急性肠炎、慢性结肠炎、肠道易激综合征等属肝旺脾虚者。

【文献摘要】1. 原书主治 《丹溪心法》卷二："痛泄。"

2. 方论选录 《医方集解·和解之剂》："此足太阴、厥阴药也。白术苦燥湿，甘补脾，温和中；白芍寒泻肝火，酸敛逆气，缓中止痛；防风辛能散肝，香能舒脾，风能胜湿，为理脾引经要药；陈皮辛能利气，炒香尤能燥湿醒脾，使气行则痛止。数者皆以泻木而益土也。"

【临床报道】杨氏选取 90 例腹泻型功能性肠病患者运用痛泻药方加味进行治疗。基础方（白术 15 克，白芍 20 克，陈皮 15 克，防风 20 克），随证加减，取 1 剂，煎煮至 300 毫升，100 毫升 / 次，3 次 / 日，温服，治疗 4 周。结果：痛泻药方治疗组总有效率为 88.89%，说明痛泻药方治疗腹泻型功能性肠病具有较为理想的临床疗效。［杨象松 . 痛泻要方治疗腹泻型功能性肠病的临床疗效观察 [J]. 中国医药指南，2019，17（30）：229-230.］

越鞠丸（芎术丸）

【出处】《丹溪心法》

【组成】香附 6 ~ 10 克，川芎 6 ~ 10 克，苍术 6 ~ 10 克，栀子 6 ~ 10 克，神曲 6 ~ 10 克。

【用法】上为末，水丸如绿豆大（原书未著用法用量。现代用法：水丸，每服 6 ~ 9 克，温开水送服。亦可按参考用量比例做汤剂煎服）。

【功效】行气解郁。

【主治】六郁证。胸膈痞闷，脘腹胀痛，嗳腐吞酸，恶心呕吐，饮食不消。

【方解】本方证乃因喜怒无常、忧思过度，或饮食失节、寒温不适所致气、血、痰、火、湿、食六郁之证。六郁之中以气郁为主。气郁而肝失条达，则见胸膈痞闷；气郁又使血行不畅而成血郁，故见胸胁胀痛；气血郁久化火，则见嗳腐吞酸吐苦之火郁；气郁即肝气不舒，肝病及脾，脾胃气滞，运化失司，升降失常，则聚湿生痰，或食滞不化而见恶心呕吐。反之，气郁又可因血、痰、火、湿、食诸郁导致或加重，故宜行气解郁为主，使气行则血行，气行则痰、火、湿、食诸郁自解。

方中香附辛香入肝，行气解郁为君药，以治气郁。川芎辛温入肝胆，为血中气药，既可活血祛瘀治血郁，又可助香附行气解郁；栀子苦寒清热泻火，以治火郁。苍术辛苦性温，燥湿运脾，以治湿郁。神曲味甘性温入脾胃，消食导滞，以治食郁，四药共为臣佐。因痰郁乃气滞湿聚而成，若气行湿化，则痰郁随之而解，故方中不另用治痰之品，此亦治病求本之意。丹溪立方原义："凡郁皆在中焦。"其治重在调理中焦而升降气机。然临证难得六郁并见，宜"得古人之意而不泥古人之方"，应视何郁为主而调整其君药并加味运用，使方证相符，切中病机。

本方的配伍特点：以五药治六郁，贵在治病求本；诸法并举，重在调理气机。

【运用】1. 辨证要点 本方是主治气血痰火湿食"六郁"的代表方。临床应用以胸膈痞闷、脘腹胀痛、饮食不消等为辨证要点。

2. 加减变化 若气郁偏重者，可重用香附，酌加木香、枳壳、厚朴等以助行气解郁；血郁偏重者，重用川芎，酌加桃仁、赤芍、红花等以助活血祛瘀；湿郁偏重者，重用苍术，酌加茯苓、泽泻以助利湿；食郁偏重者，重用神曲，酌加山楂、麦芽以助消食；火郁偏重者，重用山栀，酌加黄芩、黄连以助清热泻火；痰郁偏重者，酌加半夏、瓜蒌以助祛痰。

3. **现代运用**　本方常用于胃神经官能症、胃及十二指肠溃疡、慢性胃炎、胆石症、胆囊炎、肝炎、肋间神经痛、痛经、月经不调等辨证属"六郁"者。

【文献摘要】1. **原书主治**　《丹溪心法》卷三："越鞠丸，解诸郁，又名芎术丸。"

2. **方论选录**　《医方论》卷二："凡郁病必先气病，气得流通，郁于何有？此方注云统治六郁，岂有一时而六郁并集者乎？须知古人立方，不过昭示大法。气郁者香附为君，湿郁者苍术为君，血郁者川芎为君，食郁者神曲为君，火郁者栀子为君。相其病在何处，酌量加减，方能得古人之意而不泥古人之方。读一切方书，皆当作如是观。"

【临床报道】桂氏等用越鞠丸治疗痰瘀互结原发性高血压患者临床疗效观察，获得满意疗效。基本方：香附9克，川芎9克，苍术9克，栀子9克，六神曲9克等药组成，每日2次冲服，疗程24周。研究结果：治疗组总有效率达92.50%。[桂明泰，曹慧，符德玉，等.加味越鞠丸治疗痰瘀互结证原发性高血压患者临床疗效观察[J].辽宁中医杂志，2022，49（01）：105-108.]

枳实薤白桂枝汤

【出处】《金匮要略》

【组成】枳实四枚（12克），厚朴四两（12克），薤白半升（12克），桂枝一两（3克），瓜蒌一枚（12克）（捣）。

【用法】以水五升，先煮枳实、厚朴，取二升，去滓，内诸药，煮数沸，分三次温服（现代用法：水煎服）。

【功效】通阳散结，祛痰下气。

【主治】胸阳不振痰气互结之胸痹。胸满而痛，甚或胸痛彻背，喘息咳唾，短气，气从胁下冲逆，上攻心胸，舌苔白腻，脉沉弦或紧。

【方解】本方证因胸阳不振，痰浊中阻，气结于胸所致。胸阳不振，津液不布，聚而成痰，痰为阴邪，易阻气机，结于胸中，则胸满而痛，甚或胸痛彻背；痰浊阻滞，肺失宣降，故见咳唾喘息、短气；胸阳不振则阴寒之气上逆，故有气从胁下冲逆，上攻心胸之候。治当通阳散结，祛痰下气。方中瓜蒌味甘性寒入肺，涤痰散结，开胸通痹；薤白辛温，通阳散结，化痰散寒，能散胸中凝滞之阴寒、化上焦结聚之痰浊、宣胸中阳气以宽胸，乃治疗胸痹之要药，共为君药。枳实下气破结，消痞除满；厚朴燥湿化痰，下气除满，两者同用，共助君药宽胸散结、下气除满、通阳化痰之效，均为臣药。佐以桂枝通阳散寒，降逆平冲。诸药配伍，使胸阳振，痰浊降，阴寒消，气机畅，则胸痹而气逆上冲诸证可除。本方的配伍特点有二：一是寓降逆平冲于行气之中，以恢复气机之升降；二是寓散寒化痰于理气之内，以宣通阴寒痰浊之痹阻。

【运用】1. **辨证要点**　本方是主治胸阳不振、痰浊中阻、气结于胸所致胸痹之常用方。临床应用以胸中痞满、气从胁下冲逆、上攻心胸、舌苔白腻、脉沉弦或紧为辨证要点。

2. **加减变化**　若寒重者，可酌加干姜、附子以助通阳散寒之力；气滞重者，可加重厚朴、枳实用量以助理气行滞之力；痰浊重者，可酌加半夏、茯苓以助消痰之力。

3. 现代运用 本方常用于冠心病心绞痛、肋间神经痛、非化脓性肋软骨炎等属胸阳不振、痰气互结者。

【附方】1. 瓜蒌薤白白酒汤（《金匮要略》） 瓜蒌一枚（12克），薤白半升（12克），白酒七升（适量），三味同煮，取二升，分温再服（现代用法：用适量黄酒加水煎服）。功效：通阳散结，行气祛痰。主治：胸阳不振，痰气互结之胸痹轻证。胸部满痛，甚至胸痛彻背，喘息咳唾，短气，舌苔白腻，脉沉弦或紧。

2. 瓜蒌薤白半夏汤（《金匮要略》） 瓜蒌一枚（12克）（捣），薤白三两（9克），半夏半升（12克），白酒一斗（适量），四味同煮，取四升，温服一升，日三服（现代用法：用黄酒适量，加水煎服）。功效：通阳散结，祛痰宽胸。主治：胸痹而痰浊较甚，胸痛彻背，不能安卧者。以上三方均含瓜蒌、薤白，同治胸痹，都有通阳散结、行气祛痰的作用。枳实薤白桂枝汤中配伍枳实、桂枝、厚朴三药，通阳散结之力尤大，并能下气祛痰，消痞除满，用以治疗胸痹而痰气互结较甚，胸中痞满，并有逆气从胁下上冲心胸者；瓜蒌薤白白酒汤以通阳散结、行气祛痰为主，用以治疗胸痹而痰浊较轻者；瓜蒌薤白半夏汤中配有半夏，祛痰散结之力较大，用以治疗胸痹而痰浊较盛者。

【文献摘要】1. 原书主治 《金匮要略·胸痹心痛短气病脉证并治》："胸痹，心中痞气，气结在胸，胸满，胁下逆抢心，枳实薤白桂枝汤主之。"

2. 方论选录 《金匮要略释义》："此证除喘息咳唾，胸背痛外，又加心中痞满，胸部亦气寒满闷，胁下之气复上逆冲心，此乃羁留不去之阴气结于胸间，其证甚急，治宜急通其痞结之气，唯当审其虚实，实者由于邪气搏结，蔽塞心胸，允宜开泄。故用枳实泄其胸中之气，厚朴泄其胁下之气，桂枝通心阳，合以瓜蒌、薤白开结宣气，病邪自去。"

【临床报道】 李氏等用枳实薤白桂枝汤治疗稳定型冠心病痰阻心脉证患者68例。基础方：瓜蒌24克，薤白9克，枳实12克，厚朴12克，桂枝6克，随证加减，取1剂，水煎200毫升，100毫升/次，2次/日，温服，2个月为1个疗程。结果：治疗组总有效率为94.12%。可见枳实薤白桂枝汤治疗稳定型冠心病痰阻心脉证有较好的临床疗效，并且可有效缓解患者慢性炎症反应，抑制动脉粥样硬化进程。[李丰涛，刘丹丹.枳实薤白桂枝汤治疗稳定型冠心病痰阻心脉证临床研究[J].河南中医，2021，41（07）：1003-1006.]

半夏厚朴汤

【出处】《金匮要略》

【组成】 半夏一升（12克），厚朴三两（9克），茯苓四两（12克），生姜五两（15克），紫苏叶二两（6克）。

【用法】 以水七升，煮取四升，分温四服，日三夜一服（现代用法：水煎服）。

【功效】 行气散结，降逆化痰。

【主治】 梅核气。咽中如有物阻，咳吐不出，吞咽不下，胸膈满闷，或咳或呕，舌苔白润或白滑，脉弦缓或弦滑。

【方解】 本方证多因痰气郁结于咽喉所致。情志不遂，肝气郁结，肺胃失于宣降，津液不布，聚而为痰，痰气相搏，结于咽喉，故见咽中如有物阻、咳吐不出、吞咽不下；肺胃失于宣降，还可致胸中气机不畅，而见胸胁满闷，或咳嗽喘急，或恶心呕吐等。气不行则郁不解，痰不化则结难散，故宜行气散结、化痰降逆之法。方中半夏辛温入肺胃，化痰散结，降逆和胃，为君药。厚朴苦辛性温，下气除满，助半夏散结降逆，为臣药。茯苓甘淡渗湿健脾，以助半夏化痰。生姜辛温散结，和胃止呕，且制半夏之毒。紫苏叶芳香行气，理肺舒肝，助厚朴行气宽胸、宣通郁结之气，共为佐药。全方辛苦合用，辛以行气散结，苦以燥湿降逆，使郁气得疏，痰涎得化，则痰气郁结之梅核气自除。

【运用】1. **辨证要点**　本方为治疗情志不畅，痰气互结所致的梅核气之常用方。临床应用以咽中如有物阻、吞吐不得、胸膈满闷、苔白腻、脉弦滑为辨证要点。

2. **加减变化**　若气郁较甚者，可酌加香附、郁金助行气解郁之功；胁肋疼痛者，酌加川楝子、延胡索以疏肝理气止痛；咽痛者，酌加玄参、桔梗以解毒散结，宣肺利咽。

3. **现代运用**　本方常用于癔病、胃神经官能症、慢性咽炎、慢性支气管炎、食管痉挛等属气滞痰阻者。

4. **使用注意**　方中多辛温苦燥之品，仅适宜于痰气互结而无热者。若见颧红口苦、舌红少苔属于气郁化火、阴伤津少者，虽具梅核气之特征，亦不宜使用本方。

【文献摘要】1. **原书主治**　《金匮要略·妇人杂病脉证并治》："妇人咽中，如有炙脔，半夏厚朴汤主之。"

2. **方论选录**　《医宗金鉴·订正仲景全书·金匮要略注》卷二十三："咽中如有脔，谓咽中有痰涎，如同炙肉，咯之不出，咽之不下者，即今之梅核气病也。此病得于七情郁气，凝涎而生。故用半夏、厚朴、生姜，辛以散结，苦以降逆；茯苓佐半夏，以利饮涎；紫苏芳香，以宣通郁气，脾气舒涎去，病自愈矣。此证男子亦有，不独妇人也。"

【临床报道】赵氏选取 156 例痰湿型反复性口腔溃疡患者运用半夏厚朴汤进行治疗。基本方：法半夏 12 克，茯苓 24 克，厚朴 10 克，生姜 10 克，紫苏叶 10 克，随证加减。以水煎法煎 2 沥共取汤汁约 500 毫升，于每日早晚各温服 1 次，连续服用 14 日。结论：治疗组总有效率达 82.05%。说明半夏厚朴汤加减治疗痰湿型反复性口腔溃疡取得了较好的临床疗效，不仅减轻了溃疡病情，并且抑制了炎性反应程度、有效降低了复发率。[赵施艳. 半夏厚朴汤治疗痰湿型反复性口腔溃疡临床观察 [J]. 中国中医药现代远程教育，2022，20（04）：97-99.]

金铃子散

【出处】《太平圣惠方》，录自《袖珍方》

【组成】金铃子一两（30 克），延胡索一两（30 克）。

【用法】为细末，每服三钱，酒调下（现代用法：为末，每服 6 ~ 9 克，酒或开水送下；亦可做汤剂，水煎服，用量按原方比例酌定）。

【功效】疏肝泄热，活血止痛。

【主治】肝郁化火证。胸腹胁肋诸痛，时发时止，口苦，或痛经，或疝气痛，舌红苔黄，脉弦数。

【方解】本方证因肝郁气滞、气郁化火所致。肝藏血而喜条达，主疏泄，其经脉布两胁、抵少腹、络阴器。肝郁气滞则疏泄失常，血行不畅，故见胸腹胁肋诸痛，或因情志变化而疼痛加剧、时发时止；气郁化火，故见口苦、舌红苔黄、脉弦数。治宜疏肝气，泻肝火，畅血行，止疼痛。方中金铃子苦寒入肝，疏肝气，泻肝火，以治胸腹胁肋疼痛而为君药；延胡索辛苦性温入肝经，能行血中气滞以达行气活血止痛之功，为臣佐之药。二药相配，气行血畅，疼痛自止。

【运用】1. 辨证要点　本方为治疗肝郁化火之胸腹胁肋疼痛的常用方，亦是治疗气郁血滞而致诸痛的基础方。临床应用以胸腹胁肋诸痛、口苦、苔黄、脉弦数为辨证要点。

2. 加减变化　本方所治疼痛范围甚广，可根据具体病位适当加味。如用于治疗胸胁疼痛，可酌加郁金、柴胡、香附等；脘腹疼痛，可酌加木香、陈皮、砂仁等；妇女痛经，可酌加当归、益母草、香附等；少腹疝气痛，可酌加乌药、橘核、荔枝核等。

3. 现代运用　本方常用于胃炎、胆囊炎、胃肠痉挛、肋间神经痛、肋软骨炎等属肝郁化火者。

4. 使用注意　若肝气郁滞属寒者，则不宜单独使用。

【附方】延胡索汤（《济生方》）　当归半两（15克）（去芦，浸酒，锉炒），延胡索半两（15克）（炒，去皮），蒲黄半两（15克）（炒），赤芍半两（15克），肉桂半两（15克）（不见火），片姜黄三两（90克）（洗），乳香三两（90克），没药三两（90克），木香三两（90克）（不见火），甘草二钱半（7.5克）（炙），水一盏半，生姜七片，煎至七分去滓，食前温服。功效：行气活血，调经止痛。主治：妇人室女，七情伤感，遂使气与血并，心腹作痛，或连腰胁，或连背膂，上下攻刺，经候不调，一切血气疼痛，并可服之。金铃子散与本方均能行气活血止痛，但本方行气活血之力均较强，且性偏温，主要用于气滞血瘀作痛属寒者；金铃子散则药少力薄，性偏寒，用治气郁血滞诸痛属热者为宜。

【文献摘要】1. 原书主治　《袖珍方》卷二："热厥心痛，或作或止，久不愈者。"

2. 方论选录　《绛雪园古方选注》卷中："金铃子散，一泄气分之热，一行血分之滞。《雷公炮炙论》云：心痛欲死速觅延胡。洁古复以金铃治热厥心痛。经言诸痛皆属于心，而热厥属于肝逆。金铃子非但泄肝，功专导去小肠膀胱之热；引心包相火下行；延胡索和一身上下诸痛。时珍曰：用之中的，妙不可言。方虽小制，配合存神，确有应手取愈之功，勿以淡而忽之。"

【临床报道】李氏选取60例肝胃气滞型胃脘痛患者运用金铃子散加味进行治疗。基本方：延胡索12克，金铃子16克，随证加减。每日1剂，水煎至300毫升，早晚分2次服用，1个月为1个疗程。结果：金铃子散加味治疗组总有效率达96.67%。说明金铃子散加味对于治疗肝胃气滞型胃脘痛，临床效果显著，用药安全可靠。[李萌.金铃子散加味治疗肝胃气滞型胃脘痛的效果观察[J].中国现代药物应用，2021，15（12）：222-224.]

天台乌药散（乌药散）

【出处】《圣济总录》

【组成】乌药半两（15克），木香半两（15克），小茴香半两（15克）（微炒），青皮半两（15克）（汤浸，去白，焙），高良姜半两（15克）（炒），槟榔二个（9克）（锉），川楝子十个（12克），巴豆七十粒（12克）。

【用法】上八味，先将巴豆微打破，同川楝子用麸炒黑，去巴豆及麸皮不用，合余药共研为末，和匀，每服一钱（3克），温酒送下（现代用法：巴豆与川楝子同炒黑，去巴豆，水煎取汁，冲入适量黄酒服）。

【功效】行气疏肝，散寒止痛。

【主治】肝经寒凝气滞证。小肠疝气，少腹引控睾丸而痛，偏坠肿胀，或少腹疼痛，苔白，脉弦。

【方解】本方证因寒凝肝脉、气机阻滞所致。足厥阴肝经抵于少腹，络于阴器。若寒客肝脉，气机阻滞，则可见少腹疼痛，痛引睾丸，偏坠肿胀。张子和说："诸疝皆归肝经"（《儒门事亲》），张景岳亦有"治疝必先治气"（《景岳全书》）之说。治以行气疏肝，散寒止痛。方中乌药辛温，行气疏肝，散寒止痛，为君药。配入青皮疏肝理气、小茴香暖肝散寒、高良姜散寒止痛、木香行气止痛等一派辛温芳香之品，助行气散结、祛寒止痛之力，共为臣药。又以槟榔直达下焦，行气化滞而破坚。取苦寒之川楝子与辛热之巴豆同炒，去巴豆而用川楝子，既可减川楝子之寒，又能增强其行气散结之效，共为佐使药。诸药合用，使寒凝得散，气滞得疏，肝络得调，则疝痛、腹痛可愈。

【运用】1. 辨证要点　本方为治寒滞肝脉所致疝痛之常用方。临床应用以少腹痛引睾丸、舌淡苔白、脉沉弦为辨证要点。

2. 加减变化　用于偏坠肿胀，可加荔枝核、橘核以增强行气止痛之功；寒甚者，可加肉桂、吴茱萸以加强散寒止痛之力。

3. 现代运用　本方常用于腹股沟疝、睾丸炎、附睾炎、胃及十二指肠溃疡、慢性胃炎等属寒凝气滞者。

4. 使用注意　湿热下注之疝痛不宜使用本方。

【附方】1. 四磨汤（《济生方》）　人参6克，槟榔9克，沉香6克，乌药6克，四味各浓磨水，和作七分盏，煎三五沸，放温服（现代用法：做汤剂，水煎服）。功效：行气降逆，宽胸散结。主治：七情所伤，肝气郁结证。胸膈烦闷，上气喘急，心下痞满，不思饮食，苔白脉弦。

2. 橘核丸（《济生方》）　橘核一两（30克）（炒），海藻一两（30克）（洗），昆布一两（30克）（洗），海带一两（30克）（洗），川楝子一两（30克）（去肉，炒），桃仁一两（30克）（麸炒），厚朴半两（15克）（去皮，姜汁炒），木通半两（15克），枳实半两（15克）（麸炒），延胡索半两（15克）（炒，去皮），桂枝半两（15克）（不见火），木香半两（15克）（不见火），为细末，酒糊为丸，如桐子大，每服70丸，空心温酒盐汤送下（现代用法：为细末，酒糊为小丸，每日1～2次，每次9克，空腹温酒或淡盐汤送下。亦可按原方比例酌定用量，水煎服）。功效：行气止痛，软坚散结。主治：寒湿疝气。睾丸肿胀偏坠，或坚硬如石，或痛引脐腹，甚则阴囊肿大，轻者时出黄水，重者成脓溃烂。

【文献摘要】1. 原书主治　《圣济总录》卷九十四："控睾痛引少腹。"

2. 方论选录　《成方便读》卷二："治小肠疝气、牵引脐腹疼痛、阴凝成积等证。夫治疝之法，皆不外暖下祛寒，逐湿行气，然阴寒之气若与厥阴之或血，或痰凝结为积者，又非前药所能卒除，则必以推荡之品，从其性而温下之，方能有效。方中乌药、木香辛温香烈，善行善散，能上能下，以宣气中之滞。小茴香暖下而祛寒，高良姜温中而止痛。青皮入肝破气，槟榔导积下行。其妙用在巴豆与川楝子二味同炒，去巴豆不用，但取其荡涤攻坚、刚猛直前之性味，同川楝子入肝，导之下行，又不欲其直下之意。一如用兵之法，巴、楝钦点之上将也，青、槟前导之先锋也，乌药、木香为偏裨之将，茴香、良姜为守营之官，立方之神，真战无不克也。"

【临床报道】孔氏用天台乌药散治疗寒湿凝滞型慢性附睾丸炎患者 38 例，疗效满意。基本方（乌药 20 克，延胡索 20 克，小茴香 20 克，吴茱萸 15 克，青皮 15 克，蒲黄 15 克，木香 15 克，槟榔 15 克，肉桂 15 克，川楝子 15 克，高良姜 10 克，桂枝 10 克，白芍 10 克，甘草 10 克），每日 1 剂，水煎取汁 400 毫升，早晚分 2 次，温服，治疗 1 个月。结果：治疗组总有效率达 89.47%。说明天台乌药散联合针刺疗法改善寒湿凝滞型慢性附睾炎患者的症状效果明显，临床疗效值得肯定。［孔德军 . 天台乌药散联合针刺治疗寒湿凝滞型慢性附睾炎 38 例 [J]. 现代中医药，2019，39（01）：68-69，91.］

暖肝煎

【出处】《景岳全书》

【组成】当归二钱（6 克），枸杞子三钱（9 克），小茴香二钱（6 克），肉桂一钱（3 克），乌药二钱（6 克），沉香（木香亦可）一钱（3 克），茯苓二钱（6 克）。

【用法】水一盅半，加生姜三五片，煎七分，食远温服（现代用法：水煎服）。

【功效】温补肝肾，行气止痛。

【主治】肝肾不足，寒滞肝脉证。睾丸冷痛，或小腹疼痛，疝气痛，畏寒喜暖，舌淡苔白，脉沉迟。

【方解】本方证因肝肾不足、寒客肝脉、气机郁滞所致。寒为阴邪，其性收引凝滞，若肝肾不足，则寒易客之，使肝脉失和，气机不畅，故见睾丸冷痛，或少腹疼痛，或疝气痛诸症。治宜补肝肾，散寒凝，行气滞。方中肉桂辛甘大热，温肾暖肝，祛寒止痛；小茴香味辛性温，暖肝散寒，理气止痛，二药合用，温肾暖肝散寒，共为君药。当归辛甘性温，养血补肝；枸杞子味甘性平，补肝益肾，二药均补肝肾不足之本；乌药、沉香辛温散寒，行气止痛，以去阴寒冷痛之标，同为臣药。茯苓甘淡，渗湿健脾；生姜辛温，散寒和胃，皆为佐药。综观全方，以温补肝肾治其本，行气逐寒治其标，使下元虚寒得温，寒凝气滞得散，则睾丸冷痛、少腹疼痛、疝气痛诸症可愈。本方补养、散寒、行气并重，运用时应视其虚、寒、气滞三者孰轻孰重，相应调整君臣药的配伍关系，使之更能切中病情。

【运用】1. 辨证要点　本方为治疗肝肾不足，寒凝气滞之睾丸、疝气或少腹疼痛的常用方。临床应用以睾丸、疝气或少腹疼痛，畏寒喜温，舌淡苔白，脉沉迟为辨证要点。

2. 加减变化　原书于方后说："如寒甚者加吴茱萸、干姜，再甚者加附子。"说明寒有轻重，用药亦当相应增减，否则药不及病，疗效必差。若腹痛甚者，加香附行气止痛；睾丸痛甚者，加青皮、橘核疏肝理气。

3. 现代运用　本方常用于精索静脉曲张、睾丸炎、附睾炎、鞘膜积液、腹股沟疝等属肝肾不足、寒凝气滞者。

4. **使用注意**　若因湿热下注，阴囊红肿热痛者，切不可误用。

【文献摘要】1. 原书主治　《景岳全书》卷五十一："治肝肾阴寒，小腹疼痛疝气等症。"《景岳全书》卷三十三："疝之暴痛，或痛甚者，必以气逆，宜先用荔香散。气实多滞者，宜宝鉴川楝散或天台乌药散。非有实邪而寒胜者，宜暖肝煎主之。"

2. **方论选录**　《医学举要》卷五："此治阴寒疝气之方，疝属肝病，而阴寒为虚，故用当归、枸杞子以补真阴之虚，茯苓以泄经腑之滞，肉桂补火以镇浊阴，乌药利气而疏邪逆，小茴香、沉香为疝家本药，生姜为引，辛以散之，如寒甚者，吴茱萸、附子、干姜亦可加入。"

【临床报道】何氏等用暖肝煎加味治疗老年萎缩性胃炎合并幽门螺旋杆菌患者87例，疗效满意。基本方：黄芪15克，炒白术10克，当归9克，茯苓10克，乌药6克，肉桂6克，延胡索6克，干姜6克，木香3克，川楝子6克，炙甘草6克，砂仁6克，随证加减。每日1剂，水煎服，早晚分2次服用，持续治疗4周为1个疗程。结论：治疗组总有效率93.48%。暖肝煎加味用于治疗老年萎缩性胃炎合并幽门螺旋杆菌感染的效果显著，临床疗效确切，且安全性高，值得推广。[何发霖，刘德浪，王家艳. 暖肝煎加味治疗老年萎缩性胃炎合并 Hp 感染的疗效及血清 IL-6、TNF-α 的影响 [J]. 四川中医，2020，38（11）：85-87.]

补肝菊花散

【出处】《太平圣惠方》卷三

【组成】菊花三分（23克），前胡三分（23克）（去芦头），防风三分（23克）（去芦头），决明子三分（23克），黄芪三分（23克）（锉），沙参三分（23克）（去芦头），枳壳三分（23克）（麸炒微黄，去瓤），羚羊角屑三分（23克），车前子三分（23克），枸杞子三分（23克），细辛三分（23克），酸枣仁三分（23克）（微炒）。

【用法】上为散。每服不计时候，以粥饮调下一钱。

【主治】肝虚，头目不利，心膈多烦，筋脉急痛。

【方解】方中前胡和菊花共用疏散风热；菊花和防风共用有祛风热之功；菊花和车前子共用明目；决明子清肝明目，润肠通便；黄芪补气固表；沙参养阴清热、益胃生津；枳壳理气宽胸，行滞消积；羚羊角屑平肝息风，清肝明目，凉血解毒；枸杞子养肝、滋肾、润肺；酸枣仁宁心安神、养肝、敛汗；细辛散寒祛风、止痛。诸药共用对于治疗肝虚，头目不利，心膈多烦，筋脉急痛有较好的效果。

补肝细辛散

【出处】《太平圣惠方》卷三

【组成】细辛7.5克，桃仁23克（汤浸，去皮、尖、双仁，麸炒微黄），前胡23克（去芦头），当归23克（锉，微炒），附子23克（炮裂，去皮、脐），陈皮23克（汤浸，去白、瓤，焙），人参23克（去芦头），柏子仁4克，川芎23克，木香23克，茯苓23克，吴茱萸15克（汤浸7遍，焙干），桂枝23克。

【用法】古代用法：上为散。每服三钱，以水一中盏，加生姜半分，大枣三枚，同煎至六分，去滓温服，不拘时候。

现代用法：上为散。每服9克，以水250毫升，入生姜4克，大枣3枚，同煎至

150毫升，去滓。不计时候，温服。

【主治】肝脏虚寒，胸膈气滞，四肢厥逆，两胁疼痛。

【方解】本方治肝脏虚寒，胸膈气滞，四肢厥逆，两胁疼痛。方中细辛具有散寒祛风、止痛、温肺化饮、通窍的功效；桃仁具有破血行瘀、润燥滑肠的功效；前胡具有疏散风热、降气化痰的功效；当归具有补血、活血、调经止痛、润燥滑肠的功效；附子具有回阳救逆、补火助阳、散寒除湿的功效，陈皮具有下气、调中、化痰的功效；人参具有大补元气、补脾益肺、安神益气的功效；柏子仁具有养心安神、敛汗、润肠通便的功效；木香具有行气止痛、调中导滞的功效；吴茱萸具有散寒止痛、疏肝下气、温中燥湿的功效；桂枝具有利肝肺之气的功效。

【附注】本方能祛风止痛，温肺化饮，宣散风热，补血活血，行气止痛，回阳救逆，散寒温中，降逆止呕，养心安神，益气健脾。

【文献摘要】《简明中医病证辞典·肝阳虚证》："为《GB/T 16751.2—1997中医临床诊疗术语——证候部分》标准证名。又名肝阳亏虚证、肝虚寒证。指阳气虚弱，肝失条达，以两胁胀闷、畏寒肢凉、头晕眼花、苔白润、脉沉迟无力等为常见症的证候。治宜滋补肝肾，温经散寒。方用补肝汤、补肝细辛散、防风补煎、加减六君子汤等。"

《中医大辞典·内科分册（试用本）·肝虚证》："肝虚寒证证名。指素体阳虚，肝脏亏损所出现的证候。"《备急千金要方》卷十一："病苦胁下坚，寒热，腹满不欲饮食，腹胀，恺恺不乐，妇人月经不利，腰腹痛，名曰肝虚寒也。"《三因极一病证方论·肝胆经虚实寒热证治》："肝虚寒，两胁满，筋急，不得太息，寒热，腹满，不欲饮食，恺恺不乐，四肢冷，发抢心腹痛，目视䀮䀮，或左胁偏痛，筋痿，脚弱。""治宜补肝为主，参以温通。选用补肝汤、补肝细辛散、防风补煎、加减六君子汤等方。"

《中州古代医家评传·王怀隐》："治肝脏虚寒，胸膈气滞，四肢厥逆，两胁枣痛，宜服补肝细辛散方。"

《张仲景研究集成》："继仲景之后历代医家，对肝虚寒证治亦有月阐发。如唐代孙思邈在《备急千金要方》明确提出肝虚寒的表现有'左手上关脉阴虚，足厥阴肝经也，病苦胁下坚，寒热，腹满不欲食，腹胀恺恺不乐，妇人月水不利，腰腹痛，名曰肝虚寒也。'宋代王怀隐在《太平圣惠方·肝脏论》亦指出：'夫肝盛则生寒，寒则苦胁下坚胀……视物不明，眼生熏花，口苦，头痛，关节不利，筋脉挛缩，爪甲干枯，喜悲恐，不得太息，诊其脉滑细者，此是肝虚之候。''夫肝脏虚损，气血不荣，内伤寒冷，致以两胁胀满，手中常青，胸中不利，不能太息者，是肝气不足之候也。'并制补肝细辛散治肝脏虚寒之胸膈气滞、四肢厥逆、两胁疼痛。清代王旭高在其《西溪书屋夜话录》明确提出了温肝、补肝法：补肝阳，用肉桂、川椒、肉苁蓉；补肝气，用天麻、白术、菊花、生姜、细辛、杜仲、羊肝。"

惺惺散

【出处】《太平惠民和剂局方》

【组成】天花粉一两半（45克），人参一两半（45克），细辛一两半（45克）（去叶），茯苓一两半（45克）（去皮），白术一两半（45克），甘草一两半（45克）（炙），桔梗一两半（45克）。

【用法】上件同杵，罗为末。每服一钱，水一小盏，入薄荷三叶，同煎至四分，温服。如要和气，即入生姜煎服，不计时。

【主治】治小儿风热疮疹，伤寒时气，头痛壮热，目涩多睡，咳嗽喘粗，鼻塞清涕。

【方解】方中天花粉具有清热生津、消肿排脓的功效。人参大补元气，补脾益肺，安神；茯苓利水渗湿、健脾宁心；白术补脾，益胃，燥湿；炙甘草补脾和胃、益气复脉。此四味药取四君子汤之意，益气健脾，培土生金。桔梗能开宣肺气，祛痰排脓，载药上行，使药效直达病所。

坠痰饮子

【出处】《养老奉亲书》

【组成】半夏不计多少（汤洗十遍，为末），生姜 1 大块，大枣 7 枚。

【用法】以水二盏，药末二钱，慢火煎至七分。临卧时去生姜，频服。

【主治】老人春时胸膈不利，或时满闷。

【方解】方中半夏辛温性燥，燥湿化痰，降逆止呕，为君药；生姜降逆止呕，又制半夏之毒，为臣药；大枣味甘性温，具有补中益气、养心安神的作用，还可以缓和药物毒烈之效。诸药共用，为缓解老人春时胸膈不利，或时满闷之良方。

延年散

【出处】《奇效良方》卷十七

【组成】上等白盐花五两（再淋煎用，须要雪白），新舶上茴香四两，青皮一斤（汤浸 3 日，换水，候苦味出尽，然后去瓢，切作指面大，方去子），甘草六两（炙，锉）。

【用法】上用甜水一斗，同药入银锅内熬，不住手搅，勿令着衣，置密器中收，不得走气；候水尽取出，慢火炒令干，不得有炒焦气；选勤谨者一人，专一掌之。去甘草、茴香不用，只取贮青皮。如伤生冷及果实蔬菜之类，即嚼数片，气通即无恙；常服 1～2 片极佳。老人小儿皆可服，尤宜老人，清晨食后嚼数片。

【主治】安神导气，消酒食，益脾胃，安神健体。

【方解】本方重用青皮为君，疏肝破气，消积化滞；臣以小茴香温肾散寒，和胃理气；白盐花既可泄热，凉血，明目，润燥，又可中和君臣温热之药性，避免温热之性太过损伤阴液，为佐药；炙甘草助君臣药补脾和胃，益气复脉的同时调和诸药，为佐使药。全方四药共奏安神导气、消酒食、益脾胃、安神健体之功，为延年益寿之佳品。

黄芩汤

【出处】《伤寒杂病论》

【组成】黄芩三两（6 克），白芍二两（6 克），甘草二两（6 克），大枣 12 枚。

【用法】上四味，以水一斗，煮取三升，去滓。温服一升，日再夜一服。

【主治】清热止利，和中止痛。治伤寒，太阳与少阳合病，身热口苦，腹痛下利。

【方解】方中黄芩苦寒入大肠，清湿热止下痢；白芍酸寒和营，缓急止痛；炙甘草、大枣甘温益气，健脾和中。四味药配伍精当，组合合理，既可清热止痢，又能和中止痛。

【现代应用】黄芩汤是小方，但其在方剂学上的意义却不小。后世治疗痢疾的著名方剂"芍药汤",即从本方演化而来,所以汪昂称黄芩汤为"万世治利之祖方"(《医方集解》)。

本方治疗痢疾的经验很多。《伤寒杂病论》条文说本方所主的"自下利"是"太阳与少阳合病",太阳病常用方是桂枝汤,少阳病的常用方为小柴胡汤。本方可以看作桂枝汤去桂枝、生姜加黄芩。桂枝、生姜发汗解表,今去之可知无表证;加黄芩,当有烦热和血证。我们不妨再结合后世医家的用药经验来理解本方证。公认的观点是:用白芍和黄芩治疗痢疾多有大便不爽、肛门灼热和里急后重,虽有便血但必血色鲜红而质地黏稠。《济生拔萃方》说本方"治泻痢腹痛,或里急后重,身热久不愈,脉洪疾及下痢脓血黏稠";《类聚方广义》也说本方"治痢疾发热腹痛,心下痞,里急后重,便脓血者"。综上所述,本方治疗痢疾的使用要点是不难掌握的。

本方适用于温热证,若属虚寒者,症见舌苔白滑,脉沉而缓,口不干渴者不宜用。其腹证特点为心下痞,腹直肌紧张或见胸胁苦满,其疼痛部位多在脐以下,与诸泻心汤腹痛在脐上脘下有别。葛根芩连汤证除腹痛下利外,常伴头身困重,乏力,胸闷,项背拘急;白头翁汤证除腹痛下利外,里急后重之症更明显,热势更重。本方药量可根据病情轻重而调整,若腹痛甚伴腹胀,大便不爽,可加柴胡、枳实、木香、黄连等。若伴恶心呕吐可加半夏、生姜等。若遇湿食交阻之初痢,可去大枣,加猪苓、茯苓、泽泻、白术、厚朴、陈皮、木香。若腹绞痛甚者,可加重白芍用量。

【文献摘要】1.《伤寒缵论》:按黄芩汤乃温病之主方,即桂枝汤,以黄芩易桂枝而去生姜也。盖桂枝主在表风寒,黄芩主在里风热,不易之定法也。其生姜辛散非温热所宜,故去之,至于痰饮结聚膈上,又不得不用生姜、半夏,此又不越伤寒法耳。

2.《伤寒来苏集》:太阳阳明合病,是寒邪初入阳明之经,胃家未实,移寒于脾,故自下利,此阴盛阳虚,与葛根汤辛甘发散以维阳也。太阳少阳合病,是热邪陷入少阳之里,胆火肆逆,移热于脾,故自下利,此阳盛阴虚,与黄芩汤苦甘相渍以存阴也。凡太少合病,邪在半表者,法当从柴胡桂枝加减。此则热淫于内,不须更顾表邪,故用黄芩以泄大肠之热,配白芍以补太阴之虚,用甘枣以调中州之气。

3.《医方集解》:此方亦单治下利,机要用之治热痢腹痛,更名黄芩芍药汤。洁古因之加木香、槟榔、大黄、黄连、当归尾、肉桂,更名芍药汤治下痢。仲景此方遂为万世治痢之祖矣。本方加半夏、生姜,名黄芩加半夏生姜汤,治前证兼呕者,亦治胆腑发咳,呕苦水如胆汁。本方除大枣,名黄芩芍药汤,治火升鼻衄及热痢。

葱豉汤

【出处】《肘后备急方》

【组成】葱白5条(连须一虎口),淡豆豉一升(30克)。

【用法】上以水三升,煮取一升,顿服取汗。不汗复更作,加葛根二两,升麻三两,五升水煎取二升,分再服。必得汗;若不汗,更加麻黄二两,又用葱汤研米二合,水一升,煮之,少时下盐豉,后纳葱白四物,令火煎,取三升,分服取汗。

【功效】解表散寒。

【主治】外感表寒轻证。微恶风寒,或微热,头痛,无汗,鼻塞流涕,喷嚏,舌苔薄白,脉浮。

【病机分析】本方证属外感风寒表证之轻者。风寒束表，毛窍闭塞，卫阳被遏，因感邪较轻，故其症见微恶风寒，或微发热，头痛无汗；肺合皮毛，开窍于鼻，风寒袭表，每致肺气不宣，肺系不利，故鼻塞流涕、喷嚏；苔薄白，脉浮为风寒表证之征象。

【方解】外感风寒，宜辛温解表。表寒轻证，只需轻疏肌表，微发其汗，病邪自可外达，不必用辛温重剂，徒伤其表。故方用辛温之葱白发汗解表，"散风寒表邪"（《丹溪手镜》卷中），以"治伤寒头痛身疼"（《罗氏会约医镜》卷十七），为君药。淡豆豉辛而微温，"发汗解肌"，宣散表邪。二药合用，解表散寒，为轻宣发散之剂，对感冒及时疫初起，邪浅证轻者，颇为合拍。本方之配伍特点：药性平和，辛而不烈，温而不燥，构成辛温解表之轻剂。

【运用】1. **证治要点**　本方药性平和，温而不燥，是治疗外感风寒表证之轻者的常用方剂。临床以微恶寒、鼻塞、喷嚏为证治要点。

2. **加减变化**　表证初起，服本方不汗者，乃病重药轻，宜加葛根、升麻辛散透表，助其发汗；服后仍不汗者，再加麻黄开腠发汗，逐邪外出；若患者恶寒无汗，头痛较甚，加荆芥、防风、羌活，以解表达邪；兼胸闷泛恶，舌苔白腻者，加紫苏、苍术、藿香，以芳化湿浊；咳嗽明显，咳痰不爽，声音嘶哑者，配牛蒡子、桔梗、浙贝母，以宣肺化痰，止咳利咽；发热、咽痛、口苦、舌质偏红或苔黄等里热证候明显者，可加栀子、黄芩、金银花、连翘，以清热解毒。

3. **现代运用**　本方治疗感冒，属于外感风寒而证候较轻者。

【附方】1. **葱豉汤**（《类证活人书》卷十八）　葱白十五茎（3枚），淡豆豉二合（6克），麻黄四分（3克），葛根八分（6克），水煎服，取汗。功效：通阳散寒，发汗解表。主治：伤寒一二日，头项腰背痛，恶寒脉紧无汗者。本方系葱豉汤加味而成。外感风寒，病证较重，且头项腰背痛，故加麻黄、葛根，使发汗解表之力增强，葛根尚能舒筋通络，兼治头项强痛。

2. **葱豉桔梗汤**（《重订通俗伤寒论》卷二）　鲜葱白三枚至五枚，桔梗一钱至钱半（3~4.5克），焦栀子二钱至三钱（6~9克），淡豆豉三钱至五钱（9~15克），薄荷一钱至钱半（3~4.5克），连翘一钱半至二钱（4.5~6克），生甘草六分至八分（2~2.5克），鲜淡竹叶三十片（3克），水煎服。功效：疏风清热，清肺泄热。主治：风温初起，头痛身热，微恶风寒，咳嗽，咽痛，口渴，舌尖红，苔薄白，脉浮数。方中葱白辛温通阳，合淡豆豉则发汗解表；薄荷、连翘疏散风热；桔梗宣肺止咳利咽；栀子、淡竹叶清心肺之热，并导热从小便而去；生甘草合桔梗以清利咽喉。如此配伍，使风温之邪，既得辛散从外而解，又得清泄从下而去，自然诸症悉除。上述两方均由葱豉汤加味而成。活人葱豉汤增入麻黄、葛根，则解表发汗之力加强，宜于外感风寒较重之证。葱豉桔梗汤配入薄荷、桔梗、连翘、栀子、淡竹叶等疏散清热之品，则将辛平之剂易为辛凉之方，故适宜于治疗风温初起之表热证。

黄精丹

【出处】《全国中药成药处方集》

【组成】当归三百二十两（10千克），黄精三百二十两（10千克）。

【用法】上药用黄酒三百二十两入罐内，浸透加热，蒸黑为度。晒干。研为细末，炼蜜为丸，重三钱。每服 1 丸，日服 2 次，温开水送下。

【功效】益气养血，滋肾润肺。

【主治】身体衰弱，面黄肌瘦，饮食减少。老年人、身体虚弱之人、35 岁以上的妇女、40 岁以上的男性，在春天当服此药。

【方解】方中黄精具有补气养阴、健脾、润肺、益肾的功效，用于脾胃虚弱、体倦乏力、口干食少之人；当归可补血和血，调经止痛，润燥滑肠。二药共用达益气养血、滋肾润肺之功。

玉屏风散

【出处】《究原方》

【组成】防风 30 克，黄芪 60 克（蜜炙），白术 60 克。

【用法】上药咬咀。每服 9 克，用水 300 毫升，加大枣 1 枚，煎至 200 毫升，去滓，食后热服。

【功效】益气固表止汗。

【主治】表虚自汗，以及虚人腠理不密，易于感冒，汗出恶风，面色㿠白，舌质淡苔薄白，脉浮缓。

【方解】方中黄芪甘温，内补脾肺之气，外可固表止汗，为君药。白术健脾益气，助黄芪以加强益气固表之功，为臣药。佐以防风走表而散风邪，合黄芪、白术以益气祛邪。且黄芪得防风，固表而不致留邪。防风得黄芪，祛邪而不伤正，有补中寓疏，散中寓补之意。黄芪配白术，汗不外泄，外邪亦难内侵。本方以补气固表药为主，配合小量祛风解表之品，使补中寓散。

【运用】本方用于表虚自汗证，临床应用以自汗恶风、面色㿠白、舌淡苔薄白、脉浮虚为辨证要点。

【文献摘要】《医方考》："卫气一亏，则不足以固津液，而自渗泄矣，此自汗之由也。白术、黄芪所以益气，然甘者性缓，不能速达于表，故佐之以防风。东垣有言，黄芪得防风而功愈大，乃相畏相使者也。是自汗也，与伤风自汗不同，伤风自汗责之邪气实；杂证自汗责之正气虚，虚实不同，攻补亦异。"

《古今名医方论》："防风遍行周身，称治风之仙药，上清头面七窍，内除骨节疼痹、四肢挛急，为风药中之润剂，治风独取此味，任重功专矣。然卫气者，所以温分肉而充皮肤，肥腠理而司开阖。唯黄芪能补三焦而实卫，为玄府御风之关键，且无汗能发，有汗能止，功同桂枝，故又能治头目风热、大风癞疾、肠风下血、妇人子脏风，是补剂中之风药也。所以防风得黄芪，其功愈大耳。白术健脾胃，温分肉，培土即以宁风也。夫以防风之善驱风，得黄芪以固表，则外有所卫，得白术以固里，则内有所据，风邪去而不复来，当倚如屏，珍如玉也。"

《古方选注》："黄芪畏防风，畏者，受彼之制也。然其气皆柔，皆主乎表，故虽畏而仍可相使。不过黄芪性钝，防风性利，钝者受利者之制耳；唯其受制，乃能随防风以周卫于身而固护表气，故曰玉屏风。"

《成方便读》："大凡表虚不能卫外者，皆当先建立中气，故以白术之补脾建中者为君，以脾旺则四脏之气皆得受荫，表自固而邪不干；而复以黄芪固表益卫，得防风之善行善走者，相畏相使，其功益彰，则黄芪自不虑其固邪，防风亦不虑其散表，此散中寓补，补内兼疏，顾名思义之妙，实后学所不及耳。"

桔梗元参汤

【出处】《四圣心源》

【组成】桔梗三钱（9克），玄参三钱（9克），杏仁三钱（9克），陈皮三钱（9克），半夏三钱（9克），茯苓三钱（9克），甘草二钱（6克），生姜三钱（9克）。

【用法】煎半杯，热服。

【主治】治肺气郁升，鼻塞涕多者。

【方解】桔梗升浮，开肺气、解毒排脓；玄参升行药势，润燥解毒；杏仁沉降，降肺金之气；陈皮入气分，清理肺气，化痰降逆，和胃降逆；茯苓祛水除湿，助脾气之升；甘草补脾胃，坐镇中州；生姜散寒，可散在外表之寒。

甘桔汤

【出处】《张氏医通》卷十五

【组成】甘草、桔梗、山豆根、黑参、牛蒡子、荆芥各等分，麦门冬倍用。

【用法】水煎，温服。

【功效】利咽透疹，解毒疗疮。

【主治】麻疹咽痛，口舌生疮。

【方解】方中桔梗开宣肺气，祛痰排脓。甘草清热解毒，润肺止咳，调和诸药，与桔梗相伍则加强解毒之效，《珍珠囊》中评价桔梗："与甘草同行，为舟楫之剂。"舟楫者，有如船之载物上浮也，桔梗与甘草同用，可引药上行达于上焦病所。山豆根清热解毒，消肿利咽；牛蒡子能疏散风热，宣肺透疹，消肿解毒；荆芥可解表散风，透疹，三药共同达利咽透疹、解毒疗疮之功。火为阳邪，其性炎热，既易灼伤阴液，又多迫津外泄，故方中加入黑参、麦门冬养阴之品。全方共用，利咽透疹，解毒疗疮，清热不伤阴，且药效直达病所。

麻黄连翘赤小豆汤

【出处】《伤寒杂病论》

【组成】连翘9克，麻黄6克，赤小豆30克，杏仁9克，桑白皮10克，生姜6克，甘草6克，大枣12枚。

【用法】水煎服，分3次温服。

【功效】疏风解毒，清热泻火。

【主治】适用于急慢性荨麻疹。

【方解】麻黄、杏仁、生姜意在辛温宣发，解表散邪；连翘、桑白皮、赤小豆旨在苦寒清热解毒；甘草、大枣甘平和中，共奏解表散邪、清热祛湿之效。

解表消疹汤

【出处】国医大师李振华自拟方。

【组成】当归10克，赤芍15克，川芎10克，防风10克，羌活10克，地肤子15克，荆芥10克，白术10克，苦参10克，薏苡仁20克，茯苓15克，生姜5片，甘草3克。

【用法】水煎服。

【功效】活血祛风，燥湿透表，健脾和胃。

【主治】适用于荨麻疹。

【方解】当归、川芎、赤芍用来行血活血；羌活、防风、荆芥可以祛风燥湿；地肤子能外散皮肤之风而治皮肤瘙痒；白术、茯苓、薏苡仁则主要在于健脾利湿；生姜温中发散；甘草益气调和诸药。诸药配伍共奏活血祛风之功效。

慢肝六味饮

【出处】国医大师邓铁涛自拟方。

【组成】党参或太子参15~30克，白术12~15克，茯苓15克，川草薢10克，黄皮树叶15~30克，甘草5克。

【用法】水煎服，每日1剂。

【功效】健脾补气，扶土抑木。

【主治】治疗慢性肝炎基本方，脾虚肝郁，症见胁肋疼痛或不适，腹胀便溏，倦怠乏力，面色淡白，少气自汗，食欲不振，舌淡胖有齿痕，苔白，脉虚弱或弦细。

【方解】本方取四君子汤补脾气健脾阳以"实脾"；用川草薢入肝胃经升清降浊，黄皮树叶以疏肝解毒化浊。诸药合用，共奏健脾化湿浊、扶土抑肝木之功。

犀泽汤

【出处】国医大师颜德馨自拟方。

【组成】广犀角3克（锉末吞服），苍术9克，泽兰15克，土茯苓30克，四川金钱草30克，败酱草15克，平地木30克。

【用法】水煎服。

【功效】清营泄热，祛湿解毒，开郁通络。

【主治】慢性乙型肝炎。

【方解】本方以犀角、泽兰入血分，清热解毒、活血祛瘀为君；臣以土茯苓、金钱草、平地木、苍术疏肝泄热，清利化浊；败酱草凉营活血为佐使。诸药配伍，共奏凉血泄热、祛湿解毒、疏郁祛瘀之功。

第二节　春季养生药膳

食养是最简单有效的养生方法，俗语有言"药补不如食补"，又因为药食同源，药物与食物并无严格区别，自古以来就是药食同用，如山药、芡实、莲子、百合、薏苡仁、桂圆、大枣、蜂蜜等。将食中之药与一般食材烹制成膳食，这种药膳性质平和，制作简便，因此适合在家庭中制作。

中医认为"天人相应"，我们选用药膳，当然也要考虑不同季节的气候特点。春季阳气升发，人体机能也处于旺盛之时，故春季食养宜选辛、温、甘之品，辛、甘之品为阳，可助春阳之初发，温食有利于护阳。

我国幅员辽阔，春季南北气候温差较大，对人体的影响亦不同，春季食养还应因地制宜。初春，北方寒气未退，宜用温补之品，随着天气渐回暖，阳气渐升，温补不宜太过。一般可选用桂圆、枸杞子、猪肝、羊肝等。南方春季，常阴雨绵绵、低温与温暖天气交替出现，阴雨季节，湿气太多，湿气困脾，宜食用健脾运湿之品，如大枣、豆浆、鲫鱼等。待温暖之日，可进凉补之品。

春季食养还需依据五行相生相克之理论，春属木，应于肝，肝亢于春，肝木过旺可克制脾土，因酸味属木，故《备急千金要方》提出："省酸增甘，以养脾气。"应少食酸涩、油腻之物，以增强脾胃功能。

一、菜品

金钱银花炖瘦肉

【配方】金钱草 80 克（鲜者 200 克），金银花 60 克（鲜品 150 克），猪瘦肉 600 克，黄酒 20 毫升。

【制作】将金钱草与金银花用纱布包好，同猪肉块一同加水浸没，大火烧开加黄酒，小火炖 2 小时，取出药包。

【用法】饮汤食肉，每次 1 小碗，每日服 2 次。过夜后煮沸， 3 日内服完。

【功效】清热疏肝。适用于胆囊炎与胆管炎，预防胆结石。

茵陈鸡

【配方】茵陈 30 克，鸡肉 150 克，葱一根（切段），黄甜椒丝适量，豆苗少许，盐少许。

【制作】将茵陈洗净，用水煎取药汁，去渣，将鸡肉烧熟后加入茵陈汁，焖煮至汁干，并放入葱段、黄甜椒丝、豆苗、盐略炒即可。

【用法】佐餐食用。

【功效】清热利湿，利胆退黄。

玄参猪肝

【配方】玄参 15 克，猪肝 500 克，姜、葱、白糖、酱油各适量。

【制作】先将玄参煮 30 分钟以后，再放入猪肝，同煮 5 分钟，捞出，切片，然后用姜、葱、白糖、酱油、原汤等炒猪肝片至熟。

【用法】佐餐食用。

【功效】滋阴降火。适用于肝肾阴虚引起的咽干口燥、心烦少寐有良效。

炒百合

【配方】百合 50 克，猪里脊片 50 克，盐、蛋清、淀粉各适量。

【制作】取百合和猪里脊片，用盐、蛋清抓渍，湿淀粉拌和，同入油锅中翻炒至熟，加入适量的调味品即成。

【用法】佐餐食用。

【功效】补益五脏，养阴清热。久病胃口不开之人食用此菜，还能增进食欲。

川贝雪梨炖猪肺

【配方】猪肺 60 克，雪梨 2 个，川贝母 15 克，冰糖少许。

【制作】将猪肺洗净切块，雪梨去皮、核，切块，与川贝母、冰糖共置砂锅内，加水炖熟服食。

【用法】每日 1 剂，温服。

【功效】滋阴润肺，除热化痰。适用于支气管扩张。

蜜糖蒸萝卜

【配方】白萝卜1个，蜂蜜适量。

【制作】将白萝卜洗干净，削去外皮，挖空中心，装入蜂蜜，置于碗中，隔水蒸熟。

【用法】每日1剂，温服。

【功效】清热润肺，止咳化痰。春天多风易感冒，食之对防治感冒、肺结核咳嗽及支气管炎等病症效果较好。

菊花火锅

【配方】野菊花、鱼片、肉片、鸡汤各适量。

【制作】在火锅里放入鸡汤煮沸，然后放入切得很薄的肉片或鱼片，盖上盖焖5分钟，而后抓一把鲜野菊花放进锅里，盖上盖再焖5分钟即成。

【用法】佐餐食用。

【功效】清热解毒，平肝明目。久服可使皮肤依然洁白光润，延年益寿。

二、汤羹

天麻首乌排骨汤

【配方】天麻10克，黄芪10克，何首乌15克，枸杞子15克，当归6克，排骨250克，黄酒、姜、盐各适量。

【制作】将排骨先用高压锅炖至七分熟，后放入天麻、黄芪、何首乌、枸杞子等食材，加入黄酒、姜、盐等佐料各适量，一起炖熟即可。

【用法】佐餐食用。

【功效】补肝肾，益气。适用于老年人及贫血患者的眩晕。

猪心枣仁汤

【配方】猪心1个，酸枣仁15克，茯苓15克，远志5克，味精、精盐各适量。

【制作】先将猪心剖开，洗干净；茯苓、酸枣仁、远志用细纱布袋装好，扎紧口与猪心同入砂锅，加水适量，先用大火烧沸，打去浮沫，后改小火慢炖，至猪心熟透后，加入少许精盐、味精调味即成。

【用法】佐餐食用。

【功效】补血养心，益肝宁神。适用于心肝血虚所致的心悸不宁、失眠多梦、记忆力减退以及阵发性心动过速、风湿性心脏病、神经衰弱、癔病等。

龙眼党参鸽肉汤

【配方】龙眼肉30克，党参30克，白鸽肉150克。

【制作】先将白鸽肉洗干净，切成小块，与龙眼肉、党参同入砂锅，加水适量炖汤，鸽肉熟后饮汤，食肉。

【用法】佐餐食用。

【功效】滋肝肾，益脾气。适用于肝肾阴血亏虚、脾气不足所致的腰膝酸软、形体消瘦、头晕耳鸣、心悸不宁、失眠健忘、气短食少等。

鲤鱼汤

【配方】鲤鱼1条，赤小豆50克，陈皮6克，红椒6克，草果6克，葱、姜、胡椒、盐各适量。

【制作】将活鲤鱼除鳞、去鳃和内脏，将赤小豆、陈皮、红椒、草果洗净后塞入鱼肚内，可加适量的姜、葱、胡椒等调味品，食盐宜少不宜多，蒸熟后食用。

【用法】佐餐食用。

【功效】消肿，利水，除湿。适用于脾胃虚弱、水湿肿满、乳汁稀少者。

枣姜汤

【配方】大枣 250 克，生姜 250 克，甘草 30 克。

【制作】大枣去核、生姜切片，两者焙干待用。甘草与食盐炒制后，与枣、姜研为细末，装瓶收贮备用。

【用法】每日 1 剂，温服。

【功效】补中益气，健脾开胃。

冰糖冬瓜子汤

【配方】冰糖 30 克，冬瓜子 30 克。

【制作】将冬瓜子洗净捣末，加冰糖，冲开水一碗放在陶瓷罐里，用小火隔水炖熟后服用。

【用法】每日 1 剂，温服。

【功效】清肺热，化痰，排脓，利湿。

牛肉大枣汤

【配方】牛肉 250 克，大枣 10 枚。

【制作】将牛肉切成小块与大枣小火炖熟即可。

【用法】每日 1 剂，温服。

【功效】补中益气，助肌生长，促进伤口愈合。

鲫鱼瘦肉枸杞子汤

【配方】鲫鱼 120 克，瘦肉 100 克，枸杞子 50 克，大枣 30 克，葱、姜、盐、香油各适量。

【制作】去鲫鱼内脏、鳞，将瘦肉剁成肉末，与枸杞子、大枣一同放入瓷罐中。放入姜细末 5 克，大火炖烂鱼、瘦肉，放入葱、精盐、香油。

【用法】佐餐食用。

【功效】益气健脾，滋阴补肝肾，利水清热。

女贞子龙眼猪肉汤

【配方】女贞子 60 克，龙眼肉 20 克，猪肉 60 克，盐适量。

【制作】把全部配料放入锅内，加清水适量，以大火煮沸后用小火煲 2 小时，再用盐调味即可。

【用法】佐餐食用。

【功效】补肝肾，益心脾。

满天星糖水

【配方】满天星、冰糖各适量。

【制作】满天星少许加水煮，加入冰糖溶化即可。

【用法】代茶频饮。

【功效】清热利咽，祛风除湿，舒筋活络。用于预防感冒及治疗喉咙肿痛。

莲子百合羹

【配方】莲子 15 克，百合 15 克，鸡蛋 1 个，白糖适量。

【制作】将莲子去心，与百合同放在砂锅中，加清水适量，慢火煮至莲子肉烂，加入鸡蛋、白糖。鸡蛋煮熟后，即可食用。

【用法】每日清晨温服。

【功效】益脾胃，润肺，宁心安神。

羊乳山药羹

【配方】羊乳 300 毫升，怀山药 20 克。

【制作】将怀山药炒至微黄，研为细末，羊乳煮开后，加入山药末调匀服食。

【用法】每日早、晚温热服食。

【功效】滋阴益气，润胃补肾。适用于胃、肾气阴两虚所致的腰膝酸软无力、梦遗滑精、心烦口渴、不思饮食、干呕呃逆，以及慢性胃炎、慢性肾炎而属气阴亏虚者。

三、粥品

葱白香菜粥

【配方】葱白 15 克，香菜 15 克，萝卜 100 克，生姜 9 克，大米 50 克，白糖适量。

【制作】将所有原材料入清水清洗，备用。将萝卜切成片、香菜切段、葱白切段、生姜切块。然后将萝卜、香菜、葱白、大米、生姜一同放入锅中，加适量清水，用小火煮成稀粥，熟时调入白糖即可。

【用法】温服，每日 1～2 次。

【功效】解表散寒，疏风宣肺。适用于风寒犯肺，肺中阳气不足而致畏寒咳嗽、鼻流清涕、头痛项强、咳痰稀薄等。

首乌大枣粥

【配方】粳米 50 克，何首乌 20 克，大枣 10 枚。

【制作】将何首乌洗净、晒干、碾碎。粳米、大枣淘洗干净，将粳米、大枣放入锅内，加适量水煮沸，投入何首乌碎末搅匀，再小火煮至粥稠即可。

【用法】每日 2 次，温服。

【功效】乌发生发，平肝降脂。

莲花粥

【配方】莲花 15 克，粳米适量。

【制作】把莲花加米和水，一起煲粥即成。

【用法】每日 2 次，温服。

【功效】健脾止泻，美容除斑，化湿消暑。适合春天天气潮湿时服用。

决明子粥

【配方】炒决明子 10 克，大米 60 克，冰糖少量。

【制作】将决明子加水煎煮取汁适量，用其汁和大米同煮。成粥后加入冰糖即成。

【用法】每日 2 次，温服。

【功效】清肝明目，通便。对于目赤红肿、畏光多泪、高血压、高血脂、习惯性便秘等症效果明显。

菊花粥

【配方】菊花 10 ~ 15 克，粳米 5 ~ 100 克。

【制作】粳米煮粥，待粥将熟时调入菊花，再煮开即成。

【用法】每日 2 次，温服。

【功效】醒脑提神，清肝明目，清热解毒。

肝豆粥

【配方】新鲜猪肝 100 克，绿豆 60 克，大米 100 克。

【制作】豆、米同煮，大火煮沸，小火慢熬至八成熟。切成片的猪肝放入粥内同煮，熟后加入调味品。

【用法】每日 2 次，温服。

【功效】补肝养血，清热明目，美容润肤。适合脸色蜡黄、视力减退或视力模糊的体弱者，对慢性肝炎、水肿等也有疗效。

枸杞粥

【配方】大米 60 克，枸杞子 30 克。

【制作】将大米煮成粥后，放人枸杞子，略煮即可。

【用法】每日 2 次，温服。

【功效】滋补肝肾。适用于头晕目涩耳鸣、腰膝酸软等症。

桑葚粥

【配方】糯米 60 克，桑葚 30 克（新鲜桑葚约 60 克），冰糖适量。

【制作】把桑葚洗干净，与米同煮，粥熟后加冰糖。

【用法】每日 2 次，温服。

【功效】补肝养血，明目益智。适用于肝肾亏虚引起的头晕眼花、耳鸣腰酸、须发早白等症。

百合杏仁粥

【配方】百合 30 克，粳米 60 克，甜杏仁 9 克。

【制作】先将百合、甜杏仁与米分别淘洗干净，放入锅中加水，用小火煨煮。待百合与粳米熟烂时，加糖适量，即可。

【用法】每日 2 次，温服。

【功效】润肺止咳，清心安神。适宜于肺阴亏虚之久咳、干咳无痰、气逆微喘等患者食用。

四仁赤扁豆粥

【配方】薏苡仁 20 克，赤小豆 20 克，冬瓜子（去壳）10 克，白扁豆 15 克，苦杏仁 5 克，白豆蔻 1 克，粳米适量。

【制作】将薏苡仁、赤小豆、冬瓜子、白扁豆、苦杏仁、白豆蔻和粳米放锅中，共煮粥。

【用法】每日 1 剂，连食 1 周。

【功效】清热利湿，消暑止泻，和中化湿。故对于女子白带、老年人慢性咳喘、脾虚泄泻等都有调养作用。

四、酒剂

辛夷酒

【配方】辛夷9克，白芷9克，藁本18克，甘草18克，当归18克，羊脊髓250克，黄酒3升。

【制作】先取前5味，捣碎，以黄酒浸泡，另取羊脊髓于砂锅内，加少许水以微火煎煮至沸。两者同倾于净器中、密封。3~5日后开启，过滤去渣，装瓶备用。

【用法】每日2次，每次10~20毫升，食后温饮。

【功效】宣肺通窍。主治肺热、鼻塞、多涕（鼻炎）。

玫瑰花酒

【配方】玫瑰花50克，白酒500毫升。

【制作】将两者同时置入瓶中，加盖并密封，每天晃动1次，20天后即可服用。

【用法】每日2次，饭后温服。

【功效】理气解郁，和血行血，春季饮用玫瑰花药酒来促进气血运行，玫瑰花酒能和血行血，对于治疗女性月经不调也有一定的功效。

首乌酒

【配方】何首乌100克，白酒500毫升。

【制作】先把何首乌研为细粉末，然后装入白酒中，每天晃动1次，10天后即可服用。

【用法】每天服2次，每次20毫升。

【功效】补肝益肾，乌发明目。对肝肾虚弱引起的早生白发者，以及腰酸膝痛、血虚头晕的患者效果较好。

樱桃酒

【配方】鲜樱桃500克，米酒1000毫升。

【制作】将樱桃切碎或者捣烂，然后浸入米酒中，10天即可服用。

【用法】每日2次，饭后温服。

【功效】补中气，祛风湿，对身体虚弱、风湿性腰痛腿软、四肢麻木等效果较为明显。

佛手酒

【配方】佛手30克，白酒1000毫升。

【制作】先将佛手切成小方块，放入酒坛之中，将坛口密封，每2天将酒坛摇晃1次，10天即可饮用。

【用法】每日2次，饭后温服。

【功效】疏肝理气，调和脾胃。适用于胃气虚寒、腹中冷痛及慢性胃炎等患者。

五、茶饮

枸杞菊花茶

【配方】枸杞子10克，菊花3克，密蒙花3克。

【制作】将枸杞子洗净，与菊花、密蒙花同入杯中，用沸水冲泡，加盖，闷 10 分钟后开始饮用。

【用法】代茶频饮，一般可冲泡 3 ~ 5 次。

【功效】养阴平肝，降火安神。适用于心肝火旺型失眠症，对伴有原发性高血压、视物模糊者尤为适宜。

龙齿茶

【配方】龙齿 9 克，石菖蒲 3 克。

【制作】将龙齿加水煎煮 10 分钟，再加入石菖蒲同煎 15 分钟，去渣。

【用法】代茶饮，每日 1 ~ 2 剂。

【功效】平肝安神，补心益胆。适用于惊悸癫狂、烦热不安、失眠多梦、健忘、失眠、耳鸣、耳聋等症。

麦芽药茶

【配方】麦芽 10 克，绿茶 1 克。

【制作】将麦芽用冷水快速洗净，倒入锅中，加水半碗，用中火烧沸后，立即冲入预先放好茶叶的杯中，加盖，闷 5 分钟后可饮。以后均用沸水冲服。

【用法】随冲随饮，饮淡为止。

【功效】疏肝解郁，调畅气机。适用于肝郁气滞、两胁胀痛、食欲不振者，对身体肥胖的患者尤为适宜。

【禁忌】患者体质虚弱慎用，或将用量减半饮服；孕妇及哺乳期妇女忌用。

玫瑰花茶

【配方】干玫瑰花 6 ~ 10 克。

【制作】将干玫瑰花瓣放茶盅内，冲入沸水，加盖闷片刻。

【用法】代茶饮用，不拘时温服。

【功效】行气和血，疏肝解郁。适用于肝胃气痛、胸胁胀满作痛、胃脘疼痛、嗳气则舒、纳呆不思食等症。

佛手姜茶

【配方】佛手 10 克，生姜 6 克，白糖适量。

【制作】将佛手、生姜同煮，去渣，加入白糖令溶。

【用法】不拘时饮之。

【功效】疏肝理气，和胃止痛。适用于肝胃不和而引起的胸脘堵闷、疼痛胁胀、呕恶时作、长叹息、纳食不香等症。

夏枯草荷叶茶

【配方】夏枯草 10 克，荷叶 12 克（或鲜荷叶半张）。

【制作】上两味共煎汤，取汁。

【用法】代茶饮用。

【功效】清热疏肝。适用于肝肾阴虚风火上亢，或平素常头痛目眩、头晕耳鸣等症。

天麻茶

【配方】天麻 3 ~ 5 克，绿茶 1 克。

【制作】将天麻切成薄片，与茶叶同放杯中，用沸水冲泡，温浸 5 分钟后即可饮用。

【用法】代茶饮用。

【功效】平肝息风，潜阳定惊。适用于头昏目眩、耳鸣口苦、惊恐、四肢麻木、手足不遂、肢搐等重症。从未发病时，长期饮用，有较好的防治作用。

玉米须茶

【配方】玉米须适量。

【制作】将玉米须放入砂锅中，加适量水，煎煮片刻，即可饮用。

【用法】代茶频服。

【功效】利胆平肝。适用于胆囊炎、胆结石、糖尿病、原发性高血压、肾炎水肿等。

金钱茵陈茶

【配方】金钱草 30 克，败酱草 30 克，茵陈 30 克，白糖适量。

【制作】将上 3 味煎汁 1000 毫升，加白糖即可饮用。

【用法】代茶温服。

【功效】利胆排石。适用于慢性胆囊炎、胆石症。

消炎利胆茶

【配方】蒲公英 30 克，茵陈 30 克，玉米须 30 克，白糖适量。

【制作】将上 3 味加水 1000 毫升，煎至 750 毫升后，去渣，取汁，加入适量白糖。

【用法】温服，每日 1 剂，分 3 次服，每次 250 毫升。

【功效】清热利湿，消炎利胆。适用于胆囊炎、急性黄疸型肝炎。

四味绿豆茶

【配方】金银花 30 克，芦根 30 克，鱼腥草 30 克，绿豆 30 克，白糖适量。

【制作】将前 3 味加水煎汤，去渣，加入绿豆煮熟，调入白糖即可饮用。

【用法】代茶饮，每日 1 剂。

【功效】疏风解表，清热解毒。适用于腮腺炎初期。

大青叶茶

【配方】大青叶 15 克。

【制作】将大青叶制成粗末，放入杯中，用沸水冲泡即可。

【用法】代茶饮用，每日 1~2 剂。

【功效】清热泻火，凉血解毒。适用于腮腺炎中、后期。

防风水果茶

【配方】防风 1.5 克，黄芪 4.5 克，玉竹 7.5 克，枸杞子 7.5 克，苹果 1/4 颗，猕猴桃 1/4 颗，白糖适量。

【制作】将水果洗净后，苹果、猕猴桃切成小块，备用。把药材、水果一起放入杯中加入 600 毫升的沸水冲泡，闷约 10 分钟。将药材及水果过滤后，根据个人口味调入适量的白糖，即可饮用。

【用法】温服，每日 1~2 次。

【功效】发表，祛风。具有增强免疫力、预防感冒、滋补气血的作用。

生姜紫苏茶

【配方】生姜 3 克，红茶 3 克，紫苏叶 3 克。

【制作】将上述所有药材用清水冲洗干净，然后放入保温杯中，倒入适量沸水浸泡，闷约 10 分钟即可。

【用法】频频饮用。

【功效】疏散风寒，理气和胃。适用于轻型的风寒感冒，伴头痛、发热、恶心、呕吐、胃脘不适、腹胀的胃肠感冒。

大枣甘麦舒心茶

【配方】大枣 12 枚，小麦 30 克，甘草 6 克，合欢花 9 克，蜂蜜适量。

【制作】将前 4 味洗净，放入砂锅中，加入适量水，煮沸后再用小火煮 5 分钟左右。冷却至适宜温度后，调入蜂蜜，即可饮用。

【用法】每日 1 剂，代茶饮。

【功效】益气健脾，宁心安神，除烦润肤。适用于花粉过敏症、面部痤疮、皮肤瘙痒等。

第二章　夏季养生

中医古籍《黄帝内经·素问》云："夏三月，此谓蕃秀，天地气交，万物华实。夜卧早起，无厌于日，使志无怒，使华英成秀，使气得泄，若所爱在外，此夏气之应，养长之道也。逆之则伤心，秋为痎疟，奉收者少，冬至重病。"阳气是人之动力，随季节和日月的交替变化而产生一定的波动，春夏养阳是中医因时制宜养生原则之一，但春季养阳和夏季养阳有所不同，春季阳气升发，我们需要促进阳气的生长旺盛。所以，春季是"促阳"，夏季阳气旺盛达到了顶峰，此时我们需要做的是维护阳气的正常疏泄，既不使其过亢，又要避免其消耗太过，还要防止旺盛的阳气郁闭于内，因此夏季养阳是"护阳"。夏季天地气交，阳长阴消达到顶点，人们应该充分重视夏季养生，重视阴阳平衡，合理地利用自然界阳热之势调补身体。

《素问·六节藏象论》说："心者，生之本，神之变也；其华在面，其充在血脉，为阳中之太阳，通于夏气。"说明夏季与心的关系较为密切，明代医家张景岳指出："以夏热之气以养心，以长夏之气以养脾。"也就是说，夏季在天为热，在人为心，心在五行中属火，夏季气候由温转热，人体以心气转旺相应，导致夏季心病较多，心火较旺。故夏季对心的护养要围绕"火"字，以抑制心火为养生保健的中心。夏季血液容量增加、血流趋于体表、血液循环加快、情绪容易激动、烦躁不安、舌质偏红等都是心火偏旺的表现，因此，对血液循环、精神活动的调节，在夏季显得至关重要。此外，夏季过多出汗易耗伤心血，故也应当重视心血的补养。

在五脏与季节的关系中，脾与长夏相对应。中医学认为脾与胃的关系密切，共同主管饮食的运输、消化和吸收，即所谓脾主运化，胃主受纳。长夏气候潮湿，脾胃往往易受湿邪的困阻而导致消化吸收功能低下，令人胃口不佳，不欲饮食。故夏季养生一定要重视对脾胃的保护，使其少受或免受湿邪的伤害。暑天还易患腹泻等胃肠道疾病，中医学认为这主要由于暑湿困脾所致。一方面，夏天脾胃功能本来就偏弱；另一方面，人们又多食生冷之物，加上夏季食物又易被细菌等污染，以致脾胃受损；故夏季保养脾胃的关键是注意饮食卫生，节制饮食，少食肥甘厚味及生冷之物。清代医家汪绮石在《理虚之鉴》中指出："夏防暑热，又防因暑取冻，长夏防湿。"所以，夏季养生应特别注重调理心、脾两脏。

夏季万物繁茂秀美，阳气旺盛，宣发于外而生育、长养万物。此时，人体阳气也顺应自然而旺盛，宣发于外，此谓"夏长"。暑、湿是夏季之主气，暑性炎热、外散，易伤津耗气；因夏季雨水较多，湿热交蒸，相伴为病，易阻遏气机，影响脾胃运化，因此夏季易疲劳乏力、汗出、食欲下降，严重者患中暑、腹泻、胃肠功能紊乱等疾病。夏季养生应顺应夏季阳气生长旺盛的变化，做到心静自然凉，预防中暑。饮食宜清淡，谨防形寒饮冷，充分调节自身阳气，达到养生的目的。

第一节 夏季养生方药

我国地域辽阔，南北方的气候差异较大，夏季养生上要各有侧重。南方夏季属"暑湿"，夏季饮食养生应以健脾、清热、祛湿为主。北方夏季属"暑热"，中医认为"暑热"会伤"津液"，导致人们出现乏力、口干、皮肤干燥，因此北方夏季饮食养生应以养肺、润燥为主。

夏季气温高，暑热邪盛，人体心火较旺，因此常用些具有清热解毒清心火作用的药物，如菊花、薄荷、金银花、连翘、荷叶等来祛暑。湿邪也是夏季的一大邪气，加上夏季脾胃功能低下，人们经常感觉胃口不好，容易腹泻，出现舌苔白腻等症状，可以服用一些健脾利湿的药物，一般多选择健脾芳香及淡渗利湿之品，如藿香、佩兰、莲子等。《摄生消息论》曰："夏三月属火，主于长养。心气火旺，味属苦。火能克金，金属肺，肺主心，当夏饮食之味，以减苦增辛以养肺。"所以夏季的饮食当减少苦味，如苍术、人参等，增加辛味来滋润肺，如生姜、香薷等。夏季心火旺而肺金、肾水虚衰，要注意补养肺肾之阴，可选用枸杞子、百合、桑葚、生地等药物，还可以选择酸收肺气之药，如五味子等，可防止汗出太过，耗伤津气。

清络饮

【出处】《温病条辨》

【组成】鲜荷叶边二钱（6克），鲜金银花二钱（6克），丝瓜皮二钱（6克），西瓜翠衣二钱（6克），鲜扁豆花一枝（6克），鲜竹叶心二钱（6克）。

【用法】以水二杯，煮取一杯，日二服（现代用法：水煎服）。

【功效】祛暑清热。

【主治】暑伤肺经气分轻证。身热口渴不甚，头目不清，昏眩微胀，舌淡红，苔薄白。

【方解】本方主治暑伤肺经气分，暑热轻微，津伤未甚之证。因其邪浅病轻，故身热口渴不甚；暑热上扰清窍，乃致头目不清、昏眩微胀；舌淡红，苔薄白亦为邪浅病轻之象。微暑伤人，治则不必重剂，只宜辛凉芳香轻药祛暑清热，以免药过病所。方用鲜金银花辛凉芳香，清解暑热；鲜扁豆花芳香清散，解暑化湿，共为君药。西瓜翠衣清热解暑，生津解渴；丝瓜络清肺透络，共为臣药。鲜荷叶用边者，取其祛暑清热之中而有舒散之意；暑气通心，故又用鲜竹叶心清心而利水，共为佐使药。诸药合用，药性清凉芳香，轻清走上，有清透肺中暑热之效。方中六药多用鲜者，取其气清芬芳，清解暑热之效更优。本方亦可代茶饮，预防暑病。

【运用】1. **辨证要点** 本方是治疗暑热伤肺轻证的常用方。临床应用以身热口渴不甚、头目不清、舌苔薄白为辨证要点。

2. **加减变化** 本方既可治暑伤肺络，也可煎汤代茶以预防暑病。若暑温伤肺、咳而无痰、咳声高者，可加杏仁、麦门冬、沙参以利肺气，养肺阴；或加桔梗、甘草以开提肺气，清肺热。若身热较甚，可加石膏。

3. **使用注意** 本方的适应证是暑温中的轻浅之证。若暑温表寒较重，或热渴大汗，或汗多脉散大，喘咳欲脱者，均不宜使用本方。

【文献摘要】 1. **原书主治** 《温病条辨》卷一："手太阴暑温，发汗后，暑证悉减，但头微胀，目不了了，余邪不解者，清络饮主之……凡暑伤肺经气分之轻证皆可用之。"

2. **方论选录** 《温病条辨》卷一："既曰余邪，不可用重剂明矣，只以芳香轻药清肺络中余邪足矣。倘病深而入中下焦，又不可以浅药治深病也。"

【临床报道】 范氏等对临床上 50 例类风湿性关节炎患者进行治疗，结果显示，清络饮加味治疗的患者晨僵时间、关节肿胀指数、关节压痛指数、疼痛视觉模拟评分等临床指标均有改善，且 HGB、PLT、RF、CRP、ESR 以及 CHOL、TG、HDL、LDL 指标也有改善。表明清络饮加味在改善类风湿性关节炎生化指标，缓解临床症状等方面都具有理想效果。［范为民，李艳. 清络饮加味治疗类风湿性关节炎临床观察 [J]. 实用中医药杂志，2016，32（2）：2.］

【实验研究】 实验发现，服用中药复方清络饮可以使特发性肺纤维化急性加重大鼠的喘息、咳嗽、发绀、体质下降等一般状态得到有效改善。还可以增强肺内气体交换功能，改善低氧血症，从整体上有效延缓特发性肺纤维化急性加重时病理的发展进程，改善病理状态。其机制是通过上调 Th1 代表性细胞因子 INF-γ 表达、下调 Th2 代表性细胞因子 IL-4 表达，促进 Th1/Th2 关键维稳细胞因子 IL-12 表达，进而改善 Th1/Th2 细胞因子失衡状态达到治疗的目的。［臧凝子，庞立健，李品，等. 基于 Th1/Th2 细胞因子失衡理论探讨中药复方清络饮对 AE-IPF 大鼠的疗效及作用机制 [J]. 中华中医药杂志，2021，36（7）：4182-4191.］

香薷散

【出处】 《太平惠民和剂局方》

【组成】 香薷一斤（500 克）（去土），白扁豆半斤（250 克）（微炒），厚朴半斤（250 克）（去粗皮姜制）。

【用法】 上为粗末，每服三钱（9 克），水一盏，入酒一分，煎七分，去滓，水中沉冷。连用二服，不拘时候（现代用法：水煎服，或加酒少量同煎，用量按原方比例酌减）。

【功效】 祛暑解表，化湿和中。

【主治】 阴暑。恶寒发热，头重身痛，无汗，腹痛吐泻，胸脘痞闷，舌苔白腻，脉浮。

【方解】 本方治证由夏季乘凉饮冷、感受寒湿所致。夏季人们多喜于阴凉处憩息，或夜间归寝较晚，每易感受寒湿邪气，寒湿外束，腠理闭塞，卫阳被郁，故恶寒发热无汗；寒湿困束肌表，气血受阻，则头重身痛；夏季易食生冷，湿伤脾胃，气机失畅，故胸闷不舒、腹痛；湿困脾胃、升降失司、胃气上逆则呕吐，湿浊下注大肠则泄泻；舌苔白腻，乃寒湿之候。治宜外散肌表之寒湿，内化脾胃之湿滞。方中香薷辛温芳香，解表散寒，祛暑化湿，以祛在表之寒湿，是夏季解表之要药，为君药。厚朴辛香温燥，行气化湿而解胸闷，去苔腻，为臣药。白扁豆甘平，健脾和中，兼能渗湿消暑，为佐药。入酒少许为使，温散以助药力。三药合用，共奏祛暑解表，化湿和中之效。

【运用】 1. **辨证要点** 本方是夏季乘凉饮冷，外感风寒，内伤湿滞的常用方。临床应以恶寒发热、头重身痛、无汗、胸闷、苔白腻、脉浮为辨证要点。

2. 加减变化 若兼内热者，加黄连以清热；湿盛于里者，加茯苓、甘草以利湿和中；素体脾虚，中气不足者，可再加人参、黄芪、白术、橘红以益气健脾燥湿。

3. 现代运用 本方常用于夏季感冒、急性胃肠炎等属外感风寒夹湿者。

4. 使用注意 若属表虚有汗或中暑热汗出，心烦口渴者，则不宜使用。

【附方】新加香薷饮（《温病条辨》） 香薷二钱（6克），金银花三钱（9克），鲜扁豆花三钱（9克），连翘二钱（6克），厚朴二钱（6克），水五杯，煮取二杯，先服一杯，得汗，止后服，不汗再服，服尽不汗，更作服。功效：祛暑解表，清热化湿。主治：暑温夹湿，复感于寒证。发热头痛，恶寒无汗，口渴面赤，胸闷不舒，舌苔白腻，脉浮而数者。

香薷散与本方同属祛暑方剂，两方均以辛温之香薷、厚朴祛暑解表，散寒化湿。但香薷散药性偏温，以散寒化湿见长，主治暑令感寒夹湿之证；而本方又加金银花、鲜扁豆花、连翘，则药性偏凉，兼能内清暑热，主治夏季感寒，暑湿内蕴，虽亦恶寒无汗，但有口渴面赤、脉数是当有别。

【文献摘要】1. 原书主治 《太平惠民和剂局方》卷二："治脏腑冷热不调，饮食不节，或食腥脍生冷过度，或起居不节，或露卧湿地，或当风取凉，而风冷之气，归于三焦，传于脾胃，脾胃得冷，不能消化水谷，致令真邪相干，肠胃虚弱，因饮食变乱于肠胃之间，便致吐利，心腹疼痛，霍乱气逆。有心痛而先吐者，有腹痛而先利者，有吐利俱发者，有发热头痛，体疼而复吐利虚烦者，或但吐利心腹刺痛者，或转筋拘急疼痛，或但呕而无物出，或四肢逆冷而脉欲绝，或烦闷昏塞而欲死者，此药悉能主之。"

2. 方论选录 《成方便读》卷三："治夏月伤暑感冒、呕吐泄泻等证。此因伤暑而兼感外寒之证也。夫暑必夹湿，而湿必归土，乘胃则呕，乘脾则泻，是以夏月因暑感寒，多呕、泄之证，以湿盛于内，脾胃皆困也。此方以香薷之辛温香散，能入脾肺气分，发越阳气，以解外感之邪；厚朴苦温，宽中散满，以祛脾胃之湿；扁豆和脾利水，寓匡正御邪之意耳。"

【临床报道】袁氏等采用新加香薷饮加味（基础方：金银花10克，连翘10克，厚朴10克，香薷10克，扁豆花10克，苍耳子10克，辛夷花10克）对临床上200例暑湿型感冒患者进行治疗，结果显示，治愈92例，显效56例，有效38例，无效14例，总有效率为93.00%。[袁慧，孙玉香. 新加香薷饮加味治疗暑湿型感冒200例[J]. 中医临床研究，2018，10（26）：122-123.]

【实验研究】新加香薷饮作为中医治疗外感的三大经典方药，具有显著的抗病毒作用。邓氏等采用新加香薷饮对湿热环境下流感病毒性肺炎小鼠进行实验研究，通过观察小鼠的体重、肺部组织变化等发现，新加香薷饮治疗组小鼠肺部组织形态结构较为完整，肺泡之间间隔较薄，肺泡壁和细支气管壁单个核细胞浸润数量有所减少，且腔内无渗出，病变比病毒组轻，提示新加香薷饮能通过抑制病毒所致的炎症级联反应而起到治疗作用。[邓力，聂娇，逄蓬，等. 新加香薷饮对湿热环境下流感病毒性肺炎小鼠治疗作用的比较研究[J]. 新中医，2016，48（02）：235-238.]

厚朴温中汤

【出处】《内外伤辨惑论》

【组成】厚朴一两（30克）（姜制），陈皮一两（30克）（去白），甘草五钱（15克）（炙），茯苓五钱（15克）（去皮），草豆蔻仁五钱（15克），木香五钱（15克），干姜七分（2克）。

【用法】合为粗散，每服五钱匕（15克），水二盏，生姜三片，煎至一盏，去滓温服，食前。忌一切冷物（现代用法：按原方比例酌定用量，加姜3片，水煎服）。

【功效】行气除满，温中燥湿。

【主治】脾胃寒湿气滞证。脘腹胀满或疼痛，不思饮食，四肢倦怠，舌苔白腻，脉沉弦。

【方解】本方证因脾胃伤于寒湿所致。寒性凝滞，湿性黏腻，易阻气机，若寒湿着而不行，困于脾胃，则致脾胃气机阻滞，升降失常，遂成脘腹胀满或疼痛、不思饮食、四肢倦怠等症。寒不温不去，湿不燥不除，气不行不畅，故当行其气、温其中、祛其寒、燥其湿。方中厚朴辛苦温燥，行气消胀，燥湿除满为君药。草豆蔻辛温芳香，温中散寒，燥湿运脾为臣药。陈皮、木香行气宽中，助厚朴消胀除满；干姜、生姜温脾暖胃，助草豆蔻散寒止痛；茯苓渗湿健脾，均为佐药。甘草益气和中，调和诸药，功兼佐使。诸药合用，共成行气除满、温中燥湿之功，使寒湿得除，气机调畅，脾胃复健，则痛胀自解。

【运用】1. 辨证要点　本方为治疗脾胃寒湿气滞的常用方。临床应用以脘腹胀痛、舌苔白腻为辨证要点。本方重点在于温中，对于客寒犯胃致脘痛呕吐者，亦可用之。

2. 加减变化　若痛甚者，可加肉桂、高良姜以温中散寒止痛；兼身重肢肿者，可加大腹皮以下气利水消肿。

3. 现代运用　本方常用于慢性肠炎、慢性胃炎、胃溃疡、妇女白带等属寒湿气滞者。

【附方】良附丸（《良方集腋》）高良姜（9克）（酒洗7次，焙，研），香附子（9克）（醋洗7次，焙，研），上药各焙、各研、各贮，用时以米饮加生姜汁一匙，盐一撮为丸，服之立止（现代用法：上为细末，做散剂或水丸，每日1~2次，每次6克，开水送下）。功效：行气疏肝，祛寒止痛。主治：肝胃气滞寒凝证。胃脘疼痛，胸胁胀闷，畏寒喜温，苔白脉弦，以及妇女痛经等。本方与厚朴温中汤均能温中行气止痛，但厚朴温中汤逐寒燥湿，脾胃并治，本方则功专治胃，兼能疏肝，是二方同中之异。

【文献摘要】1. 原书主治　《内外伤辨惑论》卷中："治脾胃虚寒，心腹胀满，及秋冬客寒犯胃，时作疼痛。"

2. 方论选录　《成方便读》卷二："夫寒邪之伤人也，为无形之邪，若无有形之痰血食积互结，则亦不过为痞满为呕吐，即疼痛亦不致拒按也。故以厚朴温中散满者为君：凡人之气，得寒则凝而行迟，故以木香草蔻之芳香辛烈，入脾脏以行诸气；脾恶湿，故用干姜、陈皮以燥之，茯苓以渗之；脾欲缓，故以甘草缓之；加生姜者，取其温中散逆、除呕也。以上诸药，皆入脾胃，不特可以温中，且能散表。用之贵得其宜耳。"

【临床报道】段氏等予脾胃虚寒型慢性胃炎患者以厚朴温中汤加味治疗。基本方：

厚朴 20 克，陈皮 20 克，草豆蔻 15 克，木香 10 克，干姜 10 克，甘草 6 克，延胡索 10 克，白术 10 克，砂仁 10 克，肉桂 10 克，黄芪 15 克，随症加减。水煎分服，每日 1 剂，连续治疗 21 日。研究结果：治疗组总有效率达 88.37%。结论：厚朴温中汤化裁治疗脾胃虚寒型慢性胃炎，能提高临床疗效及幽门螺旋杆菌转阴率。［段世峰，刘彩霞. 厚朴温中汤加味治疗脾胃虚寒型慢性胃炎 43 例 [J]. 西部中医药，2016，29（08）：98-99.］

六一散

【出处】《黄帝素问宣明论方》

【组成】滑石六两（180 克），甘草一两（30 克）。

【用法】为细末，每服三钱（9 克），加蜜少许，温水调下，或无蜜亦可，每日三服。或欲冷饮者，新井泉调下亦得（现代用法：为细末，每服 9 ~ 18 克，包煎，或温开水调下，每日 2 ~ 3 服，亦常加入其他方药中煎服）。

【功效】清暑利湿。

【主治】暑湿证。身热烦渴，小便不利，或泄泻。

【方解】本方证由暑邪夹湿所致。暑为阳邪，暑气通于心，故伤于暑者，多见身热、心烦；暑热伤津，则见口渴；暑病每多夹湿，湿阻于里，膀胱气化不利，故见小便不利；湿走肠间，则为泄泻。治宜清暑利湿。方中滑石甘淡性寒，体滑质重，既可清解暑热，以治暑热烦渴，又可通利水道，使三焦湿热从小便而泻，以除暑湿所致的小便不利及泄泻，故用以为君。生甘草甘平偏凉，能清热泻火，益气和中，与滑石相伍，一可甘寒生津，使利小便而津液不伤；二可防滑石之寒滑重坠以伐胃，为臣药。二药合用，清暑利湿，能使三焦暑湿之邪从下焦渗泄，则热、渴、淋、泄诸症可愈。

本方的配伍特点是药性平和，清热而不留湿，利水而不伤阴，是清暑利湿的著名方剂。

本方原名益元散，一名天水散，后人通称为六一散。既取"天一生水，地六成之"之义，又说明方药用量比例，以示区别加辰砂之益元散。

【运用】1. 辨证要点　本方为治疗暑湿及湿热壅滞所致小便不利的基础方。临床应用以身热烦渴、小便不利为辨证要点。

2. 加减变化　若暑热较重，可酌加淡竹叶、西瓜翠衣之类以祛暑；伤津而口渴舌红者，可加麦门冬、沙参、石斛等养阴生津止渴；心火较旺而舌红心烦者，可加竹叶、灯心草、黄连等泻火除烦；气津两伤可加西洋参、五味子等益气养阴，小便涩痛或有砂石诸淋者，可选加白茅根、小蓟、车前草及海金沙、金钱草、鸡内金等利尿通淋。

3. 现代运用　本方可用于膀胱炎、尿道炎等属湿热者。

4. 使用注意　若阴虚，内无湿热，或小便清长者忌用。

【附方】1. 益元散（《伤寒直格》）　即六一散加辰砂，灯心汤调服。功效：清心解暑，兼能安神。主治：暑湿证兼心悸怔忡、失眠多梦者。

2. 碧玉散（《伤寒直格》）　即六一散加青黛，令如浅碧色。功效：清解暑热。主治：暑湿证兼有肝胆郁热者。

3. 鸡苏散（《伤寒直格》）　即六一散加薄荷。功效：疏风解暑。主治：暑湿证兼微恶风寒、头痛头胀、咳嗽不爽者。

上述三方均能祛暑清热利湿，用治暑湿证。但一兼安神，一兼清肝，一兼解表，各有所长，宜区别使用。

【文献摘要】 1. **原书主治**《黄帝素问宣明论方》卷十："治身热吐痢，泄泻肠澼，下痢赤白，癃闭淋痛。利小便，偏主石淋（乃服金石热药，而结为沙石，从小便淋出者也），荡肠胃中积聚寒热，宣积气，通九窍六腑，生津液，去留结，消蓄水，止渴宽中，除烦热心躁，腹胀痛闷，补益五脏，大养胃肾之气（此肾水之脏，非为主之府也），理内伤阴痿，定魂定魄，补五劳七伤，一切虚损。主痫惊悸健忘，止烦满短气，藏伤咳嗽，饮食不下，肌肉疼痛，并口疮，牙齿疳蚀。明耳目，壮筋骨，通经脉，和血气，消水谷，保元真，解百药酒食邪毒，耐劳役饥渴，宣热，僻中外诸邪所伤。久服强志轻身，驻颜延寿，及解中暑伤寒疫疠，饥饱劳损，忧愁思虑恚怒，瘟疫传染，并汗后遗热劳复诸疾。并解两感伤寒，能令遍身结滞宣通，气和而愈，及妇人下乳催生，产后损益血衰，阴虚热甚，一切热证，兼吹奶乳痈，此神验之仙药也。唯孕妇不宜服，滑胎也。"

2. **方论选录**《成方便读》卷三："六一散……治伤暑感冒、表里俱热、烦躁口渴、小便不通、一切泻痢、淋浊等证属于热者，此解肌行水，而为祛暑之剂也。滑石气清能解肌，质重能清降，寒能胜热，滑能通窍，淡能利水；加甘草者，和其中，以缓滑石之寒滑，使滑石之功得以彻表彻里，使邪去而正不伤，故能治如上症耳。"

【临床报道】 张氏将 90 例疱疹性咽峡炎患儿随机分为 3 组，各 30 例。每个组别都以蒲地蓝消炎口服液作为基础治疗手段，对照组 1 给予开喉剑喷雾剂（儿童型）配合基础治疗；而基础治疗本身作为对照组 2；治疗组在基础治疗上给予六一散外用。结果显示，对照组 1：痊愈 16 例，显效 5 例，有效 4 例，总有效率为 83.30%；对照组 2：痊愈 5 例，显效 8 例，有效 10 例，总有效率为 76.70%；治疗组：痊愈 17 例，显效 6 例，有效 3 例，总有效率为 86.70%。提示六一散外用治疗小儿疱疹性咽峡炎有显著疗效，并在缩短疗程方面有一定的优势。[张远超.六一散外用治疗感冒——风热证（疱疹性咽峡炎）的临床研究[D].吉林：长春中医药大学，2016.]

桂苓甘露散

【出处】《黄帝素问宣明论方》

【组成】 茯苓一两（30克），甘草二两（60克）（炙），白术半两（15克），泽泻一两（30克），肉桂半两（15克）（去皮），石膏二两（60克），寒水石二两（60克），滑石四两（120克），猪苓半两（15克）。

【用法】 上为末，每服三钱（9克），温汤调下，新汲水亦得，生姜汤尤良。小儿每服一钱（3克），用如上法（现代用法：亦可做汤剂，水煎服，用量按原方比例酌减）。

【功效】 清暑解热，化气利湿。

【主治】 暑湿证。发热头痛，烦渴引饮，小便不利及霍乱吐下。

【方解】 本方主治既受暑热所伤，又有水湿内停之证。暑热内侵，故发热头痛；热盛伤津，则烦渴引饮；湿盛于里，膀胱气化不利，故见小便不利；暑湿俱盛，内伤脾胃，升降失司，清浊相干，则为"霍乱吐下"。治宜清解暑热与化气利小便并用之法。方中重用滑石清解暑热并利水渗湿为君。暑湿在里者邪留脏腑，非用重剂清热利湿，终归无济，故又配伍大寒质重的石膏、寒水石，以加强清暑解热之功，为臣药。猪苓、茯苓、泽泻以利水祛湿；白术健脾而运化水湿；肉桂助下焦气化，使湿从小便而去，以上五味共为佐药。甘草益气调药，既可助茯苓、白术健脾，又可缓"三石"大寒重坠之性，使清利而不伤正，为使药。诸药配合，共奏清暑解热、化气利湿之功，使脾胃升降之机得复，则暑消湿去，诸症自愈。

本方与六一散同为清暑利湿之剂，均可治疗暑湿为病。但六一散药仅两味，药力单薄，宜于暑湿轻证；本方是六一散合五苓散，再加石膏、寒水石而成，清暑利湿之力较大，宜于暑湿俱盛，证情较重者。

【运用】1. **辨证要点**　本方是祛暑利湿的常用方。临床应用以发热头痛、烦渴引饮、小便不利为辨证要点。

2. **加减变化**　如暑热较轻，可减石膏、寒水石的用量，或以西瓜翠衣、芦根、竹叶代之；若水湿中阻，呕恶腹胀者，可加藿香、佩兰以芳香化湿；若水泻暴注，可去猪苓，减三石用量，加人参、藿香、葛根、木香等。

3. **现代运用**　本方可用于中暑、尿路感染属暑湿者。

4. **使用注意**　因本方清暑利湿之力较强，故主要适用于暑热盛、湿邪重之暑湿重证。若一般的伤暑轻证，或汗泻过多，气液大伤均不宜使用本方。

【文献摘要】1. **原书主治**　《黄帝素问宣明论方》卷六："治伤寒中暑，冒风饮食，中外一切所伤，传受湿热内甚，头痛口干，吐泻烦渴，不利间小便赤涩，大便急痛，湿热霍乱吐下，腹满痛闷，及小儿吐泻惊风。"

2. **方论选录**　《成方便读》卷三："夫暑湿一证，有伤于表者，有伤于里者。在表者邪留经络，当因其轻而扬之；在里者邪留脏腑，非用重剂清热利湿，终归无济；石膏、寒水石大寒质重，直清肺胃之热；滑石寒能清热，滑能利窍，外开肌表，内达州都；猪苓、茯苓、泽泻导湿于下，从小便而出，然湿为阴邪，无阳不能化，虽利湿而湿亦不能尽除，故用肉桂之辛热，以散阴邪；加白术扶土和中，安内攘外。此方用三石以清上焦，五苓以利下焦，甘草以和上下，亦治暑之大法耳。"

清暑益气汤

【出处】《温热经纬》

【组成】西洋参 5 克，石斛 15 克，麦门冬 9 克，黄连 3 克，竹叶 6 克，荷梗 15 克，知母 6 克，甘草 3 克，粳米 15 克，西瓜翠衣 30 克（原书未著用量）。

【用法】水煎服。

【功效】清暑益气，养阴生津。

【主治】暑热气津两伤证。身热汗多，口渴心烦，小便短赤，体倦少气，精神不振，脉虚数。

【方解】本方治证乃暑热内侵，耗伤气津所致。暑为阳邪，暑热伤人则身热；暑热扰心则心烦；暑性升散，致使腠理开泄，而见汗多；热伤津液，故口渴、尿少而黄；暑热耗气，故见体倦少气、精神不振、脉虚。治宜清热祛暑，益气生津。正如王士雄所言："暑伤气阴，以清暑热而益元气，无不应手取效。"方中西瓜翠衣清热解暑，西洋参益气生津、养阴清热，共为君药。荷梗助西瓜翠衣清热解暑；石斛、麦门冬助西洋参养阴生津，共为臣药。黄连苦寒泻火，以助清热祛暑之力；知母苦寒质润，泻火滋阴；竹叶甘淡，清热除烦，均为佐药。甘草、粳米益胃和中，为使药。诸药合用，具有清暑益气、养阴生津之功，使暑热得清，气津得复，诸症自除。

【运用】1. 辨证要点　本方用于夏季伤暑，气阴两伤之证。临床应用以体倦少气、口渴汗多、脉虚数为辨证要点。

2. 加减变化　若暑热较高，可加石膏以清热解暑；暑热夹湿、苔白腻者，可去阴柔之麦门冬、石斛、知母，加藿香、六一散等，以增强祛湿之功；黄连味苦质燥，若暑热不盛者可去之；用于小儿夏季发热者，可去黄连、知母，加白薇、地骨皮等。

3. 现代运用　本方可用于小儿夏季热属气津不足者。

4. 使用注意　本方因有滋腻之品，故暑病夹湿者不宜使用。

【附方】清暑益气汤（《脾胃论》）　黄芪一钱五分（4.5克）（汗少，减五分），苍术一钱五分（4.5克）（泔浸，去皮），升麻一钱（3克），人参五分（1.5克）（去芦），泽泻五分（1.5克），炒神曲五分（1.5克），陈皮五分（1.5克），白术五分（1.5克），麦门冬三分（0.9克）（去心），当归三分（0.9克）（身），甘草三分（0.9克）（炙），青皮二分半（0.75克）（去白），黄柏二分至三分（0.75～0.9克）（酒洗，去皮），葛根二分（0.6克），五味子九枚（2克），水煎服。功效：清暑益气，除湿健脾。主治：平素气虚，又受暑湿证。身热头痛，口渴自汗，四肢困倦，不思饮食，胸满身重，大便溏薄，小便短赤，苔腻，脉虚者。

以上两方同名，均有清暑益气的作用，主治暑病兼气虚之证。但《温热经纬》之清暑益气汤于清暑益气之外，重在养阴生津，宜于暑热伤津耗气之证；《脾胃论》清暑益气汤清暑生津之力稍逊，但侧重健脾燥湿之功，用治元气本虚，伤于暑湿之证。

【文献摘要】1. 原书主治　《温热经纬》卷四："湿热证，湿热伤气，四肢困倦，精神减少，身热气高，心烦溺黄，口渴自汗，脉虚者。"

2. 方论选录　《温热经纬》卷四："湿热证，湿热伤气，四肢困倦，精神减少，身热气高，心烦溺黄，口渴自汗，脉虚者，东垣用清暑益气汤主治。同一热渴自汗而脉虚神倦，便是中气受伤而非阳明郁热。清暑益气汤乃东垣所制，方中药味颇多，学者当于临证时斟酌去取可也。雄按：此脉此证，自宜清暑益气以为治。但东垣之方，虽有清暑之名，而无清暑之实，观江南仲治孙子华之案、程杏轩治汪木工之案可知。故临证时须斟酌去取也。余每治此等证，辄用西洋参、石斛、麦门冬、黄连、竹叶、荷梗、知母、甘草、粳米、西瓜翠衣等，以清暑热而益元气，无不应手取效也。"

【临床报道】沈氏等用王氏清暑益气汤加减治疗运动性中暑。随机分为观察组（n=36），对照组（n=30）。对照组给予常规中暑疗法，即快速将患者移到阴凉处，用冷水浸湿的毛巾擦拭患者身体等方法进行物理降温，同时，让患者口服补液盐冲剂，严重者静脉处输注氯丙嗪、吸氧以及注射肾上腺皮质激素以改善其中暑症状。观察组在常规疗法基础上给予王氏清暑益气汤加减治疗，口服，每日1剂，煎服，每日2次，连用3～7剂。结果显示，观察组中治愈30例，好转5例，无效1例，治愈率83.33%，总有效率97.22%；对照组中治愈16例，好转12例，无效2例，治愈率53.33%，总有效率93.33%。提示王氏清暑益气汤加减治疗效果明显优于常规疗法。[沈坚，金斌，黄俊. 王氏清暑益气汤加减治疗运动性中暑36例[J].浙江中西医结合杂志，2019，29（9）：772，779.]

【实验研究】 给在热应激状态下 SD 大鼠予王氏清暑益气汤，观察大鼠运动能力的变化，并检测大鼠骨骼肌 SOD 活性、MDA 含量、GSH-PX、GSH 含量、GST 活性，结果表明：王氏清暑益气汤可降低高温环境下对机体运动能力的不利影响，明显延长运动力竭时间，能够提高热应激条件下大鼠 SOD 活性，减少脂质过氧化反应、有效清除自由基，降低骨骼肌内 MDA 含量，减轻骨骼肌损伤。结论：王氏清暑益气汤能够有效抑制脂质过氧化反应，提高机体在高温环境下、不同功能状态下的抗氧化能力，从而使大鼠产生了良好的运动适应性，推迟运动性疲劳的发生，延长运动时间。[杨昭凤. 王氏清暑益气汤对高温环境下机体运动能力影响的机制研究 [J]. 中医临床研究，2015，(24)：31-33.]

玉泉丸

【出处】 《仁斋直指》卷十七

【组成】 麦门冬一两（30 克）（去心，晒），人参一两（30 克），茯苓一两（30 克），黄芪一两（30 克）（半生半蜜炙），乌梅一两（30 克）（焙），甘草一两（30 克），天花粉一两半（45 克），葛根一两半（45 克）。

【用法】 上八味为末炼蜜丸，弹子大，每服 1 丸，温汤嚼下。

【功效】 益气养阴，生津止渴。

【主治】 烦渴口干。

【方解】 烦渴口干源于津液亏虚，气乏不足，故当以益气生津为治。方中麦门冬清心润肺，养阴润燥，除烦止渴为主药；辅以乌梅、天花粉、葛根清热润燥，化生津液，止渴除烦，其中葛根又善健脾升阳，助脾升清；津液的生成、运行与输布，离不开气的功能，气旺则津充，故以人参、茯苓、黄芪益气健脾，生津止渴，以资化源；甘草味甘，益气健脾，和中调药，配味酸之乌梅又有酸甘化阴之力。诸药相合，益气生津，降低血糖，使气旺津充，则烦渴止。玉泉，为泉水之美称，道家亦指口中舌下两脉之津液。本方用大队滋阴润燥、益气生津之品组方，服之可使阴精得充，津液自回，口中津津常润，犹如玉泉之水，源源不断，故名玉泉丸。

【运用】 1. 辨证要点　凡属肺、胃、肾阴虚，见有虚热症状者均可用之。表现为阴亏津少，口渴，善食，多尿，手足心热，舌红少苔或无苔，脉细数之消渴症。

2. 现代运用　本方可用于糖尿病见阴虚症状者。热病后期，出现身热、口渴、五心烦热等阴虚症状者，亦可用本方治疗。

3. 使用注意　忌辛辣，有实热者忌服。

【临床报道】 韩氏将 92 例糖尿病肾病患者分为观察组和对照组（各 46 例），两组均应用坎地沙坦酯作为基础治疗，观察组加用玉泉丸汤剂配合基础治疗，治疗周期 1 个月。结果：观察组总有效率 93.48% 显著高于对照组 73.91%。两组治疗后的肾功能指标（Cr、BUN、24hmAlb）较治疗前均有明显下降，且观察组较对照组更低。结论：玉泉丸汤剂联用坎地沙坦酯治疗糖尿病肾病可有效改善肾功能，且副作用小，有较好的疗效。[韩业红. 玉泉丸汤剂联用坎地沙坦酯治疗糖尿病肾病的疗效及对肾功能的影响 [J]. 医学新知，2019，29（5）：545-546.]

五汁饮

【出处】 《温病条辨》

【**组成**】梨汁，荸荠汁，鲜苇根汁，麦门冬汁，藕汁（或用蔗浆）。

【**用法**】取上五汁，临时斟酌多少，和匀凉服。不甚喜凉者，重汤炖温服。

【**主治**】太阴温病，热灼津伤，口渴，吐白沫，黏滞不快者。

【**方解**】此方中使用的鲜果均为甘寒养阴之品，生用可清肺经之火热。鲜芦根和鲜麦门冬除了清肺热之外，尚有清胃热的作用，所以绞汁生食的烹调方法更适合肺胃有热而致口渴、呕吐等症状的人群食用。

【**文献摘要**】1. **原书主治** 《温病条辨》卷一："太阴温病，口渴甚者，雪梨浆沃之；吐白沫黏滞不快者，五汁饮沃之。"

2. **方论选录** 胡希恕《温病条辨》卷一："热盛津燥，用五汁饮佐药物为治，有益而无害。但作为祛病主方，恐力有不能。五汁饮的研究：五汁皆甘润、解热、镇咳之品，利咽喉、下火气，滋壮津液，施于火逆上气而涎沫黏滞、深感咽喉不利者，以此频服，自易轻快。"

【**实验研究**】江氏等研究五汁饮对温病高热伤阴动物模型的防治作用，采用大肠埃希菌内毒素建立家兔温病高热伤阴的动物模型。随机分为 3 组，空白组和模型组灌服 0.9% 氯化钠，五汁饮组灌服五汁饮，观察家兔体温、红细胞膜 Na^+-K^+-ATP 酶活力等相关性指标。结果表明，五汁饮对内毒素所致高热伤阴动物模型有明显的预防和治疗作用，它能明显拮抗内毒素所致的发热，改善内毒素所致红细胞膜 ATP 酶活力降低，改善细胞膜的通透性，保护细胞膜，使其正常发挥功能，减轻细胞的损伤程度，从而减轻发热动物伤津、伤阴的程度，达到养阴清热的治疗作用。[江凌圳，徐珊，王英，等 . 五汁饮对温病高热伤阴作用的实验研究 [J]. 中华中医药学刊，2007，25（3）：531-533.]

雷氏清宣金脏法

【**出处**】《时病论》

【**组成**】牛蒡子一钱五分（4.5 克），川贝母二钱（6 克）（去心），马兜铃一钱（3克），杏仁二钱（6 克）（去皮尖，研），陈瓜蒌壳三钱（9 克），桔梗一钱五分（4.5 克），冬桑叶三钱（9 克）。

【**用法**】加枇杷叶三钱，去毛蜜炙为引。

【**功效**】清肺化痰止咳。

【**主治**】暑咳，咳逆乏痰，即有亦少，或身热口渴，或胸闷胁痛，脉濡滑而数，两寸有力而强。

【**方解**】本证因暑热伤肺、痰热阻肺所致，故用牛蒡子、川贝母、马兜铃清肺热；杏仁、瓜蒌、桔梗宣降肺气；桑叶清轻宣透，故暑热得清，肺气肃降。"在卫汗之可也"，本方中只有桑叶、牛蒡子二味辛凉清解之品，是透邪外出，并无发汗作用，故用于暑热伤肺，无微恶风，无化热传里倾向者最宜。本方取辛凉轻剂之本意。

【**运用**】1. **辨证要点** 本方对暑热犯肺，咳喘少痰，舌苔薄黄，脉数，两寸有力者有良效。

2. **加减变化** 暑咳，暑热重者加滑石、甘草；暑瘵，体实热重者加黄芩、栀子。此外，体弱者加沙参、麦门冬；咳嗽频繁，日轻夜重加前胡、百部；咳声剧烈加蝉蜕；久咳痰少者加乌梅。

3. **现代运用**　暑咳、妊娠感冒。

【文献摘要】原书主治　《时病论》卷四："治热烁肺金，咳逆胸闷，身体发热。"

清暑汤

【出处】《银海指南》卷三

【组成】藿香15克，青蒿12克，滑石15克。（原书未著用量）

【用法】水煎服。

【主治】夏季贪凉饮冷，遏抑阳气，以致头痛恶寒，相火上炎，两目红肿，眵泪如脓，甚者色带黄滞，睛珠翳障，及深秋伏暑内发，赤涩羞明。

【方解】暑必伤气，藿香辛温通气；暑必兼热，青蒿苦寒清热；暑必挟湿，滑石甘淡除湿。

【运用】或合四君，或合六味，或合生脉、异功、逍遥辈，均可随证酌用。

生脉散

【出处】《医学启源》

【组成】人参五分（4.5克），麦门冬五分（4.5克），五味子七粒（6克）。

【用法】长流水煎，不拘时服（现代用法：水煎服）。

【功效】益气生津，敛阴止汗。

【主治】1. **温热、暑热，耗气伤阴证**　汗多神疲，体倦乏力，气短懒言，咽干口渴，舌干红少苔，脉虚数。

2. **久咳伤肺，气阴两虚证**　干咳少痰，短气自汗，口干舌燥，脉虚细。

【方解】本方所治为温热、暑热之邪，耗气伤阴，或久咳伤肺，气阴两虚之证。温暑之邪袭人，热蒸汗泄，最易耗气伤津，导致气阴两伤之证。肺主皮毛，暑伤肺气，卫外失固，津液外泄，故汗多；肺主气，肺气受损，故气短懒言、神疲乏力；阴伤而津液不足以上承，则咽干口渴。舌干红少苔，脉虚数或虚细，乃气阴两伤之象。咳嗽日久伤肺，气阴不足者，亦可见上述征象，治宜益气养阴生津。方中人参甘温，益元气，补肺气，生津液，是为君药。麦门冬甘寒养阴清热，润肺生津，用以为臣。人参、麦门冬合用，则益气养阴之功益彰。五味子酸温，敛肺止汗，生津止渴，为佐药。三药合用，一补一润一敛，益气养阴，生津止渴，敛阴止汗，使气复津生，汗止阴存，气充脉复，故名"生脉"。《医方集解》说："人有将死脉绝者，服此能复生之，其功甚大。"至于久咳肺伤，气阴两虚证，取其益气养阴，敛肺止咳。令气阴两复，肺润津生，诸症可平。

【运用】1. **辨证要点**　本方是治疗气阴两虚证的常用方。临床应用以体倦、气短、咽干、舌红、脉虚为辨证要点。

2. **加减变化**　方中人参性味甘温，若属阴虚有热者，可用西洋参代替；病情急重者全方用量宜加重。

3. **现代运用**　本方常用于肺结核、慢性支气管炎、神经衰弱所致咳嗽和心烦失眠，以及心脏病心律不齐属气阴两虚者。生脉散经剂型改革后制成的生脉注射液，经药理研究证实，具有毒性小、安全度大的特点，临床常用于治疗急性心肌梗死、心源性休克、中毒性休克、失血性休克及冠心病、内分泌失调等病属气阴两虚者。

4. **使用注意**　若属外邪未解，或暑病热盛，气阴未伤者，均不宜用。久咳肺虚，亦应在阴伤气耗，纯虚无邪时，方可使用。

【文献摘要】1. 原书主治 《医学启源》卷下："补肺中元气不足。"

2. 方论选录 《成方切用》卷七："肺主气，肺气旺则四脏皆旺；虚，故脉绝气短也。人参甘温，大补肺气而泄热，为君；麦门冬甘寒，补水源而清燥金，为臣；五味子酸温，敛肺生津，收耗散之气，为佐。盖心主脉，而百脉皆朝于肺，补肺清心，则气充而脉复，故曰生脉。夏月火旺克金，当以保肺为主，清晨服此，能益气而御暑也。"

【实验研究】赵氏等观察生脉散对大鼠心肌重塑的改善作用，采用主动脉弓缩窄术制备慢性心力衰竭大鼠模型，药物干预 8 周后观察大鼠心肌组织病理变化，心脏结构变化，检测 TGF-β_1、Smad3、p-Smad3 的蛋白表达水平。结果：生脉散能够明显降低左室舒张末期内径、左室收缩末期内径，增加左心室射血分数与短轴缩短率，改善心肌纤维化，降低 TGF-β_1、p-Smad3 蛋白表达。结论：生脉散能够改善心衰大鼠的心功能，减轻心肌纤维化，从而防治心衰后心肌重塑的发生，其机制可能与调控 TGF-β_1/Smad3 信号通路相关。[赵地，赵添，赵卓，等. 生脉散对心衰大鼠心肌重塑及 TGF-β_1/Smad3 信号通路的影响 [J]. 中国中医急症，2021，30（12）：2099-2103.]

启脾丸

【出处】《摄生众妙方》卷五

【组成】人参、白术、茯苓、陈皮、甘草、白芍、山楂、厚朴、苍术各等分。

【用法】上如常法制过，共炒为末，炼蜜为丸，如皂角子大。每服 1 丸，空心以米汤嚼服。

【功效】健脾益气，开胃调中。

【主治】脾胃虚弱。食少乏力，面色萎黄。

【方解】本方由四君子汤加味而成，具有健脾益气、开胃调中、增进食欲之效。其中四君子汤为健脾益气之主方；配陈皮、厚朴理气调中；脾喜燥恶湿，故加用苍术以燥湿健脾；白芍柔肝养阴，以助脾之运化。本方适用于脾胃虚弱，症见面色萎黄、倦怠乏力、腹胀、食欲不振、大便溏薄者。亦可用于正常人的滋补保健。"久服百病不生"。

【临床报道】李氏观察中医药治疗小儿厌食症临床疗效。治疗组根据脾胃不和、脾胃气虚及脾胃阴虚产生的临床证候，分别采用"运脾""健脾""滋脾"三个法则，依据临床表现分别采用曲麦枳术丸、启脾丸及加味益胃汤辨证治疗。对照组服用葡萄糖酸锌颗粒。结果：治疗组痊愈 10 例、显效 12 例、有效 10 例、无效 1 例，总有效率 96.97%，对照组痊愈 5 例、显效 9 例、有效 9 例、无效 8 例，总有效率 74.19%。结论：中医药在小儿厌食症治疗方面有较好效果。[李君玲. 中医药治疗小儿厌食症 64 例 [J]. 陕西中医，2015，36（09）：1163-1164.]

缩脾饮

【出处】《太平惠民和剂局方》

【组成】砂仁四两（120 克），乌梅四两（120 克）（肉净），草果四两（120 克）（煨，去皮），甘草四两（120 克）（炙），葛根二两（60 克），白扁豆二两（60 克）（去皮，炒）。

【用法】上述六味药供研粗末，每次服用四钱，水煎凉服。

【功效】温脾消暑，除烦止渴。

【主治】感受暑湿，湿伤脾胃。症见烦躁口渴，呕吐泄泻以及暑月酒食所伤等。

【方解】暑必兼湿，而湿属脾土，暑湿合邪，脾胃病矣，故治暑必先祛湿。砂仁、草果辛香温散，利气快脾，消酒食而散湿。扁豆专解中宫之暑而渗湿（湿盛则津不生而渴）；葛根能升胃中清阳而生津（风药多燥，唯葛根能生津）；乌梅清热解渴；甘草补土和中。

【文献摘要】原书主治 《太平惠民和剂局方》卷一："解伏热，除烦渴，消暑毒，止吐利。霍乱之后服热药大多致烦躁者，并宜服之。"

【临床报道】马氏等对 58 例腹泻型肠易激综合征患者进行治疗。将患者随机分为治疗组和对照组。治疗组用加味缩脾饮［白术 20 克，党参 15 克，熟附子 9 克（先煎），干姜 6 克，煨葛根 12 克，砂仁 8 克（后下），枳壳 9 克，炙甘草 5 克，炒白扁豆 20 克，车前子 15 克，上方水煎服，每次 100 毫升，每日 2 次。饭后口服，1 周为 1 个疗程］治疗，对照组用双歧杆菌四联活菌片联合谷维素治疗，分别观察两组出现腹痛、腹泻症状；大便的次数和大便的性状；出现大便不尽感以及黏液便等方面的差异。结果：治疗组总有效率 93.10%，明显优于对照组的 72.41%。结论：用加味缩脾饮在治疗腹泻型肠易激综合征上能更好地改善患者的病情及预后。［马新蕾，董明国．加味缩脾饮治疗腹泻型肠易激综合征疗效观察 [J]．深圳中西医结合杂志，2015，25（16）：67-68．］

黄连解毒汤

【出处】方出《肘后备急方》，名见《外台秘要》引崔氏方

【组成】黄连三两（9 克），黄芩二两（6 克），黄柏二两（6 克），栀子十四枚（9 克）（擘）。

【用法】上四味切，以水六升，煮取二升，分二服（现代用法：水煎服）。

【功效】泻火解毒。

【主治】三焦火毒证。大热烦躁，口燥咽干，错语不眠；或热病吐血、衄血；或热甚发斑，或身热下利，或湿热黄疸；或外科痈疡疔毒，小便黄赤，舌红苔黄，脉数有力。

【方解】本方证乃火毒充斥三焦所致。火毒炽盛，内外皆热，上扰神明，故烦热错语；血为热迫，随火上逆，则为吐衄；热伤络脉，血溢肌肤，则为发斑；热盛则津伤，故口燥咽干；热壅肌肉，则为痈肿疔毒；舌红苔黄，脉数有力，皆为火毒炽盛之证。综上诸症，皆为实热火毒为患，治宜泻火解毒。方中以大苦大寒之黄连清泻心火为君，兼泻中焦之火。臣以黄芩清上焦之火。佐以黄柏泻下焦之火；栀子清泻三焦之火，导热下行，引邪热从小便而出。四药合用，苦寒直折，三焦之火邪去而热毒解，诸症可愈。

【运用】1. 辨证要点 本方为苦寒直折、清热解毒的基础方。临床应用以大热烦躁、口燥咽干、舌红苔黄、脉数有力为辨证要点。

2. 加减变化 便秘者，加大黄以泄下焦实热；吐血、衄血、发斑者，酌加玄参、生地、牡丹皮以清热凉血；发黄者，加茵陈、大黄，以清热祛湿退黄；疔疮肿毒者，加蒲公英、金银花、连翘，增强清热解毒之力。

3. 现代运用 本方常用于败血症、脓毒血症、痢疾、肺炎、泌尿系感染、流行性脑

脊髓膜炎、乙型脑炎以及感染性炎症等属热毒患者。

4. 使用注意 本方为大苦大寒之剂，久服或过量易伤脾胃，非火盛者不宜使用。

【附方】1. 泻心汤（《金匮要略》） 大黄二两（6克），黄连一两（3克），黄芩一两（3克），上三味，以水三升，煮取一升，顿服之。功效：泻火消痞。主治：邪热壅滞心下，气机痞塞证。心下痞满，按之柔软，心烦口渴，小便黄赤，大便不爽或秘结，或吐血衄血，舌红苔薄黄，脉数。

2. 栀子金花汤（《医宗金鉴》） 即黄连解毒汤加大黄。水煎服。功效：泻火解毒。主治：黄连解毒汤证兼大便秘结者，亦治阳证之疮、痈、疔、疖。

3. 清瘟败毒饮（《疫疹一得》） 生石膏大剂六两至八两（180~240克）；中剂二两至四两（60~120克）；小剂八钱至一两二钱（24~36克），生地大剂六钱至一两（18~30克）；中剂三钱至五钱（9~15克）：小剂二钱至四钱（6~12克），犀角（水牛角代）大剂六两至八两（180~240克）；中剂三钱至五两（90~150克）；小剂二两至四两（60~120克），真川连大剂四钱至六钱（12~18克）；中剂二钱至四钱（6~12克）；小剂一钱至一钱半（3~4.5克），栀子30克，桔梗30克，黄芩30克，知母30克，赤芍30克，玄参30克，连翘30克，甘草25克，牡丹皮30克，鲜竹叶30克（以上10味，原书无用量）先煎石膏数十沸，后下诸药。（现代用法：先煎石膏，后下诸药，用量按原方比例酌减）。功效：清热解毒，凉血泻火。主治：温疫热毒，气血两燔证。大热渴饮，头痛如劈，干呕狂躁，谵语神昏，或发斑，或吐血，衄血，四肢或抽搐，或厥逆，脉沉数或沉细而数或浮大而数，舌绛唇焦。

上述四方同为泻火解毒之方。其不同点在于：黄连解毒汤以黄连为君，是泻火以解热毒，侧重于导三焦火热下行，而无泻下作用，用治热毒壅盛三焦之证；泻心汤以大黄为君，既可泻火消痞，又可泻血分实热以止血，用大黄导热下行，尚具"以泻代清"之意，且使血止而不留瘀；栀子金花汤于黄连解毒汤中加入大黄一味，不仅泻火解毒之力得到增强，并有引热下行之功，方剂结构更趋完善，用治热毒更甚且兼大便秘结者；清瘟败毒饮重用石膏大清阳明经热为君，配用芩、连泻火，犀、地凉血解毒，以使气血两清，用治温疫热毒，气血两燔之证。

【文献摘要】1. 原书主治 《肘后备急方》卷二："烦呕不得眠。"

2. 方论选录 《医方考》卷三："阳毒上窍出血者，此方主之。治病必求其本，阳毒上窍出血，则热为本，血为标，能去其热则血不必治而归经矣。故用连、芩、栀、柏苦寒解热之物以主之。然唯阳毒实火，用之为宜。若阴虚之火则降多亡阴，苦从火化而出血益甚，是方在所禁矣。"

【临床报道】朱氏等选择符合标准的慢性荨麻疹血热证患者108例，分为观察组（$n=54$）和对照组（$n=54$）。观察组给予加味黄连解毒汤治疗，对照组予以氯雷他定片治疗。比较患者治疗前及治疗6个月后IL-4、IFN-γ及IGE水平，并统计随访半年的复发情况。结果：观察组总有效率94.44%，高于对照组81.48%，血清IFN-γ高于对照组，IL-4、IGE水平低于对照组。结论：加味黄连解毒汤治疗慢性荨麻疹血热证可有效调节免疫血清因子水平，改善临床症状，疗效确切且复发率低。[朱启辉，杨锐彬，徐海波. 加味黄连解毒汤治疗慢性荨麻疹血热证的临床研究 [J]. 中医药临床杂志，2021，

33（7）：1365-1368.]

凉膈散

【出处】《太平惠民和剂局方》

【组成】大黄二十两（600克），芒硝二十两（600克），甘草二十两（600克）（炙），栀子十两（300克），薄荷十两（300克）（去梗），黄芩十两（300克），连翘二斤半（1250克）。

【用法】上药为粗末，每服二钱（6克），水一盏，入竹叶七片，蜜少许，煎至七分，去滓，食后温服。小儿可服半钱，更随岁数加减服之。得利下，住服（现代用法：上药共为粗末，每服6~12克，加竹叶3克，蜜少许，水煎服。亦可做汤剂煎服）。

【功效】泻火通便，清上泻下。

【主治】上、中二焦邪郁生热证。烦躁口渴，面赤唇焦，胸膈烦热，口舌生疮，睡卧不宁，谵语狂妄，或咽痛吐衄，便秘溲赤，或大便不畅，舌红苔黄，脉滑数。

【方解】本方证由脏腑积热，聚于胸膈所致，故以上、中二焦见证为主。热伤津液，则口渴、咽燥、唇焦；火性上炎，而见面红目赤、口舌生疮、咽痛吐衄；火热内扰心神，则见睡卧不宁，甚则谵语狂妄；燥热内结，故有便秘溲赤；舌红苔黄，脉滑数均为里热炽盛之象。上焦无形火热炽盛，中焦燥热内结，此时单清上则中焦燥结不得去，单泻下则上焦邪热不得解，唯有清泻兼施方能切中病情，故治宜清热泻火通便为法。方中连翘轻清透散，长于清热解毒、透散上焦之热，故重用以为君。配黄芩以清胸膈郁热；山栀通泻三焦，引火下行；大黄、芒硝泻火通便，以荡涤中焦燥热内结，共为臣药。薄荷清头目，利咽喉；竹叶清上焦之热，均为佐药。使以甘草、白蜜，既能缓和芒硝、大黄峻泻之力，又能生津润燥，调和诸药。全方配伍，共奏泻火通便、清上泻下之功。

本方的配伍特点是清上与泻下并行，但泻下是为清泄胸膈郁热而设，所谓"以泻代清"，其意在此。

本方虽有通腑之功，但治疗目标在于胸膈烦热，而不在于热结便秘。因此，对于上、中二焦邪郁生热而无便秘者亦可使用。

【运用】1.辨证要点　本方为治疗上、中二焦火热炽盛的常用方。临床应用以胸膈烦热、面赤唇焦、烦躁口渴、舌红苔黄、脉数为辨证要点。

2.加减变化　若热毒壅阻上焦，症见壮热、口渴、烦躁、咽喉红肿、大便不燥者，可去朴硝，加石膏、桔梗以增强清热凉膈之功。

3.现代运用　本方常用于咽炎、口腔炎、急性扁桃体炎、胆道感染、急性黄疸型肝炎等，属上、中二焦火热者。

【文献摘要】1.原书主治　《太平惠民和剂局方》卷六："治大人小儿腑脏积热，烦躁多渴，面热头昏，唇焦咽燥，舌肿喉闭，目赤鼻衄，颌颊结硬，口舌生疮，痰实不利，涕唾稠黏，睡卧不宁，谵语狂妄，肠胃燥涩，便溺秘结，一切风壅，并宜服之。"

2.方论选录　《成方便读》卷三："若火之散漫者，或在里，或在表，皆可清之散之而愈。如夹有形之物，结而不散者，非去其结，则病终不痊。故以大黄、芒硝之荡涤下行者，去其结而逐其热。然恐结邪虽去，尚有浮游之火散漫上、中，故以黄芩、薄荷、竹叶清上、中之火；连翘解散经络中之余火；栀子自上而下，引火邪屈曲下行，如是则有形无形上下表里诸邪，悉从解散。用甘草、生蜜者，病在膈，甘以缓之也。"

【临床报道】杨氏等选取口腔糜烂心脾积热证患儿 100 例，分为治疗组（*n*=50）和对照组（*n*=50），对照组给予常规西医对症治疗，治疗组在对照组治疗的基础上给予加味凉膈散［黄芩 6 克，连翘 12 克，淡竹叶 10 克，栀子 9 克，大黄 5 克，生地 10 克，白及 10 克，紫草 10 克，甘草 6 克，芒硝 6 克（后下），薄荷 8 克（后下），珍珠粉 1 克（冲服）］。随症加减：纳呆便秘者加白术、太子参；口腔异味、牙龈红肿者加野菊花、金银花。治疗周期 1 个月。比较患者治疗前后症状体征评分、ET-1、TM、CRP 以及 T 淋巴细胞亚群的变化。结果：治疗组总有效率为 92.00%，高于对照组的 76.00%，治疗组 ET-1、TM、CRP 水平降低，且较对照组降低更显著。结论：加味凉膈散辅助治疗儿童口腔糜烂心脾积热证疗效确切，不仅能改善患儿临床症状及体征，减轻炎性反应，而且能保护血管内皮，提高机体免疫力。［杨赛燕，刘瑜. 加味凉膈散辅助治疗儿童口腔糜烂心脾积热证 50 例临床观察 [J]. 中医儿科杂志，2020，16（6）：64-67.］

【实验研究】陈氏等通过动物实验探讨凉膈散抗登革 2 型病毒（DENV-2）的作用，以颅内注射加腹腔注射病毒的方法，于 ICR 乳小鼠上造模，观察脑和各脏器的病理变化，检测脑、血清、各脏器中 E 和 NS1 基因变化及脑 E 和 NS1 蛋白的变化。结果：凉膈散可抑制小鼠体内 DENV-2，明显改善感染病毒小鼠的临床症状，且可以延长感染病毒小鼠的生存时间。结论：凉膈散具有抗 DENV-2 作用。［陈曦，刘俊珊，卢子滨，等. 凉膈散抗登革 2 型病毒的作用 [J]. 中国药理学与毒理学杂志，2021，35（10）：782.］

普济消毒饮

【出处】《东垣试效方》

【组成】黄芩五钱（15 克）（酒炒），黄连五钱（15 克）（酒炒），陈皮二钱（6 克）（去白），甘草二钱（6 克）（生用），玄参二钱（6 克），柴胡二钱（6 克），桔梗二钱（6 克），连翘一钱（3 克），板蓝根一钱（3 克），马勃一钱（3 克），牛蒡子一钱（3 克），薄荷一钱（3 克），僵蚕七分（2 克），升麻七分（2 克）。

【用法】上药为末，汤调，时时服之，或蜜拌为丸，嚼化（现代用法：水煎服）。

【功效】清热解毒，疏风散邪。

【主治】大头瘟。恶寒发热，头面红肿焮痛，目不能开，咽喉不利，舌燥口渴，舌红苔白兼黄，脉浮数有力。

【方解】本方主治大头瘟，乃感受风热疫毒之邪，壅于上焦，发于头面所致。风热疫毒上攻头面，气血壅滞，乃致头面红肿热痛，甚则目不能开；温毒壅滞咽喉，则咽喉红肿而痛；里热炽盛，津液被灼，则口渴；初起风热时毒侵袭肌表，卫阳被郁，正邪相争，故恶寒发热；舌苔黄燥，脉数有力均为里热炽盛之象。疫毒宜清解，风热宜疏散，病位在上宜因势利导。疏散上焦之风热，清解上焦之疫毒，故法当解毒散邪兼施而以清热解毒为主。方中重用酒黄连、酒黄芩清热泻火，祛上焦头面热毒为君。以牛蒡子、连翘、薄荷、僵蚕辛凉疏散头面风热为臣。玄参、马勃、板蓝根有加强清热解毒之功；配甘草、桔梗以清利咽喉；陈皮理气疏壅，以散邪热郁结，共为佐药。升麻、柴胡疏散风热，并引诸药上达头面，且寓"火郁发之"之意，功兼佐使之用。诸药配伍，共收清热解毒、疏散风热之功。

【运用】**1. 辨证要点**　本方为治疗大头瘟的常用方剂。临床应用似头面红肿焮痛、恶寒发热、舌红苔白兼黄、脉浮数为辨证要点。

2. 加减变化　若大便秘结者，可加酒大黄以泄热通便；腮腺炎并发睾丸炎者，可加川楝子、龙胆草以泄肝经湿热。

3. 现代运用　本方常用于丹毒、腮腺炎、急性扁桃体炎、淋巴结炎伴淋巴管回流障碍等属风热邪毒为患者。

【文献摘要】**1. 原书主治**　《东垣试效方》卷九："治大头天行，初觉憎寒体重，次传头面肿盛，不能开，上喘，咽喉不利，口渴舌燥。"

2. 方论选录　《医方集解·泻火之剂》："此手太阴、少阴、足少阳、阳明药也。芩、连苦寒，泻心肺之热为君；玄参苦寒，橘红苦辛，甘草甘寒，泻火补气为臣；连翘、薄荷、鼠黏子辛苦而平，蓝根甘寒，马勃、僵蚕苦平，散肿消毒定喘为佐；升麻、柴胡苦平，行少阳、阳明二经之阳气不得伸。桔梗辛温为舟楫，不令下行，为载也。"

【临床报道】祁氏等选取急性扁桃体炎患者60例，分为对照组（$n=30$）和观察组（$n=30$）。对照组予复方对乙酰氨基酚、阿莫西林常规西药治疗。观察组则在对照组的治疗基础上给予普济消毒饮加减治疗。结果：观察组：痊愈20例，有效8例，无效2例，总有效率93.33%，治愈率66.67%。对照组：痊愈12例，有效14例，无效4例，总有效率86.67%，治愈率40.00%。结论：运用普济消毒饮联合西药治疗急性扁桃体炎，能缩短咽痛等症状的持续时间，提高治愈率，值得临床推广。[祁泽明，房晓媛，余红军，等.普济消毒饮联合西药治疗急性扁桃体炎30例[J].浙江中医杂志，2021，56（10）：737-738.]

仙方活命饮

【出处】《校注妇人良方》

【组成】白芷六分（3克），贝母一钱（6克），防风一钱（6克），赤芍一钱（6克），当归尾一钱（6克），甘草一钱（6克），皂角刺一钱（6克）（炒），穿山甲一钱（6克）（炙），天花粉一钱（6克），乳香一钱（6克），没药一钱（6克），金银花三钱（9克），陈皮三钱（9克）。

【用法】用酒一大碗，煎五七沸服（现代用法：水煎服，或水酒各半煎服）。

【功效】清热解毒，消肿溃坚，活血止痛。

【主治】阳证痈疡肿毒初起。红肿焮痛，或身热凛寒，苔薄白或黄，脉数有力。

【方解】本方主治疮疡肿毒初起而属阳证者。阳证痈疡多为热毒壅聚、气滞血瘀痰结而成。《灵枢·痈疡》篇说："营卫稽留于经脉之中，则血泣不行，不行则卫气从之而不通，壅遏不得行，故热。大热不止，热盛则肉腐，肉腐则为脓，故命曰痈。热毒壅聚，营气郁滞，气滞血瘀，聚而成形，故见局部红肿热痛；邪正交争于表，故身热凛寒；正邪俱盛，相搏于经，则脉数有力。阳证痈疮初起，治宜清热解毒为主，配合理气活血、消肿散结为法。方中金银花性味甘寒，最善清热解毒疗疮，前人称为"疮疡圣药"，故重用为君。然单用清热解毒，则气滞血瘀难消，肿结不散，又以当归尾、赤芍、乳香、没药、陈皮行气活血通络，消肿止痛，共为臣药。疮疡初起，其邪多羁留于肌肤腠理之间，更用辛散的白芷、防风相配，通滞而散其结，使热毒从外透解；气机阻滞每可导致液聚成痰，故配用贝母、花粉清热化痰散结，可使脓未成即消；穿山甲、皂角刺通行经络，透脓溃坚，可使脓成即溃，均为佐药。甘草清热解毒，并调和诸药；煎药加酒者，借其通瘀而行周身，助药力直达病所，共为使药。诸药合用，共奏清热解毒、消肿溃坚、活血止痛之功。

本方以清热解毒、活血化瘀、通经溃坚诸法为主，佐以透表、行气、化痰散结，其药物配伍较全面地体现了外科阳证疮疡内治消法的配伍特点。前人称本方为"疮疡之圣药，外科之首方"，适用于阳证而体实的各类疮疡肿毒。若用之得当，则"脓未成者即消，已成者即溃"。

本方与普济消毒饮均属清热解毒方剂。但普济消毒饮所治为大头瘟，系肿毒发于头面者，以清热解毒、疏风散邪为法，并佐以升阳散火，发散郁热；本方则通治阳证肿毒，于清热解毒中，伍以行气活血、散结消肿之品，对痈疮初起更宜。

【运用】1. 辨证要点　本方是治疗热毒痈肿的常用方，前人云："此疡门开手攻毒之第一方也。"凡痈肿初起属于阳证者均可运用。临床应用以局部红肿焮痛，甚则伴有身热凛寒、脉数有力为辨证要点。

2. 加减变化　红肿痛甚，热毒重者，可加蒲公英、连翘、紫花地丁、野菊花等以加强清热解毒之力；便秘者，加大黄以泄热通便；血热盛者加牡丹皮以凉血；气虚者加黄芪以补气；不善饮酒者可用酒水各半或用清水煎服。此外，还可以根据疮疡肿毒所在部位的不同，适当加入引经药，以使药力直达病所。本方除煎煮取汁内服外，其药渣可捣烂外敷。

3. 现代运用　本方常用于治疗化脓性炎症，如蜂窝织炎、化脓性扁桃体炎、乳腺炎、脓疱疮、疖肿、深部脓肿等属阳证、实证者。

4. 使用注意　本方只可用于痈肿未溃之前，若已溃断不可用；本方性偏寒凉，阴证疮疡忌用；脾胃本虚、气血不足者均应慎用。

【附方】1. 五味消毒饮（《医宗金鉴》）金银花三钱（20克），野菊花一钱二分（15克），蒲公英一钱二分（15克），紫花地丁一钱二分（15克），紫背天葵子一钱二分（15克）。水一盅，煎八分，加无灰酒半盅，再滚二三沸时，热服，被盖出汗为度。功效：清热解毒，消散疔疮。主治：疔疮初起，发热恶寒，疮形如粟，坚硬根深，状如铁钉，以及痈疡疖肿，红肿热痛，舌红苔黄，脉数。

2. 四妙勇安汤（《验方新编》）金银花三两（90克），玄参三两（90克），当归二两（60克），甘草一两（30克）。水煎服，一连十剂。药味不可少，减则不效，并忌抓擦为要。功效：清热解毒，活血止痛。主治：热毒炽盛之脱疽。患肢暗红微肿灼热，溃烂腐臭，疼痛剧烈，或见发热口渴，舌红脉数。

仙方活命饮、五味消毒饮、四妙勇安汤均为阳证疮疡的常用方，均有清热解毒之功。三方的不同点在于：仙方活命饮为痈肿初起的要方，除清热解毒之外，还配伍疏风、活血、软坚、散结之品，功能清热解毒，消肿溃坚，活血止痛；五味消毒饮重在清热解毒，其清解之力较仙方活命饮为优，侧重消散疔毒；四妙勇安汤主治脱疽之热毒炽盛者，药少量大力专，且须连续服用。

【文献摘要】1. 原书主治　《校注妇人良方》卷二十四："治一切疮疡，未成者即散，已成者即溃，又止痛消毒之良剂也。"

2. **方论选录**　《血证论》卷八："此方纯用行血之药，加防风、白芷，使达肤表；加穿山甲、皂角刺，使透乎经脉。然血无气不行，故以陈皮、贝母散利其气，血因火结，故以金银花、天花粉清解其火。为疮证散肿之第一方。诚能窥及疮由血结之所以然，其真方也。第其方乃平剂，再视疮之阴阳，加寒热之品，无不应手取效。"

【临床报道】赖氏将 100 例寻常痤疮患者随机分为观察组和对照组，各 50 例。对照组采用射频微针，外用夫西地酸软膏治疗；观察组在对照组基础上加用仙方活命饮治疗。比较两组患者临床疗效、性激素、炎症因子、痤疮综合评分及痤疮患者特异性生活质量评分。结果显示，治疗组：痊愈 23 例，显效 18 例，有效 9 例，无效 0 例，总有效率为 82.00%；对照组：痊愈 19 例，显效 13 例，有效 17 例，无效 1 例，总有效率为 64.00%。两组血清 IL-6、IL-8、IL-17、TGF-β1、TNF-α、睾酮、GAGS 评分均较治疗开始时降低，且观察组低于对照组（$P < 0.05$）；治疗后，观察组 Acne-QOL 评分显著高于对照组（$P < 0.05$）。结论：射频微针联合仙方活命饮治疗轻中度痤疮效果较好，可有效改善患者皮损情况，也能有效改善患者不良心理状态。[赖永平 . 射频微针联合仙方活命饮加减治疗轻中度痤疮疗效探讨 [J]. 中国美容医学，2021，30（2）：25-28.]

葛根黄芩黄连汤

【出处】《伤寒杂病论》

【组成】葛根半斤（15 克），甘草二两（6 克）（炙），黄芩三两（9 克），黄连三两（9 克）。

【用法】上四味，以水八升，先煮葛根，减二升，内诸药，煮取二升，去滓，分温再服（现代用法：水煎服）。

【功效】解表清里。

【主治】协热下利。身热下利，胸脘烦热，口干作渴，喘而汗出，舌红苔黄，脉数或促。

【方解】本方证是因伤寒表证未解、邪陷阳明所致。此时表证未解，里热已炽，故见身热口渴、胸闷烦热、口干作渴；里热上蒸于肺则作喘，外蒸于肌表则汗出；热邪内迫，大肠传导失司，故下利臭秽、肛门有灼热感；舌红苔黄，脉数，皆为里热偏盛之象。表未解而里热炽，治宜外解肌表之邪、内清肠胃之热。方中重用葛根为君，甘辛而凉，入脾胃经，既能解表退热，又能升发脾胃清阳之气而治下利。以苦寒之黄连、黄芩为臣，清热燥湿，厚肠止利。甘草甘缓和中，调和诸药，为本方佐使。四药合用，外疏内清，表里同治，使表解里和，热利自愈。

原方先煮葛根，后纳诸药，可使"解肌之力优而清中之气锐"（《伤寒来苏集》）。

本方功能解表清里，然从药物配伍作用来看，显然以清里热为主，正如尤怡所云："其邪陷于里者十之七，而留于表者十之三。"由于葛根能清热升阳止利，汪昂称之"为治泻主药"，故本方对热泻、热痢，不论有无表证，皆可用之。

【运用】1. **辨证要点**　本方简称葛根芩连汤，是治疗热泻、热痢的常用方。临床应用以身热下利、苔黄脉数为辨证要点。

2. **加减变化**　腹痛者，加炒白芍以柔肝止痛；热痢里急后重者，加木香、槟榔以行气而除后重；兼呕吐者，加半夏以降逆止呕；夹食滞者，加山楂以消食。

3. 现代运用 本方常用于急性肠炎、细菌性痢疾、肠伤寒、胃肠型感冒等属表证未解，里热甚者。

4. 使用注意 若虚寒下利者忌用。

【文献摘要】1. **原书主治** 《伤寒杂病论·太阳病脉证并治》："太阳病，桂枝证，医反下之，利遂不止。脉促者，表未解也；喘而汗出者，葛根黄芩黄连汤主之。"

2. **方论选录** 《伤寒贯珠集》卷二："邪陷于里者十之七，而留于表者十之三，其病为表里并受之病，故其治亦宜表里两解之法……葛根解肌于表，芩、连清热于里，甘草则合表里而并和之耳。盖风邪初中，病为在表，一入于里，则变为热矣。故治表者，必以葛根之辛凉；治里者，必以芩、连之苦寒也。"

【临床报道】李氏等将 88 例病毒性肠炎患儿分为对照组（*n*=44）和观察组（*n*=44）。对照组予以病毒唑治疗，观察组予以葛根黄芩黄连汤治疗，治疗周期 72 小时。观察两组治疗效果与不良反应。结果：观察组显效 25 例，有效 18 例，无效 1 例，治疗总有效率 97.70%；观察组显效 20 例，有效 15 例，无效 9 例，治疗总有效率 79.50%。两组患儿治疗过程中均未出现不良反应，且观察组患儿腹泻停止时间、呕吐时间、退热时间、住院时间均明显短于对照组。结论：葛根黄芩黄连汤对小儿病毒性肠炎有良好的治疗效果，且用药安全性高，值得临床推广。[李恒，崔圣涛，段晓征 . 葛根黄芩黄连汤对小儿病毒性肠炎的治疗效果观察 [J]. 中国医药指南，2017，15（22）：188-189.]

【实验研究】郑氏等研究葛根黄芩黄连汤治疗溃疡性结肠炎（UC）的疗效及机制，对溃疡性结肠炎模型小鼠灌服美沙拉嗪和不同浓度葛根黄芩黄连汤 14 天，通过统计小鼠体质量变化，疾病活动指数，HE 染色及组织病理学评分评价葛根黄芩黄连汤对 UC 的保护作用，以及葛根黄芩黄连汤对 UC 小鼠肠道菌群及炎性因子的影响。结果显示，葛根黄芩黄连汤可明显改善 DSS 诱导的 UC 的结肠病理症状，小鼠体质量升高，DAI 评分和组织病理学评分降低，在肠道菌群多样性方面，葛根黄芩黄连汤显著升高了有益菌乳酸杆菌属丰度，降低了有害菌韦荣球菌科未定属，埃希菌 – 志贺菌属和肠球菌属丰度，同时，葛根黄芩黄连汤降低了单核细胞比例和肠道菌群紊乱释放的脂多糖水平，增加了分泌型免疫球蛋白 A 水平。上述结果表明，葛根黄芩黄连汤可能通过调节肠道菌群失衡状态进而影响免疫水平发挥抗炎作用治疗溃疡性结肠炎。[郑晨曦，郭兴华，吴天鸽，等 . 葛根芩连汤对溃疡性结肠炎小鼠肠道菌群及炎性因子的影响 [J]. 中国兽医学报：58.]

芍药汤

【出处】《素问·病机气宜保命集》

【组成】白芍一两（30 克），当归半两（15 克），黄连半两（15 克），槟榔二钱（6 克），木香二钱（6 克），甘草二钱（6 克）（炒），大黄三钱（9 克），黄芩半两（15 克），肉桂二钱半（5 克）。

【用法】上药㕮咀，每服半两（15 克），水二盏，煎至一盏，食后温服（现代用法：水煎服。）

【功效】清热燥湿，调气和血。

【主治】湿热痢疾。腹痛，便脓血，赤白相兼，里急后重，肛门灼热，小便短赤，舌苔黄腻，脉弦数。

【方解】本方证是由湿热壅滞肠中、气血失调所致。湿热下注大肠，搏结气血，酿为脓血，而为下痢赤白；肠道气机阻滞则腹痛、里急后重；肛门灼热，小便短赤，舌苔黄腻，脉象弦数等俱为湿热内蕴之象。故治宜清热燥湿，调和气血之法。方中黄芩、黄连性味苦寒，入大肠经，功擅清热燥湿解毒，以除致病之因，为君药。重用白芍养血和营、缓急止痛，配以当归养血活血，体现了"行血则便脓自愈"之义，且可兼顾湿热邪毒熏灼肠络，伤耗阴血之虑；木香、槟榔行气导滞，"调气则后重自除"，四药相配，调和气血，是为臣药。大黄苦寒沉降，合黄芩、黄连则清热燥湿之功著，合当归、白芍则活血行气之力彰，其泻下通腑作用可通导湿热积滞从大便而去，体现"通因通用"之法。方以少量肉桂，其辛热温通之性，既可助当归、白芍行血和营，又可防呕逆拒药，属佐助兼反佐之用。炙甘草和中调药，与白芍相配，又能缓急止痛，亦为佐使。诸药合用，湿去热清，气血调和，故下痢可愈。

本方立意不在止痢，而重在治其致痢之本。其配伍特点是：气血并治，兼以通因通用；寒热共投，侧重于热者寒之。此方与一般纯用苦寒以治湿热下痢之方不同。

【运用】1. 辨证要点　本方为治疗湿热痢疾的常用方。临床应用以痢下赤白、腹痛里急、苔腻微黄为辨证要点。

2. 加减变化　原方后有"如血痢则渐加大黄，汗后脏毒加黄柏半两"，可资临床参考。本方在运用时，如苔黄而干，热甚伤津者，可去肉桂，加乌梅，避温就凉；如苔腻脉滑，兼有食积，加山楂、神曲以消导；如热毒重者，加白头翁、银花增强解毒之力；如痢下赤多白少，或纯下血痢，加牡丹皮、地榆凉血止血。

3. 现代运用　本方常用于细菌性痢疾、阿米巴痢疾、过敏性结肠炎、急性肠炎等属湿热为患者。

4. 使用注意　痢疾初起有表证者忌用。

【附方】黄芩汤（《伤寒杂病论》）　黄芩三两（9克），白芍二两（6克），甘草二两（6克）（炙），大枣十二枚（擘），上四味，以水一斗，煮取三升，去滓；温服一升，日再，夜一服。功效：清热止利，和中止痛。主治：热泄热痢。身热，口苦，腹痛下利，舌红苔黄，脉数。

本方与芍药汤均治热痢。但本方的清热燥湿功用较逊，多用治湿热泄泻、大便不畅、口苦兼身热之证；芍药汤清热燥湿之力颇强，且能行气调血，多用治湿热痢疾、泻下赤白、腹痛里急、肛门灼热者。

【文献摘要】1. 原书主治　《素问·病机气宜保命集》卷中："下血调气。经曰：泻而便脓血，气行而血止，行血则便脓自愈，调气则后重自除。"

2. 方论选录　《成方便读》卷一："夫痢之为病，固有寒热之分，然热者多而寒者少，总不离邪滞蕴结，以致肠胃之气不宜，酿为脓血稠黏之属。虽有赤白之分，寒热之别，而初起治法皆可通因通用。故刘河间有云：行血则便脓自愈，调气则后重自除，二语足为治痢之大法。此方用大黄之荡涤邪滞，木香、槟榔之理气，当归、肉桂之行血；病多因湿热而起，故用芩、连之苦寒以燥湿清热；用白芍、甘草者，缓其急而和其脾。"

【临床报道】朱氏等将70例大肠湿热型溃疡性结肠炎患者随机分为对照组（$n=35$）

和治疗组（n=35）。对照组给予美沙拉嗪口服，治疗组在此基础上给予芍药汤配方颗粒加减（基础方：白芍 30 克，黄芩 10 克，黄连 10 克，当归 15 克，肉桂 10 克，木香 10 克，焦槟榔 6 克，大黄 6 克，甘草 6 克），治疗周期 3 个月。对比观察两组患者中医证候疗效、中医证候积分、Mayo 评分、Geboes 指数，并检测 FC、CRP、ESR 水平。结果：治疗后两组患者腹痛、腹泻、脓血便、里急后重中医证候积分及 Mayo 评分、Geboes 指数、FC、ESR 水平均较治疗前降低，且治疗组优于对照组，CRP 水平较治疗前降低，均未发生严重不良反应。结论：芍药汤加减联合美沙拉嗪可有效缓解大肠湿热型溃疡性结肠炎患者临床症状，能有效降低非侵入性指标 FC、ESR 水平，提高临床疗效。［朱燕，刘全喜，王韶华，等 . 芍药汤加减联合美沙拉嗪治疗大肠湿热型溃疡性结肠炎 35 例临床观察 [J]. 世界中西医结合杂志（英文），2021，16（9）：1653–1657.］

【实验研究】凌氏等为明确芍药汤对湿热泄泻大鼠的止泻抗炎作用和肠道菌群调节作用，将大鼠分为正常组、模型组，芍药汤全方组，芍药汤全方去大黄组，单味大黄组。观察给药组止泻效果，检测 TNF–α、IL–6、IL–1β、IL–2 含量，用 16sDNA 对大鼠粪便中菌群结构进行表征。结果：3 种给药组均可显著降低大鼠腹泻指数，其起效速度为芍药汤全方＞芍药汤去大黄＞单味大黄。与模型组比较，3 种给药方案均可显著降低大鼠体内炎症因子水平，其中芍药汤全方组效果最佳。与模型组比较，各组给药方案均可以显著减少致病菌和条件致病菌的丰度，增加益生菌的增殖。结论：芍药汤可通过抗炎和调节肠道菌群紊乱两个环节促进湿热泄泻大鼠的转归，方中大黄对于降低有害菌丰度、促进益生菌增殖方面起到关键作用，是芍药汤促进肠道菌群再平衡的关键，也为芍药汤方用大黄"通因通用"治疗湿热泄泻的科学性提供了依据。［凌霄，李伟霞，李春晓，等 . 芍药汤对湿热泄泻大鼠的炎性细胞因子与肠道菌群的影响 [J]. 中国实验方剂学杂志，2022，28（5）：16–24.］

白头翁汤

【出处】《伤寒杂病论》

【组成】白头翁二两（12 克），黄柏三两（15 克），黄连三两（15 克），秦皮三两（15 克）。

【用法】上药四味，以水七升，煮取二升，去滓，温服一升，不愈再服一升（现代用法：水煎服）。

【功效】清热解毒，凉血止痢。

【主治】热毒痢疾。腹痛，里急后重，肛门灼热，下痢脓血，赤多白少，渴欲饮水，舌红苔黄，脉弦数。

【方解】本方证是因热毒深陷血分、下迫大肠所致。热毒熏灼肠胃气血，化为脓血，而见下痢脓血、赤多白少；热毒阻滞气机则腹痛里急后重；渴欲饮水、舌红苔黄、脉弦数皆为热邪内盛之象。治宜清热解毒，凉血止痢。故方用苦寒而入血分的白头翁为君，清热解毒，凉血止痢。黄连苦寒，泻火解毒，燥湿厚肠，为治痢要药；黄柏清下焦湿热，两药共助君药清热解毒，尤能燥湿治痢，共为臣药。秦皮苦涩而寒，清热解毒而兼以收涩止痢，为佐使药。四药合用，共奏清热解毒、凉血止痢之功。

本方与芍药汤同为治痢之方。但本方主治热毒血痢，乃热毒深陷血分，治以清热解毒，凉血止痢，使热毒解，痢止而后重自除；芍药汤治下痢赤白，属湿热痢，而兼气血失调证，故治以清热燥湿与调和气血并进，且取"通因通用"之法，使"行血则便脓自愈，调气则后重自除"。两方主要区别在于：白头翁汤是清热解毒兼凉血燥湿止痢，芍药汤是清热燥湿与调和气血并用。

【运用】1. **辨证要点**　本方为治疗热毒血痢之常用方。临床应用以下痢赤多白少、腹痛、里急后重、舌红苔黄、脉弦数为辨证要点。

2. **加减变化**　若外有表邪、恶寒发热者，加葛根、连翘、金银花以透表解热；里急后重较甚，加木香、槟榔、枳壳以调气；脓血多者，加赤芍、牡丹皮、地榆以凉血和血；夹有食滞者，加焦山楂、枳实以消食导滞；用于阿米巴痢疾，配合吞服鸦胆子（桂圆肉包裹），疗效更佳。

3. **现代运用**　本方常用于阿米巴痢疾、细菌性痢疾属热毒偏盛者。

【文献摘要】1. **原书主治**　《伤寒杂病论·辨厥阴病脉证并治》："热利下重者，白头翁汤主之。""下利欲饮水者，以有热故也，白头翁汤主之。"

2. **方论选录**　《医方集解·泻火之剂》："此足阳明、少阴、厥阴药也。白头翁苦寒能入阳明血分，而凉血止澼；秦皮苦寒性涩，能凉肝益肾而固下焦；黄连凉心清肝，黄柏泻火补水，并能燥湿止痢而厚肠，取寒能胜热，苦能坚肾，涩能断下也。"

【临床报道】孙氏等用加味白头翁汤灌肠治疗湿热型溃疡性结肠炎。观察组予加味白头翁（白头翁15克，黄柏10克，黄连5克，秦皮5克，乌梅10克，诃子20克，土茯苓50克，茯苓15克，车前子15克，延胡索10克，马齿苋15克，明矾2克，白芍15克，败酱草15克，生姜10克，乳香5克，没药5克，干姜10克，滑石20克，藕节10克，槐花10克）保留灌肠，对照组予康复新液保留灌肠，每次1剂，约200毫升灌肠，每日2次，上午、下午各1次，治疗4周。结果：对照组有效30例，缓解8例，无效22例，治疗总有效率63.30%；观察组有效39例，缓解17例，无效4例，治疗总有效率93.30%。患者血清IL-17、TNF-α 水平均明显降低。结论：加味白头翁汤灌肠能减少肠内致炎因子的释放，达到治疗湿热型溃疡性结肠炎的目的。[孙怡，张泽旗，彭作英.加味白头翁汤灌肠治疗湿热型溃疡性结肠炎的疗效观察及对血清IL-17、TNF-α 的影响 [J]. 中国中医药科技，2022，29（1）：71-73.]

【实验研究】胡氏等对溃疡性结肠炎模型小鼠给予白头翁汤干预。结果：小鼠体质量明显增加，结肠长度增加，结肠存在炎性细胞浸润，但结构清晰，IL-1β、IL-6 和 TNF-α 水平下降，厚壁菌门与拟杆菌门比值增加，回盲瓣中丁酸、戊酸含量增加。结论：白头翁汤可能通过调节肠道菌群，改善 SCFAs 代谢起到治疗溃疡性结肠炎的作用。[胡静怡，朱磊，连紫宇，等.白头翁汤对溃疡性结肠炎模型小鼠肠道菌群及短链脂肪酸的影响 [J]. 南京中医药大学学报，2021，37（6）：817-822.]

藿香正气散

【出处】《太平惠民和剂局方》

【组成】大腹皮一两（30克），白芷一两（30克），紫苏一两（30克），茯苓一两（30克）（去皮），半夏曲二两（60克），白术二两（60克），陈皮二两（60克）（去白），厚朴二两（60克）（去粗皮，姜汁炙），苦桔梗二两（60克），藿香三两（90克）（去土)，甘草二两半（75克）（炙）。

【用法】上为细末，每服二钱，水一盏，姜三片，枣一枚，同煎至七分，热服，如欲出汗，衣被盖，再煎并服（现代用法：散剂，每服9克，生姜、大枣煎汤送服；或做汤剂，加生姜、大枣，水煎服，用量按原方比例酌定）。

【功效】解表化湿，理气和中。

【主治】外感风寒、内伤湿滞证。恶寒发热，头痛，胸膈满闷，脘腹疼痛，恶心呕吐，肠鸣泄泻，舌苔白腻，以及山岚瘴疟等。

【方解】本方主治之外感风寒，内伤湿滞证，为夏季常见病证。风寒外束，卫阳郁遏，故见恶寒发热等表证；内伤湿滞，湿浊中阻，脾胃不和，升降失常，则为上吐下泻；湿阻气滞，则胸膈满闷、脘腹疼痛。治宜外散风寒，内化湿浊，兼以理气和中之法。方中藿香为君，既以其辛温之性而解在表之风寒，又取其芳香之气而化在里之湿浊，且可辟秽和中而止呕，为治霍乱吐泻之要药。半夏、陈皮理气燥湿，和胃降逆以止呕；白术、茯苓健脾运湿以止泻，共助藿香内化湿浊而止吐泻，俱为臣药。湿浊中阻，气机不畅，故佐以大腹皮、厚朴行气化湿，畅中行滞，且寓气行则湿化之义；紫苏、白芷辛温发散，助藿香外散风寒，紫苏尚可醒脾宽中，行气止呕，白芷兼能燥湿化浊；桔梗宣肺利膈，既益解表，又助化湿；兼用生姜、大枣，内调脾胃，外和营卫。使以甘草调和药性，并协生姜、大枣以和中。诸药合用，外散风寒与内化湿滞相伍，健脾利湿与理气和胃共施，使风寒外散，湿浊内化，气机通畅，脾胃调和，清升浊降，则霍乱自已。感受山岚瘴气及水土不服者，亦可以本方辟秽化浊、和中悦脾而治之。

【运用】1. **辨证要点** 藿香正气散主治外感风寒、内伤湿滞证。临床应以恶寒发热、上吐下泻、舌苔白腻为辨证要点。

2. **加减变化** 若表邪偏重，寒热无汗者，可加香薷以助解表；兼气滞脘腹胀痛者，可加木香、延胡索以行气止痛。

3. **现代运用** 本方常用于急性胃肠炎或四时感冒属湿滞脾胃、外感风寒者。

4. **使用注意** 本方重在化湿和胃、解表散寒之力较弱，故服后宜温覆以助解表。湿热霍乱之吐泻，则非本方所宜。

【附方】六和汤（《**太平惠民和剂局方**》）砂仁一两（30克），半夏一两（30克）（汤泡7次），杏仁一两（30克）（去皮尖），人参一两（30克），甘草一两（30克）（炙），茯苓二两（60克）（去皮），藿香二两（60克）（拂去尘），白扁豆二两（60克）（姜汁略炒），木瓜二两（60克），香薷四两（120克），厚朴四两（120克）（姜汁制）。上锉，每服四钱（12克），水一盏半，生姜三片，大枣一枚，煎至八分，去滓，不拘时服（现代用法：亦可做汤剂，水煎服，用量按原方比例酌定）。功效：祛暑化湿，健脾和胃。主治：湿伤脾胃，暑湿外袭证。霍乱吐泻、倦怠嗜卧、胸膈痞满、舌苔白滑等。

六和汤与藿香正气散均主治外感兼内湿之霍乱吐泻证。不同之处在于：前者为伤于暑湿，故重用香薷，配以厚朴、白扁豆，湿邪伤脾致倦怠嗜卧，故用人参益气健脾以助脾运；后者兼伤于寒，故重用藿香，伍以紫苏、白芷，湿阻气机致脘腹疼痛，故以陈皮、大腹皮理气和中。

【文献摘要】1. **原书主治** 《太平惠民和剂局方》卷二："治伤寒头疼，憎寒壮热，上喘咳嗽，五劳七伤，八般风痰，五般膈气，心腹冷痛，反胃呕恶，气泄霍乱，脏腑虚鸣，山岚瘴疟，遍身虚肿；妇人产前、产后，血气刺痛；小儿疳伤，并宜治之。"

2. **方论选录**　《医方集解·和解之剂》："此手太阴、足阳明药也。藿香辛温，理气和中，辟恶止呕，兼治表里为君。紫苏、白芷、桔梗散寒利膈，佐之以发表邪；厚朴、大腹皮行水消满，陈皮、半夏散逆除痰，佐之以疏里滞。茯苓、白术、甘草益脾去湿，以辅正气为臣使也。正气通畅，则邪逆自除矣。"

【临床报道】金氏等将 75 例治疗腹泻型肠易激综合征患者分为对照组（37 例）和观察组（38 例），对照组给予马来酸曲美布汀片及双歧杆菌四联活菌片治疗，观察组在对照组基础上给予藿香正气散加减治疗，均治疗 4 周。结果：观察组总有效率为92.11%，高于对照组的 72.97%，观察组腹胀、腹痛、排便频率、大便性状评分均低于对照组，情绪状况、行为障碍等 IBS-QOL 各项细则评分及总分均高于对照组，提示藿香正气散加减联合西药治疗腹泻型肠易激综合征能够改善患者的临床症状，提高其生活质量，疗效确切。[金李峰，李玲，赵波波 . 藿香正气散加减联合西药治疗腹泻型肠易激综合征临床研究 [J]. 新中医，2022，54（2）：34-37.]

【实验研究】刘氏等给予湿困脾胃型亚健康大鼠藿香正气散治疗，检测胃残留率、小肠推动率、胃泌素、胃动素、总蛋白、甘油三酯、血清葡萄糖等指标。结果：藿香正气散能改善湿困脾胃型亚健康大鼠的一般状态，显著提高动物小肠推进率，减少胃残留率。改善其胃肠激素和物质能量代谢水平。结论：藿香正气散能改善湿困脾胃型动物的胃肠功能，这可能是其防治湿困脾胃型亚健康的作用机制之一。[刘瑶，刘伟 . 藿香正气散对湿困脾胃型亚健康大鼠胃肠功能的影响 [J]. 江苏中医药，2011，43（6）：89-90.]

三豆饮

【出处】《世医得效方》

【组成】黑豆一升，绿豆一升，赤小豆一升，甘草半两（15 克）。

【用法】上药淘净，用水煮熟，每日空腹时任意服。已染则轻解；未染者，服七日即不发。

【功效】活血解毒。

【主治】治天行疹痘；亦可用作预防。

【方解】黑豆，性平、味甘，具有清热解毒、滋养补虚、活血、祛风、利水的功效；绿豆，性寒、味甘，具有降血脂、降胆固醇、抗菌、抗病毒、抗过敏的功效；赤小豆，性平，味甘、酸，具有利水消肿、除湿解毒的功效。

【现代运用】1. 温病初起，咽喉肿痛的风热感冒或者湿热感冒。

2. 脚气水肿、痈肿热疮、因暑湿导致的湿疹、痤疮、荨麻疹、雀斑等皮肤问题。

3. 夏季食少、乏力之人适用。

4. 口腔溃疡者。

【文献摘要】原书主治　《世医得效方》卷十一："治天行疹豆，活血解毒。或觉乡井有此证，预防之则不染。"

黄连香薷饮

【出处】《类证活人书》

【组成】厚朴二两（9克）（去皮），香薷一两半（6克），黄连二两（9克）。

【用法】上药共为细末，每服15克，加水150毫升，酒30毫升，煎至100毫升，放冷后或冷水浸凉后一次服下。

【功效】祛暑解表，清热化湿。

【主治】夏季感冒，发热恶寒无汗、胸闷心烦，恶心呕吐泄泻，腹痛、头痛及伤食吐泻等症。

【方解】暑热郁蒸，治宜清代。方用善祛暑邪善化湿浊的香薷为主药，配伍清热的黄连，可以外解暑热；配伍燥湿利气的厚朴，可以内调津气，三药合用，能呈清热祛暑，化湿和中功效。

此方即香薷饮去扁豆加黄连而成。一加一减，遂变治疗寒湿之方而为清热涤暑之法。由于病性虽变而津气失衡的病变本质未变，所以香薷、厚朴才能成为二方的共同基础，此等处当留意。

【运用】1. 辨证要点　　本方用于夏季伤暑感冒，暑兼寒湿化热之证。临床应用以舌红、苔黄腻、脉濡数为辨证要点。

2. 加减变化　　如湿盛于里，腹胀泄泻较甚者加茯苓、甘草；如吐泻较重，两腿转筋者加木瓜；如平素中气虚弱，感受暑湿证，见恶寒发热，胸闷呕吐，泄泻较重者加人参、黄芪、白术、陈皮等；如感受暑湿，表热偏重者去黄连加金银花、连翘、甘草。

【文献摘要】1. 原书主治　《类证活人书》卷十八："治阴阳不顺，清浊相干，气射中焦，名为霍乱。此皆由饱食腥膻，后啖乳酪，海陆百品，无所不餐，多饮寒浆，眠卧冷席，风冷之气伤于脾胃，诸食结而不消，阴阳二气壅而不反，阳气欲降，阴气欲升，阳阴交错，变成吐利不已，百脉昏乱，荣卫俱虚，冷搏于筋则转筋，宜服此方……水一盏，酒半盏，同煎至七分去滓，用新汲水频频浸换，令极冷顿服之，药冷则效速也。"

2. 方论选录　《医宗金鉴·删补名医方论三》："香薷饮治暑热乘凉饮冷，阳气为阴气所遏，头痛发热，恶寒烦躁，口渴腹满吐泻者……香薷芳香辛温，能发越阳气，有彻上彻下之功，故治暑者君之，以解表利小便，佐厚朴以除湿，扁豆以和中，合而用之为饮。饮入于胃，热去而湿不留，内外暑悉除矣。若心烦，口渴者去扁豆加黄连，名黄连香薷饮加茯苓甘草名五物……香薷乃夏月解表之药，如冬月之麻黄，气虚者尤不可服，今人不知暑伤元气，概以用代茶是开门揖盗也。"

加味黄连香薷饮

【出处】《杂病证治新义》

【组成】香薷10克，黄连10克，白扁豆10克，厚朴10克，陈皮10克，法半夏10克，茯苓10克，甘草10克。（原书未著用量）

【用法】水煎，分2次服。

【功效】解表祛暑，化湿和中。

【主治】外感风寒，内伤暑湿。恶寒发热，无汗头痛，恶心呕吐，脘腹胀痛，大便泄泻，心烦口干，舌红苔腻或黄，脉浮濡而数。

【方解】本方主治证为夏季外感风寒、内伤暑湿、气机阻滞、清浊相乱者。治宜解表散寒，理气和中，化湿清热。方中香薷为君药，既解表散寒，又和中化湿。黄连清热泻火，解毒燥湿；白扁豆健脾化湿祛暑；半夏燥湿和中，散结消痞，降逆止呕，共为臣药。佐以茯苓健脾利湿；厚朴化湿消胀除满；陈皮理气调中，化湿和胃。甘草为使，益气和中调药。全方配伍，共收解表散寒、祛暑化湿、和里止泻之功。

【运用】1. 辨证要点　本方主治表寒里有湿热者。临床应以恶寒发热、恶心呕吐、脘腹胀痛、大便泄泻、舌红苔腻或黄、脉浮濡而数为辨证要点。

2. 现代运用　临床可用于治疗暑月感冒、急性胃肠炎等病。

雷氏清凉涤暑法

【出处】《时病论》

【组成】滑石三钱（9克）（水飞），生甘草八分（2.4克），青蒿一钱五分（4.5克），白扁豆一钱（3克），连翘三钱（9克）（去心），茯苓三钱（9克），通草一钱（3克），西瓜翠衣一片。

【用法】水煎服。

【功效】清涤暑热，兼以利湿。

【主治】本方适用于夏季外感暑湿邪气，症见发热恶寒，汗出，咳嗽，头晕或见呕恶泄泻，舌苔白腻，脉濡数。

【方解】本方用治暑热之证，方中滑石配甘草即"六一散"，有清利湿热之功，配入通草以增其清利湿热之力。青蒿、连翘质轻而走表，性凉而清热，轻清宣透，疏散上焦在表之湿热，白扁豆化湿和中，西瓜翠衣清热解暑，茯苓健脾利湿，诸药合参，共奏化湿涤暑之功。

【运用】1. 辨证要点　本方用治暑热之证，临床应用以暑天发热、泄泻、纳呆、苔腻为辨证要点。

2. 加减变化　若呕吐较甚者，加半夏；若泄泻较甚者，加冬瓜皮；若咳嗽明显者，加杏仁、瓜蒌皮宣肺止咳。

3. 现代运用　本方常用于治疗急性胃肠炎、中暑等病症。

【文献摘要】原书主治　《时病论》卷四："滑石、甘草即河间之天水散，以涤其暑热也，恐其力之不及，故加蒿、扁、蒌、衣以清暑，又恐其干犯乎心，更佐连翘以清心。夫小暑之节，在乎相火之后，大暑之令，在乎湿土之先，故先贤所谓暑不离湿也，兼用通、苓，意在渗湿耳。"

三仁汤

【出处】《温病条辨》

【组成】杏仁五钱（15克），飞滑石六钱（18克），白通草二钱（6克），白蔻仁二钱（6克），竹叶二钱（6克），厚朴二钱（6克），生薏苡仁六钱（18克），半夏五钱（15克）。

【用法】甘澜水八碗，煮取三碗，每服一碗，日三服（现代用法：水煎服）。

【功效】宣畅气机，清利湿热。

【主治】湿温初起及暑温夹湿之湿重于热证。头痛恶寒，身重疼痛，肢体倦怠，面色淡黄，胸闷不饥，午后身热，苔白不渴，脉弦细而濡。

【方解】本方是治疗湿温初起、邪在气分、湿重于热的常用方剂。究其病因，一为外感时令湿热之邪；一为湿饮内停，再感外邪，内外合邪，酿成湿温。诚如薛生白所言："太阴内伤，湿饮停聚，客邪再至，内外相引，故病湿热。"（《温热经纬》）卫阳为湿邪遏阻，则见头痛恶寒；湿性重浊，故身重疼痛、肢体倦怠；湿热蕴于脾胃，运化失司，气机不畅，则见胸闷不饥；湿为阴邪，旺于申酉，邪正交争，故午后身热。其证颇多疑似，每易误治，故吴瑭于《温病条辨》中明示"三戒"：一者，不可见其头痛恶寒，以为伤寒而汗之，汗伤心阳，则神昏耳聋，甚则目瞑不欲言；二者，不可见其中满不饥，以为停滞而下之，下伤脾胃，湿邪乘势下注，则为洞泄；三者，不可见其午后身热，以为阴虚而用柔药润之，湿为胶滞阴邪，再加柔润阴药，两阴相合，则有痼结不解之势。故治疗之法，唯宜宣畅气机、清热利湿。方中杏仁宣利上焦肺气，气行则湿化；白蔻仁芳香化湿，行气宽中，畅中焦之脾气；薏苡仁甘淡性寒，渗湿利水而健脾，使湿热从下焦而去。三仁合用，三焦分消，是为君药。滑石、通草、竹叶甘寒淡渗，加强君药利湿清热之功，是为臣药。半夏、厚朴行气化湿，散结除满，是为佐药。综观全方，体现了宣上、畅中、渗下，三焦分消的配伍特点，气畅湿行，暑解热清，三焦通畅，诸症自除。

【运用】1. **辨证要点**　本方主治属湿温初起，湿重于热之证。临床应用以头痛恶寒、身重疼痛、午后身热、苔白不渴为辨证要点。

2. **加减变化**　若湿温初起，卫分症状较明显者，可加藿香、香薷以解表化湿；若寒热往来者，可加青蒿、草果以和解化湿。

3. **现代运用**　本方常用于肠伤寒、胃肠炎、肾盂肾炎、布鲁菌病、肾小球肾炎以及关节炎等属湿重于热者。

4. **使用注意**　舌苔黄腻，热重于湿者则不宜使用。

【附方】1. **藿朴夏苓汤**（《感证辑要》引《医原》）藿香二钱（6克），半夏半钱（1.5克），茯苓三钱（9克），生薏苡仁四钱（12克），白蔻仁一钱（3克），杏仁三钱（9克），通草一钱（3克），猪苓三钱（9克），泽泻半钱（1.5克），淡豆豉三钱（9克），厚朴一钱（3克）。水煎服。功效：解表化湿。主治：湿温初起。身热恶寒，肢体倦怠，胸闷口腻，舌苔薄白，脉濡缓。

2. **黄芩滑石汤**（《温病条辨》）黄芩三钱（9克），滑石三钱（9克），茯苓皮三钱（9克），大腹皮二钱（6克），白蔻仁一钱（3克），通草一钱（3克），猪苓三钱（9克）。水煎服。功效：清热利湿。主治：湿温邪在中焦，发热身痛，汗出热解，继而复热，渴不多饮，或竟不渴，舌苔淡黄而滑，脉缓。

藿朴夏苓汤、黄芩滑石汤与三仁汤皆为治疗湿温之常用方。其中藿朴夏苓汤以三仁、二苓配伍藿香、淡豆豉化气利湿兼以疏表，故主治湿温初起，表证较明显者；三仁汤以三仁配伍滑石、淡竹叶于化气利湿之中佐以祛暑清热，故主治湿温初起，湿重热轻之证；黄芩滑石汤以黄芩配伍滑石、茯苓、猪苓，清热与利湿并用，故主治湿温邪在中焦、湿热并重之证。

【文献摘要】1. **原书主治**　《温病条辨》卷一："头痛恶寒，身重疼痛，舌白不渴，脉弦细而濡，面色淡黄，胸闷不饥，午后身热，状若阴虚，病难速已，名曰湿温。汗之则神昏耳聋，甚则目瞑不欲言，下之则洞泄，润之则病深不解，长夏深秋冬日同法，三仁汤主之。"

2. **方论选录**　《温病条辨》卷一："湿为阴邪，自长夏而来，其来有渐，且其性氤氲黏腻，非若寒邪之一汗即解，温凉之一凉则退，故难速已。世医不知其为湿温，见其头痛恶寒，身重疼痛也，以为伤寒而汗之，汗伤心阳，湿随辛温发表之药蒸腾上逆，内蒙心窍则神昏，上蒙清窍则耳聋目瞑不言。见其中满不饥，以为停滞而大下之，误下伤阴，而重抑脾阳之升，脾气转陷，湿邪乘势内溃，故洞泄。见其午后身热，以为阴虚而用柔药润之，湿为胶滞阴邪，再加柔润阴药，二阴相合，同气相求，遂有锢结而不可解之势。唯以三仁汤轻开上焦肺气，盖肺主一身之气，气化则湿亦化也。"

【临床报道】杨氏将 70 例湿热困阻型外感热病患者分为对照组（n=35）和观察组（n=35）。对照组予以布洛芬混悬液、复方盐酸伪麻黄碱缓释胶囊、抗病毒口服液口服，同时，伴有细菌感染给予头孢曲松静滴。观察组采用三仁汤加减治疗。结果：观察组显效14 例，好转 20 例，无效 1 例，治疗总有效率 97.14%。对照组显效 8 例，好转 21 例，无效 1 例，治疗总有效率 82.86%；治疗后，观察组退热时间、中医证候分值较对照组明显减少。结论：三仁汤能够快速改善湿热困阻型外感热病临床症状，且疗效显著。[杨振华. 三仁汤治疗湿热困阻之外感热病的临床疗效 [J]. 内蒙古中医药，2021，40（11）：7-8.]

【实验研究】邹氏等对脾胃湿热证型胃癌癌前病变模型大鼠给予三仁汤治疗，结果表明，三仁汤的作用机理可能是通过下调模型大鼠胃黏膜 P53、Bcl- 2、P21ras、COX-2、AI 蛋白水平，纠正脾胃湿热证大鼠胃黏膜上皮细胞增殖与凋亡的失衡，调节血清IL-1β、IL-6、IL-8、IL-10 等炎症因子的含量，降低炎症反应程度，从而促进胃黏膜损伤修复。[邹先明，吴莹，吴欢. 三仁汤对脾胃湿热证型胃癌癌前病变模型大鼠的作用机理 [J]. 云南中医中药杂志，2020，41（11）：63-66.]

银翘祛暑方

【出处】《中西温热串解》

【组成】金银花三钱（9 克），连翘二钱（6 克），薄荷一钱（3 克），竹叶一钱（3克），菊花二钱（6 克），桑叶二钱（6 克），滑石三钱（9 克），生甘草五分（1.5 克），苦杏仁一钱（3 克），生荷叶二钱（6 克），蔓荆子八分（2.4 克）。

【用法】水煎服。

【功效】祛暑清热。

【主治】治暑温病热在肺卫之证。症见暑温初起，头痛面赤，微恶风寒，身热无汗，口干欲饮，或干咳少痰，小瘦黄赤，舌红，脉数。

【方解】金银花、连翘、竹叶、蔓荆子、薄荷、生甘草等系银翘散方中脱胎而来，恽铁樵《热病学·暑温治法》说："银翘散确能解暑，其有效药只是金银花一味。"菊花、桑叶、杏仁等又为桑菊饮骨干药，可知本方由银翘散与桑菊饮合方化裁而来，加滑石、生荷叶清暑和胃利尿之品，对暑温初起，热在肺卫者尤宜。

【文献摘要】原书主治　《中西温热串解》卷六："暑温证头痛发热无汗，此伤暑表实也，用银翘祛暑方。"

白虎汤

【出处】《伤寒杂病论》

【组成】石膏一斤（50克）（碎），知母六两（18克），甘草二两（6克）（炙），粳米六合（9克）。

【用法】上四味，以水一斗，煮米熟汤成，去滓，温服一升，日三服。

【功效】清热生津。

【主治】气分热盛证。壮热面赤，烦渴引饮，汗出恶热，脉洪大有力。

【方解】本方原为治阳明经证的主方，后世温病学家又以此为治气分热盛的代表方剂。凡伤寒化热内传阳明之经，或温邪由卫及气，皆能出现本证。里热炽盛，故壮热不恶寒；胃热津伤，乃见烦渴引饮；里热蒸腾，逼津外泄，则汗出；脉洪大有力为热盛于经所致。气分热盛，但未致阳明腑实，故不宜攻下；热盛津伤，又不能苦寒直折。唯以清热生津法最宜。方中君药生石膏，辛甘大寒，入肺胃二经，功善清解，透热出表，以除阳明气分之热。臣药知母，苦寒质润，一以助石膏清肺胃之热，一以滋阴润燥救已伤之阴津。石膏与知母相须为用，可增强清热生津之功。佐以粳米、炙甘草益胃生津，亦可防止大寒伤中之弊。炙甘草兼以调和诸药为使。四药相配，共奏清热生津、止渴除烦之功，使其热清津复诸症自解。

【运用】1. 辨证要点　本方为治阳明气分热盛证的基础方。临床应用以身大热、汗大出、口大渴、脉洪大为辨证要点。

2. 加减变化　若气血两燔，引动肝风，见神昏谵语、抽搐者，加羚羊角、水牛角以凉肝息风；若兼阳明腑实，见神昏谵语、大便秘结、小便赤涩者，加大黄、芒硝以泄热攻积；消渴病而见烦渴引饮，属胃热者，可加天花粉、芦根、麦门冬等以增强清热生津之力。

3. 现代运用　本方常用于感染性疾病，如大叶性肺炎、流行性乙型脑炎、流行性出血热、牙龈炎以及小儿夏季热、糖尿病、风湿性关节炎等属气分热盛者。

4. 使用注意　表证未解的无汗发热、口不渴者，脉见浮细或沉者，血虚发热，脉洪不胜重按者，真寒假热的阴盛格阳证等均不可误用。

【附方】1. 白虎加人参汤（《伤寒杂病论》）　知母六两（18克），石膏一斤（50克）（碎，棉裹），甘草二两（6克）（炙），粳米六合（9克），人参三两（10克）。上五味，以水一斗，煮米熟汤成，去滓，温服一升，日三服。功效：清热，益气，生津。主治：气分热盛，气阴两伤证。汗、吐、下后，里热炽盛，而见四大症者；或白虎汤证见有背微恶寒，或饮不解渴，或脉浮大而芤，以及暑热病见有身大热属气津两伤者。

2. 白虎加桂枝汤（《金匮要略》）　知母六两（18克），甘草二两（6克）（炙），石膏一斤（50克），粳米二合（6克），桂枝三两（9克）（去皮）。为粗末，每服五钱，水一盏半，煎至八分，去滓温服，汗出愈。功效：清热，通络，和营卫。主治：温疟。其脉如平，身无寒但热，骨节痛烦，时呕，以及风湿热痹见壮热，气粗烦躁，关节肿痛，口渴苔白，脉弦数。

3. 白虎加苍术汤（《类证活人书》）　知母六两（18克），甘草二两（6克）（炙），石膏一斤（50克），苍术三两（9克），粳米三两（9克）。如麻豆大，每服五钱，水一盏半，煎至八九分，去滓，取六分清汁，温服。功效：清热祛湿。主治：湿温病。身热胸痞，汗多，舌红苔白腻，以及风湿热痹，身大热，关节肿痛等。

以上 3 方均由白虎汤加味而成，都有清气分热的功用。其中白虎加人参汤是清热与益气生津并用的方剂，适用于气分热盛而又气阴两伤之证；白虎加桂枝汤是清中有透、兼以通经络的方剂，用治温疟，或风湿热痹证；白虎加苍术汤是清热与燥湿并用之方，以治湿温病的热重于湿型，症见白虎汤证兼见胸痞身重、苔黄腻而干者，亦可用于风湿热痹、关节红肿等。

【文献摘要】1. **原书主治** 《伤寒杂病论·辨太阳病脉证并治》："伤寒，脉浮滑，此表有热，里有寒，白虎汤主之。"《伤寒杂病论·辨厥阴病脉证并治》："伤寒，脉滑而厥者，里有热，白虎汤主之。"

2. **方论选录** 《医宗金鉴·删补名医方论》卷六："阳明邪从热化，故不恶寒而恶热；热蒸外越，故热汗自出；热烁胃中，故渴欲饮水；邪盛而实，故脉滑，然犹在经，故兼浮也。盖阳明属胃，外主肌肉，虽有热而未成实，终非苦寒之味所能治也。石膏辛寒，辛能解肌热，寒能胜胃火，寒性沉降，辛能走外，两擅内外之能，故以为君。知母苦润，苦以泻火，润以滋燥，故以为臣。用甘草、粳米调和于中宫，且能土中泻火，作甘稼穑，寒剂得之缓其寒，苦药得之平其苦，使沉降之性，皆得留连于胃也，得二味为佐，庶大寒之品无伤损脾胃之虑也。煮汤入胃，输脾归肺，水精四布，大烦大渴可除矣。"

【临床报道】王氏等将 60 例重症肺炎伴高热患者分为对照组和观察组，各 30 例。两组患者均给予常规消炎、降温等治疗，对照组在常规治疗的基础上联合还原型谷胱甘肽治疗，观察组在对照组的基础上加用白虎汤加减治疗。结果：治疗后，观察组患者的临床总有效率高于对照组，发热、三凹征、气促、肺部啰音等消失时间均短于对照组；与治疗前比，治疗后两组患者 FEV1、FVC、PEF 及血小板计数均升高，且观察组高于对照组；而白细胞计数、中性粒细胞百分比及血清 IL-6、IL-1β 水平均降低，且观察组低于对照组。结论：白虎汤加减联合全面护理可提升重症肺炎患者的临床治疗效果，缩短症状消失时间，改善肺功能，降低炎性反应。［王懿勤，马春成.白虎汤加减联合全面护理对重症肺炎伴高热患者肺功能与生化指标的影响 [J]. 现代医学与健康研究电子杂志，2022，6（04）：132-135.］

【实验研究】王氏等采用生化培养箱法对小鼠进行热处理，热处理前先给小鼠灌胃高低 2 个剂量的白虎汤，实验结束后发现，白虎汤能明显降低小鼠热应激造成 ALT、AST 和 UREA 升高，提高肝组织 GSH 含量和 T-SOD 活性，且小鼠肝组织中央静脉瘀血减少并且肝细胞排列较整齐。表明白虎汤能在一定程度上缓解热应激造成的组织损伤，减轻热应激引起的氧化损伤，其作用机制还有待进一步研究。［王思思，韩春杨，徐光沛，等.白虎汤对实验性急性热应激小鼠的保护作用研究 [J]. 云南农业大学学报：自然科学版，2020，35（2）：289-294.］

竹叶石膏汤

【出处】《伤寒杂病论》

【组成】竹叶二把（6 克），石膏一斤（50 克），半夏半升（9 克）（洗），麦门冬一升（20 克）（去心），人参二两（6 克），甘草二两（6 克）（炙），粳米半升（10 克）。

【用法】上七味，以水一斗，煮取六升，去滓，内粳米，煮米熟，汤成去米，温服一升，日三服。

【功效】清热生津，益气和胃。

【主治】伤寒、温病、暑病余热未清，气津两伤证。身热多汗，心胸烦闷，气逆欲呕，口干喜饮，或虚烦不寐，舌红苔少，脉虚数。

【方解】本方证乃热病后期，余热未清，气津两伤，胃气不和所致。热病后期，高热虽除，但余热留恋气分，故见身热有汗不解、脉数；余热内扰，故心胸烦闷；口干，舌红少苔是阴伤之兆；气短神疲，脉虚是气虚之证；胃失和降，乃致气逆欲呕。气分余热宜清，气津两伤宜补。治当清热生津，益气和胃。方中竹叶配石膏清透气分余热，除烦止渴为君。人参配麦门冬补气养阴生津为臣。半夏降逆和胃以止呕逆为佐。甘草、粳米和脾养胃以为使。全方清热与益气养阴并用，祛邪扶正兼顾，清而不寒，补而不滞，为本方的配伍特点。本方实为一首清补两顾之剂，使热清烦除、气津得复，诸症自愈，正如《医宗金鉴》说："以大寒之剂，易为清补之方。"

本方由白虎汤化裁而来。白虎汤证为热盛而正不虚，本证为热势已衰，余热未尽而气津两伤。热既衰且胃气不和，故去苦寒质润的知母，加人参、麦门冬益气生津，竹叶除烦，半夏和胃。其中半夏虽温，但配入清热生津药中，则温燥之性去而降逆之用存，且有助于输转津液，使人参、麦门冬补而不滞，此善用半夏者也。

本方在《伤寒杂病论》中治"伤寒解后，虚羸少气，气逆欲吐"证。在实际运用中，凡热病过程中见气津已伤、身热有汗不退、胃失和降等均可使用。对于暑温病发热气津已伤者，尤为适合。

【运用】1. 辨证要点　本方为治疗热病后期、余热未清、气阴耗伤的常用方。临床应用以身热多汗、气逆欲呕、烦渴喜饮、舌红少津、脉虚数为辨证要点。

2. 加减变化　若胃阴不足，胃火上逆，口舌糜烂，舌红而干，可加石斛、天花粉等以清热养阴生津；胃火炽盛，消谷善饥，舌红脉数者，可加知母、天花粉以增强清热生津之效；气分热犹盛，可加知母、黄连，增强清热之力。

3. 现代运用　本方常用于流脑后期、夏季热、中暑等属余热未清，气津两伤者。糖尿病的干渴多饮属胃热阴伤者，亦可应用。

4. 使用注意　本方清凉质润，如内有痰湿，或阳虚发热，均应忌用。

【文献摘要】1. 原书主治　《伤寒杂病论·辨阴阳易差后劳复病脉证并治》："伤寒解后，虚羸少气，气逆欲吐，竹叶石膏汤主之。"

2. 方论选录　《医方集解·泻火之剂》："此手太阴、足阳明药也。竹叶、石膏辛寒以散余热；人参、甘草、麦门冬、粳米之甘平以益肺安胃，补虚生津；半夏之辛温以豁痰止呕，故去热而不损其真，导逆而能益其气也。"

【临床报道】龙氏等将2020年6月期间在北京市大兴区咽拭子采样人员145例分为观察组61例、对照组84例，对照组在咽拭子采样结束后采用常规防中暑治疗，观察组在此基础上口服加味竹叶石膏汤（生石膏45克，知母10克，竹叶10克，麦门冬30克，北沙参10克，五味子6克，法半夏9克，生甘草10克，炙甘草5克，生山药15克，党参15克）。结果：干预后30分钟时，观察组总有效率为80.33%，显著优于对照组的16.67%，观察组乏力、恶心等中暑症状的缓解时间也明显优于对照组，证实加味竹叶石膏汤可以预防中暑，使患者症状迅速改善，可在高温高湿环境作业后使用。［龙峻标，白桦，郭猛. 加味竹叶石膏汤干预中暑先兆疗效观察 [J]. 北京中医药，2021，40（06）：637-639.］

薛氏五叶芦根汤

【出处】《温热经纬》

【组成】藿香 9 克，薄荷 9 克，鲜荷叶 9 克，枇杷叶 9 克，佩兰 9 克，芦根 9 克，冬瓜仁 9 克。（原书未著用量）

【用法】水煎服。

【功效】轻清芳化，涤除余邪。

【主治】暑湿侵袭，肺胃失宣之轻证。亦可用于温病后期，余邪未净，脾气未醒之证，症见身热已退，脘中微闷，咳嗽痰少，微热无汗，口中黏腻不爽或有甜味，小便黄赤短涩，脉濡滑。

【方解】此为湿温病气分证久延，邪热渐衰，余湿未尽的证候，见于湿温病恢复期。邪热已退，故不发热；余湿未尽，胃气不舒，脾气未醒，则脘中微闷，知饥不食，苔薄腻为湿未尽之征。方中藿香、佩兰、鲜荷叶、薄荷、枇杷叶芳香化浊，轻清宣透，醒脾舒胃以畅中；芦根、冬瓜仁配五叶宣畅气机，还可清除余湿。邪气已衰，不宜重剂克伐，更不宜用苦寒药，以免伤中焦之气。本证病情表现轻微，但亦不可忽视。因湿邪黏滞，在一定条件下极易复聚。

【运用】1. 辨证要点　本方为治疗温病后期，余热未清之方，临床应用以身热不扬、知饥不食、体倦纳少、舌红、苔薄腻为辨证要点。

2. 加减变化　若周身酸楚，头昏面黄，胸闷不饥，小便黄，大便干，舌苔白而微腻，脉濡，应在本方基础上加杏仁、薏苡仁、厚朴、通草、白蔻仁、半夏等药；若湿从热化、燥伤胃阴者可改用沙参麦门冬汤治疗。

3. 现代运用　本方用于伤寒、副伤寒，钩端螺旋体病，慢性肾炎，消化性溃疡，胃肠神经官能症，胃黏膜脱垂症，肠结核等。

【文献摘要】1. 原书主治　《温热经纬》卷四："此湿热已解，余邪蒙蔽清阳，胃气不舒，宜用极轻清之品，以宣上焦阳气。若投味重之剂，是与病情不相涉矣。"

2. 方论选录　《温热经纬》："离骚纫秋兰以为佩，故称秋兰为佩兰。若药肆中所售之佩兰，乃奶醋草之类，不可入药也。"章氏谓，轻剂专为吴人体弱而设，是未察病情之言也。或问湿热盛时，疫气流行，当服何药？预为消弭。余谓叶讷入《医案存真》载其高祖天士先生案云：天气郁勃泛潮，常以枇杷叶拭去毛，净锅炒香，泡汤饮之。取芳香不燥，不为秽浊所侵，可免夏秋时令之病。余则佩兰叶、竹叶、冬瓜、芦根，皆主清肃肺气，故为温热暑湿之要药，肺胃清降，邪自不容矣。"

【临床报道】马氏等观察 18 例新型冠状病毒恢复期患者应用加减五叶芦根汤联合艾灸调适法前后的临床症状，并对患者血细胞分析、生化指标和免疫指标进行前后比较。结果：所有新型冠状病毒恢复期患者应用加减五叶芦根汤联合艾灸调适法后临床症状均有改善，15 例患者的白细胞、粒细胞、淋巴细胞、CRP 于治疗前后均在正常范围内波动，1 例恢复正常水平；13 例患者血红蛋白治疗后在正常范围内有所波动；15 例患者的 c3、c4、IgA、IgM 于应用综合疗法前后均无明显波动；所有患者 IgG 有所下降。结论：加减五叶芦根汤联合艾灸调适法的应用对新型冠状病毒恢复期患者的诊疗具有重要的参考价值。[马春成，李叶枚，伍劲华.新型冠状病毒恢复期患者应用加减五叶芦根汤联合艾灸调适法临床疗效观察[J].亚太传统医药，2021，17（12）：113-117.]

薷苓清暑汤

【出处】《陈素庵妇科补解》

【组成】藿香4.5克，香薷4.5克，茯苓6克，陈皮3克，厚朴3克，麦门冬2.4克，人参2.4克，白扁豆4.5克，泽泻4.5克，白术9克，甘草3克，草豆蔻2.1克，砂仁1.5克，竹茹1.5克，生姜3片，乌梅3枚。

【用法】水煎服。

【功效】清暑益气，利湿安胎。

【主治】妊娠外感暑邪。

【方解】经云：静而得之为中暑，动而得之为中喝。每见富贵之家，身居高堂大厦，贪凉饮冷，阳气为阴邪所遏，反为所中人，阴阳相搏。头痛心烦，身热口渴，脉虚多汗。暑为阳邪，先入于心，故令人烦。汗为心液，心虚则汗四溢。入肺则渴，入脾胃则吐利，上蒸于头则头痛。其症与伤寒初起相类，但伤寒初起不渴，暑邪自表之里故，先渴也。妊娠得此先宜辛温之剂，散暑和中，使阴邪与暑邪两解，再加养血益气，利水解暑则胎自安。方中香薷辛温散暑；厚朴、陈皮、砂仁、藿香、草豆蔻温中散寒；四君益元，暑伤气故也；白扁豆、泽泻利水除湿，暑必兼湿故也；麦门冬、竹茹清心，暑邪先入心，故令多汗，以安神清心为亟也；生姜、乌梅恐其呕逆。病退二三、再加当归、白芍、杜仲、续断。

【文献摘要】原书主治 《陈素庵妇科补解》卷三："妊娠当盛夏时，身居围阁，忽然烦闷，身热多汗，或恶心呕吐。此所为静而得之，为中暑也。由是居凉亭水榭，贪凉衣单，恣食生冷瓜果，体薄为阴寒所逼，暑邪袭之。症见发热头疼，呕恶多汗，似类伤寒，实由暑热与阴寒相搏所致，宜温解安胎，服薷苓清暑汤。"

来复丹

【出处】《太平惠民和剂局方》

【组成】硝石一两（30克），舶上硫黄一两（30克），太阴玄精石一两（30克），五灵脂二两（60克），陈皮二两（60克），青皮二两（60克）。

【制作】硝石同硫黄，并为细末，以微火慢炒，用柳篦子，不住手搅，令阴阳气相入，不可太过，恐伤药力，再研极细，名二气末。用五灵脂、陈皮为细末，次入玄精石及前二气末拌匀，以好滴醋，打糊为丸，如豌豆大。

【用法】每服3粒，空心粥饮吞下，甚者50粒。

【主治】治上盛下虚，里寒外热及伏暑泄泻如水。

【方解】硫黄为纯阳之药，与硝石苦寒之味相结合，为阴阳相济之象，所以又名二气（阴、阳）末，二味相合，使硫黄降逆破结之力不致过猛而共力益纯。玄精石乃盐卤之精者，能制硫黄辛热燥烈之性，并能使之归镇下焦，不致相火再妄行上冲。青皮、陈皮俱为利气之药，纳气须先利气，二药为硫、玄归镇下焦之先导，五灵脂能引石性之药内走厥阴（肝），外达少阳（胆）。因为本方能使肾中虚极的阳气恢复，好比冬尽春回，所以方名叫来复丹。

【运用】1. 辨证要点　本方为治疗心肾不交、上盛下虚、痰厥气闭、心腹冷痛、大便泄泻等危急之证。

2. 现代运用　本方常用于治疗慢性胃炎以及肠胃消化功能低下所引起的疾患。

【文献摘要】原书主治　《太平惠民和剂局方》卷五："此药配类二气，均调阴阳，夺天地冲和之气，乃水火即济之方，可冷可热，可缓可急。善治荣卫不交养，心肾不升降，上实下虚，气闭痰厥，心腹冷痛，脏腑虚滑，不问男女老幼，危急之证，但有胃气，无不获安，补损扶虚，救阴助阳，为效殊胜。"

和合阴阳汤

【出处】《辨证奇闻》

【组成】人参一钱（3克），白术二钱（6克），茯苓五钱（15克），香薷一钱（3克），藿香一钱（3克），紫苏叶一钱（3克），厚朴五分（1.5克），陈皮三分（0.9克），枳壳三分（0.9克），砂仁一粒，天花粉一钱（3克）。

【用法】水煎，探冷，徐徐服之。一剂阴阳和，二剂各症愈，不必三剂。

【功效】和其阴阳之气，佐以祛暑。

【主治】主中暑，气不升降，阴阳拂乱，霍乱吐泻，角弓反张，寒热交作，心胸烦闷。

【文献摘要】原书主治　《辨证奇闻》卷六："中暑，气不能升降，霍乱吐泻，角弓反张，寒热交作，心胸烦闷，人以为暑气之内热也，谁知是阴阳之拂乱乎！人身阴阳之气和，则邪不能相干，苟阴阳不能相交，而邪即乘其虚而入之矣。且邪之入人脏腑也，助强而不助弱，见阴之强而即助阴，见阳之强而即助阳。夏令之人，多阴虚阳旺，邪乘阴虚而入，本欺阴之弱也，然见阳气之旺，又助阳而不助阴。阴见邪之助阳也，又妒阳之旺而相战，阳又嫌邪之党阳也，欲嫁其邪于阴，而阴又不受，于是阴阳反乱，气不相通，上不能升，下不能降，霍乱吐泻拂于中，角弓反张困于外，阴不交于阳而作寒，阳不交于阴而作热。心胸之内，竟成战场之地，安得而不烦闷哉！然则治法，和其阴阳之气，而少佐之以祛暑之剂，缓以调之，不必骤以折之也。方用和合阴阳汤。此方分阴阳之清浊，通上下之浮沉，调和于拂逆之时，实有奇功。以其助正而不增火，祛邪而不伤气，化有事为无事也。"

薷苓汤

【出处】《古今医统大全》卷三十五

【组成】香薷3克，黄连3克（姜汁炒），厚朴3克（姜炒），白扁豆3克（炒），猪苓3克，泽泻3克，白术3克，茯苓3克。（原书未著用量）

【用法】上切碎。每服五六钱，水一钟半，加生姜三片，煎七分服。（现代用法：每服15～18克，用水220毫升、姜3片，煎至160毫升温服。）

【功效】祛暑利湿止泻。

【主治】暑湿内阻。身热泄泻，脘腹疼痛，恶心呕吐，心烦口渴，头痛昏眩，或微恶寒，小便不利，舌红苔黄厚腻，脉浮而数。

【方解】本方主治证为中暑受湿，内犯脾胃，阻滞气机，以致清浊相乱。升降失常者。治以祛暑清热，化湿和中。方中香薷解暑和中化湿；黄连清热泻火燥湿，共为君药，以祛暑湿而止泻。白扁豆祛暑健脾，化湿止泻；猪苓、泽泻清利湿热，以止泄泻，共为臣药。佐以厚朴行气燥湿，清胀除满；白术、茯苓健脾补中，祛湿利水。生姜为引，和中止呕。本方由香薷散合五苓散加减而成，故有较好的祛暑利湿止泻之效。适用于湿热内阻之泄泻证。

黄连饮子

【出处】《太平圣惠方》卷十八

【组成】黄连一两（30克）（去须，微炒），栀子仁二十枚（捶碎），淡豆豉二合（3克），薤白二合（3克）（切）。

【用法】上以水二大盏，煎至一盏三分，去渣，不拘时候，分二次温服。

【功效】清热解毒，止痢除烦。

【主治】湿热痢疾。腹痛，里急后重，下利赤白，胸膈烦闷，小便短黄，舌红苔黄腻，脉弦滑数。

【方解】本方主治证为湿热之邪郁滞、气机不畅、上扰心胸、下灼肠道所致。法当清热泻火，解毒燥湿，止痢除烦。方以黄连为君，清热泻火除烦，解毒燥湿止痢。栀子为臣，泻火除烦，清热利湿，凉血解毒。佐以淡豆豉性味辛寒，清热除烦，合栀子善除火郁胸膈烦闷；薤白散结行气，导滞止痢。全方配伍，解毒燥湿，消中有散，可使热清湿除，郁火得泻，则痢止烦除。临床可用于急性细菌性痢疾，证属湿热壅滞者。

【运用】加减变化　若热毒重，身热不解者，可加金银花、黄芩、马齿苋等；若腹痛甚者，可加白芍、延胡索、木香、枳壳等；津伤口渴者，可加天花粉、葛根、知母等药。

六合定中丸

【出处】《医方易简新编》卷四

【组成】藿香四两（120克），香薷四两（120克），木香一两（30克）（另研），茯苓二两（60克），生甘草一两（30克），木瓜二两（60克），檀香一两（30克）（另研），羌活二两（60克），枳壳二两五钱（75克），厚朴一两五钱（45克）（姜汁制），柴胡一两（30克）。

【用法】上为细末，炼蜜为丸，重一钱五分。每次一丸，日三服，温水调下。

【功效】祛暑除湿。

【主治】外感风寒，内伤暑湿。霍乱吐泻，筋脉挛急，脘腹疼痛，烦闷口干，恶寒发热，头痛无汗，小便短少，舌苔白腻而干，脉浮数。

【方解】本方主治证为夏季外感风寒，内伤暑湿，阻滞中焦，损伤脾胃，清浊不分，升降逆乱者。治当解表散寒，理气和中，化湿舒筋。方中香薷解表散寒，化湿和中；藿香化湿祛暑，和中止呕，两者共为君药。苏叶发表散寒，理气宽中；羌活解表散寒，祛风除湿；赤茯苓健脾补中，利水渗湿；木瓜化湿和胃，舒筋缓急，合为臣药。柴胡疏表散邪，畅利气机；枳壳行气导滞，消胀除满；木香行气调中止痛；檀香理气醒脾，调中止痛，均为佐助，以使气顺而湿易化。生甘草为使，益气补中，缓急止痛，调和诸药。全方配伍，共收解表散寒、祛暑除湿之功。

【运用】**加减变化**　若里热盛者，可加滑石、黄连、栀子等；若烦渴甚者，可加生石膏、天花粉、知母等，亦可加半夏、石菖蒲、芦根等，以增强止呕之力。

化逆汤

【出处】《医醇賸义》卷一

【组成】黄连六分（1.8克），吴茱萸三分（0.9克），厚朴一钱（3克），青皮一钱（3克），藿香一钱半（4.5克），木瓜一钱（3克），木香五分（1.5克），白豆蔻六分（1.8克），独活一钱（3克），乌药一钱（3克），刺蒺藜四钱（12克），茯苓二钱（6克）。

【用法】水煎，分2次服。

【功效】解表祛暑，化湿和中。

【主治】外感风寒，内伤暑湿。上吐下泻，其势急迫，口渴心烦，脘腹疼痛，恶寒发热，头痛无汗，肢体酸痛，筋脉挛急，小便短少，舌苔白腻，脉浮数。

【方解】本方主治证为暑月受邪、风寒外袭、暑湿中阻、升降失常、清浊相乱者。治宜解表散寒，祛暑化湿，理气和中。方以藿香为君药，解暑化湿，和胃止呕，又辛散发表。羌活解表散寒，祛风除湿，通痹止痛；刺蒺藜辛散透表，平肝息风；黄连清热解暑，燥湿止泻；木瓜化湿和胃，舒筋缓急，共为臣药。佐以厚朴行气燥湿，消胀除满；茯苓健脾补中，利水渗湿；白豆蔻温中行气，化湿止呕；乌药温里散寒，行气止痛；青皮、木香行气调中止痛；吴茱萸温里燥湿，散寒止痛。全方配伍，表里同治，寒热并用，辛散苦降，化湿舒筋，可使表解里和，升降复常，则诸症悉除。但方中药量较小，临证治疗当酌情增加。

加味天水散

【出处】《医学衷中参西录》上册

【组成】生山药一两（30克），滑石六钱（18克），甘草三钱（9克）。

【用法】水煎，分2次服。

【功效】健脾清热。

【主治】热泻伤阴。泄泻不止，身热面赤，心胸烦闷，口渴饮冷，或兼喘促，小便不利，舌红少苔，脉虚数。

【方解】本方主治为泄泻日久，阴津耗伤，又兼暑热之证。治以健脾补中，益气生津，清解暑热。方中重用山药为君，益气养阴，健脾助运。滑石为臣，甘淡性寒，清解暑热，利水通淋。甘草用量亦较重，益气补中，以助山药之力，与滑石合用为天水散，使清利而不伤津，有"天一生水"之义，又能调和药性，以为佐使。诸药配伍，补而不滞，利而不峻，标本兼顾，扶正祛邪，可使脾运复健，阴液得化，暑热得清，则泄泻可愈。

【运用】**加减变化**　临证施治亦可加入麦门冬、五味子、乌梅、白芍等药，以增强养阴收敛之力。

解暑消痢饮

【出处】《慈航集三元普济方》卷下

【组成】藿香三钱（9克），赤芍五钱（15克），枳壳二钱（6克）（炒），莱菔子三钱（9克）（炒，研），车前子三钱（9克），槟榔二钱（6克），陈皮一钱五分（4.5克），当归八钱（24克）。

　　【用法】煨姜二钱为引，水煎服。

　　【功效】解暑利湿，理气和血。

　　【主治】暑湿痢疾。脘腹胀闷，恶心呕吐，腹痛隐隐，下痢后重，赤白相兼，小便不利，心烦口干，舌苔淡黄腻，脉濡缓或数。

　　【方解】本方主治证为暑湿内阻，气机不利，大肠受损，气血不和。治以解暑利湿，理气和中，调畅气血。方以藿香为君，解暑化湿，和中止呕。车前子清热利水通淋；当归养血活血止痛；赤芍清热凉血，活血止痛，合为臣药。佐以枳壳行气导滞，消胀除满；槟榔行气利湿；莱菔子消食化滞；陈皮理气化湿和中。煨姜为引，和中止呕。诸药合用，可使暑湿得除，气血调畅，则痢疾可愈。

　　【运用】**加减变化**　如痢初起，恶寒发烧，此有表邪，宜加紫苏一钱五分（4.5克），淡豆豉三钱（9克）；如腹痛，加广木香一钱五分（4.5克）；如痢红多，加酒炒黄连三分至五分（0.9~1.5克）；如腹胀下坠，遍数多，加酒制大黄三钱至五钱（9~15克）。

第二节　夏季养生药膳

　　俗话说"民以食为天"，体现了饮食是维护健康的根本。通过科学调摄食物的五味（酸、辛、苦、咸、甘）和四性（寒、凉、温、热）补养虚衰之体，补充人体缺乏的某些营养成分，达到祛病延年、养生益寿的目的，是古今中外人们普遍的愿望。夏季包括了立夏、小满、芒种、夏至、小暑、大暑6个节气。其最大的特点就是气温高、湿度高，地热蒸腾，天地之气上下交合，万物生长繁茂，争芳斗艳。由于这个季节对生灵万物的发育成长十分有利。因此，我们在这个时节更应重视养生，可以根据不同节气特点，有针对性地进行保养，使体内积蓄充足的阳气，以提高抗病能力。

　　夏季阳气盛于外，阳盛容易逼迫阴液外泄，经常会造成人体出现体内阴液不足的情况，故宜进清淡、易消化、清暑祛湿之品，少食肥甘厚味难消化之物。绿叶、瓜类蔬菜及水果等含水量高，且有降低血压、保护血管的作用，可以多多食用。适量食用生冷食物、冰品或凉性蔬菜，如丝瓜、西瓜、苦瓜、甜瓜、番茄、生菜等，有利于清解暑热、生津止渴，但不可过量食用，《摄生消息论》里有云："夏季心旺肾衰，虽大热不宜吃冷饮、蜜水、凉粉、冷粥，饱腹受寒，必起霍乱。"故如果食入过多寒凉冰冷之物，必会引起霍乱，诸如呕吐、腹泻、腹痛之类疾病。夏季气候炎热，食物宜变质、腐败，应注意鉴别食用，尤其是从冰箱取出的食物，最好在充分加热后再食用。在烹调时，可适量加入葱、姜、蒜等调味品，既可以降低食物中的寒凉性质，还可以起到杀菌作用，预防疾病的发生。对于夏季胃口不佳的人群，可多进食一些营养保健粥，以开胃健身。

　　夏天天热易多汗出，中医认为"汗为心之液"，出汗过多会导致心气阴亏虚，为此我们可以选择性多食一些酸味之品，比如乌梅、酸梅等，收敛固气，同时还可以生津止渴。中医学认为，夏季中的"痊夏"（即农历中的六月，阳历中的七八月间）属五行"金、木、水、火、土"中的"土"，故是养"脾"的大好时机，且机不可失，失不再来。应多吃些具有健脾作用的食物，如苦瓜、冬瓜、苹果、葡萄、番茄、乌梅、紫菜、鸡蛋和咸鸭蛋等，适当吃些具有健脾作用的药食同源的食物，如山药、芡实、茯苓等，除此之外，绿豆、扁豆、黑豆、青豆、赤小豆和荷兰豆等也有健脾作用。

夏季以暑气为主，时晴时雨，热浪阵阵，气候闷热，容易使人汗多气短、胸闷烦渴、头晕恶心、食欲不佳、精神不振，重者可出现疰夏证、肠胃病及中暑。根据夏季的气候特点，夏季养生药膳应以清热解暑、益气利湿、生津止渴为主。

此外，由于贪凉、过食冷饮或久居空调环境及阴凉之处，也会出现寒气伤脾、感受寒湿之症。此时当服养阳散寒类膳食。谨记食补贵在持久，一次进补量不可过大，妙在少量，不应急于求成。

一、菜品

怀山杞子炖猪脑

【配方】怀山药 50 克，枸杞子 15 克，猪脑 1 具，生姜、葱、味精、食盐各适量。

【制作】砂锅炖熟。

【用法】趁热，早晚各服 1 次。

【功效】补肾填精，健脑益智。适于肾虚眩晕、头痛、神经衰弱、腰酸足软。

微波姜丝蒸鲈鱼

【配方】鲈鱼 1 条，黄芪 30 克，姜丝、绍酒、胡椒粉各适量。

【制作】鲈鱼整理干净，双面打十字花刀，用绍酒、胡椒粉腌 20 分钟。做调味汁：生抽 2 茶匙、绍酒 1 茶匙、胡椒粉少许、高汤少许。将鲈鱼放深碟，加黄芪和姜丝，淋调味汁，保鲜纸封住并留口疏气，微波炉高火 7 分钟，至鱼熟透即成。

【用法】温服。

【功效】有滋补肝肾、健脾、强筋壮骨的作用。适于术后患者伤口愈合。

黄芪大枣炖土鸡

【配方】小土鸡 1 只，黄芪 30 克，大枣 10 克，茯苓 30 克，姜 2 块。

【制作】土鸡去毛、肠脏，洗净，用沸水烫洗后放入砂锅中。再将黄芪、大枣、茯苓、姜块一并放入砂锅，加水煮开，再小火煮 50 分钟左右。

【用法】温服，早晚各服 1 次。

【功效】有提升免疫功能和皮肤伤口愈合的作用。适于年老体弱、手术后患者。

山药茯苓包子

【配方】山药粉 120 克，茯苓粉 90 克，面粉 500 克，白糖 150 克，熟猪油及小苏打各适量。

【制作】山药粉、茯苓粉、面粉加水和成面团，白糖、熟猪油及小苏打调馅，包包子蒸熟。

【用法】趁热食用。

【功效】健脾补肾，固涩止泻。适于脾虚食少、慢性腹泻、肾虚遗精、尿频等。

二、汤羹

绿豆老鸭汤

【配方】绿豆 100 克，土茯苓 20 克，老鸭 1 只，食盐酌量。

【制作】将老鸭去毛及内脏，洗净。绿豆洗净。土茯苓装入纱布袋。封紧袋口，与老鸭、绿豆一配放入锅中，加入清水 5 碗，大火煮沸后，改用小火煮约 4 小时，食盐调味即可。

【用法】每日 1 剂，佐餐食用。

【功效】清热解毒，消暑利湿。本汤主治暑湿，症见发热、身热不退、神疲乏力、不思饮食、苔黄腻等。

扁豆香薷汤

【配方】白扁豆 30 克，香薷 15 克。

【制作】白扁豆、香薷放入砂锅中，加入 2 碗清水，煎 25 分钟，滤取汤汁饮用。

【用法】每日分早、中、晚 3 次饮用。

【功效】清热利湿。适用于小儿夏伤暑热、身热无汗呕吐、泄泻等症。

车前红枣田螺汤

【配方】车前子 30 克，大枣 20 枚，田螺（连壳）1000 克，食盐、味精各少许。

【制作】先用清水将田螺浸泡 1 日，以漂去污泥，斩去田螺笃。大枣洗净去核，车前子装入纱布中，封紧袋口，与大枣、田螺一同放入锅内，加入清水适量，煮沸后，改用小火煲 2 小时，加入食盐、味精调味饮用。

【用法】饮汤，吃螺肉。

【功效】利水通淋，清热祛湿。可解除夏暑季节小便短涩不畅等。

猪瘦肉药膳汤

【配方】猪瘦肉 250 克，怀山药 15 克，薏苡仁 15 克，莲子 15 克，百合 10 克，玉竹 10 克，芡实 10 克。

【制作】猪瘦肉洗净，切成大块，用开水汆烫后再漂净，以去除血污。其余原料分别用温水浸泡后洗净。莲子去心。怀山药切成厚片，装入纱布袋中，封紧袋口。锅中加入适量清水，大火烧开后将所有原料放入锅中，继续用大火煮沸，然后改用小火煲约 2 小时，拣出药包，调味食用。

【用法】食肉饮汤，佐餐食用。

【功效】滋补开胃，清润祛湿，养肾安神。

猪尾药膳汤

【配方】猪尾 300 克，莲子 25 克，百合 25 克，薏苡仁 15 克，芡实 15 克，蜜枣 3 枚。

【制作】猪尾拔净细毛，洗净，斩块，汆烫后捞出。莲子、百合、薏苡仁、芡实、蜜枣分别洗净。莲于去心，将所有原料放入开水锅中。先用大火烧沸后，改用小火煲约 2 小时，滤去药渣，调味食用。

【用法】佐餐食用。

【功效】清热祛湿，补肾健脾，强腰健膝，滋阴安神。

莲子六一汤

【配方】莲子 60 克，生甘草 10 克，冰糖适量。

【制作】莲子去心，甘草切片，煮煎后加冰糖，出锅放至温热，吃莲子喝汤。

【用法】早晚各服 1 次。

【功效】清火解热，悦肤减肥。适于面部痤疮、小便短涩、低热易出汗者。

薏米冰糖汤

【配方】薏苡仁 100 克，山楂糕 50 克，冰糖 200 克，桂花 3 克，食盐少许。

【制作】薏苡仁加水蒸熟，山楂糕切片，取水 600 毫升入锅，加入冰糖、桂花、食盐，煮沸至薏苡仁浮起，出锅温服。

【用法】温服，早晚各服 1 次。

【功效】除火利湿，消除疣瘤，减肥美容。适于消化不良，积食，下肢水肿，白带量多，面部痤疮。

百合汤

【配方】鲜野百合 150 克，白糖适量。

【制作】加水 200 毫升，煮烂，放入白糖。

【用法】每日下午食用。

【功效】养心、益肺、补中。百合善入心肺，具有补中益气、养肺宁嗽、安心益智、养五脏之功。用于夏时人们多汗、口渴多饮、心烦少寐、纳食减少等症。

胡萝卜生鱼汤

【配方】生鱼约 500 克，猪瘦肉 100 克，胡萝卜 500 克，大枣 10 克，陈皮 5 克，植物油、调料各适量。

【制作】胡萝卜去皮洗净，切厚片，大枣（去核）、陈皮（浸软、去白）洗净。猪瘦肉洗净，切块；生鱼去鳞、鳃、肠脏。洗净，抹干水，下油起锅稍煎黄。把全部用料放入开水锅内，大火煮沸后，小火煲 2 小时，调味供用。

【用法】温服，早晚各服 1 次。

【功效】清补益气，健脾化滞。胡萝卜有健脾胃、化积滞的作用，生鱼又叫乌鱼，民间常用治疗水肿，并认为有愈伤的作用，可促进伤口愈合。猪瘦肉健脾养血，大枣补中益气，陈皮理气和胃。适用于夏季食欲缺乏，病后、术后体弱，饮食欠佳者。

虾皮冬瓜汤

【配方】虾皮 50 克，猪肉 100 克，冬瓜 500 克，盐、花椒、姜、味精各适量。

【制作】冬瓜去皮切为小块，和虾皮、盐、猪肉等调味料共煲汤。

【用法】每天服 1 次，或当菜肴佐餐，隔天服 1 次亦可。常服亦佳。

【功效】清热解毒，清暑除渴，补充钙质，开胃爽口，为儿童夏季养生饮食。并可防治疰夏、佝偻病等。成年人常服又有减肥美容之功。

杨梅汤

【配方】杨梅 15 克。

【制作】杨梅加水煎煮。

【用法】代茶频饮。

【功效】可预防夏季中暑。

三、粥品

黄芪银花粥

【配方】生黄芪 50 克，金银花 40 克，粳米 50 克。

【制作】将配料洗净，将生黄芪、金银花装入已消毒的纱布袋中，放入砂锅内，加入 1000 毫升水，煮 20 分钟，将纱布袋及药渣捞去，放入洗净的粳米，煮烂成粥。

【用法】佐餐食用，分 2 次服完。

【功效】清暑热，解湿毒。夏天暑热伤人所致的身热、汗多、心烦、口渴、倦怠乏力、尿少色黄等症。

大枣莲子百合粥

【配方】大枣 50 克，百合干 25 克，莲子 45 克，大米 100 克。

【制作】将大枣、百合干泡开洗净；莲子泡开去心；大米淘净。上述原料放入已煮开水的锅内，小火煮烂成粥即成。

【用法】温服，早晚各服 1 次。

【功效】综合作用于人体，具有良好的营养滋补之功。大枣中所含的环磷酸腺苷是人体能量代谢的必需物质，它能增强肌力、扩张血管，增加心肌收缩力、改善心肌营养，对预防心血管疾病有良好的作用。百合除含蛋白质、脂肪和碳水化合物外，还含有一些特殊的成分，如秋水碱等多种生物碱。本品对病后身体虚弱、结核病、神经官能症等患者的康复有一定的作用。

绿豆粥

【配方】绿豆 50 克，粳米 100 克，冰糖适量。

【制作】把绿豆、粳米洗净，煮粥，待熟后再加入冰糖，拌匀即可。

【用法】温服，早晚各服 1 次。

【功效】清热解暑，祛暑除烦，生津止渴。用于夏天防暑解暑。

莲子荷叶粥

【配方】莲子 50 克，新鲜荷叶 1 片，粳米 100 克，冰糖适量。

【制作】取新鲜荷叶一片，洗净切碎，放入纱布袋中水煎，取浓汁 150 毫升，加入莲子（提前煮好的）若干，再放入粳米、冰糖适量，加水 500 毫升，煮成稀粥。

【用法】温服，早晚各服 1 次。

【功效】对夏热心烦不眠有治疗作用。莲子有清心除烦、健脾止泻的作用。荷叶气香微涩，有清热解暑、消烦止渴、降低血压和减肥等功效，与莲子、粳米、冰糖煮粥香甜爽口，是极好的清热解暑良药。

酸枣粥

【配方】大米 100 克，酸枣仁 50 克，白糖适量。

【制作】酸枣仁洗净捣碎，再加适量水捣至稀烂，用纱布将汁绞出备用；把大米淘洗干净后，加适量清水旺火煮沸后，改用小火慢慢煮至半熟；之后再加入酸枣仁汁继续煮，直到米粒煮烂、汤熬成黏稠状为止，加白糖即可食用。

【用法】每晚睡前服用。

【功效】用治虚劳心烦，不得睡卧。

【禁忌】有实邪及滑泻者慎服。

藿香粥

【配方】干藿香 10 克（如果是鲜藿香，量要加倍），大米 100 克，白糖适量。

【制作】先把藿香择净，放到锅内，加适量的水浸泡 5～10 分钟，煎取其汁，之后放入大米熬粥，粥熟时放入白糖，再煮 1 沸或 2 沸即成。

【用法】每日 1 剂，连服 3～5 天。

【功效】芳香化湿，和中止呕。适用于治疗和缓解脘腹胀满等暑湿症状。

砂仁藿香粥

【配方】砂仁 5 克，藿香 10 克，大米 100 克，白糖适量。

【制作】先把砂仁研成细末备用，把藿香择净，放砂锅内加水浸泡 10 分钟左右后，水煎取其汁，加入大米熬成粥，粥熟时加入砂仁末和白糖，再煮 1 沸或 2 沸即成。

【用法】每日 1 剂，连续服 3～5 天。

【功效】和中止呕，也适用于妇女妊娠呕吐。

白术藿香粥

【配方】白术 10 克，藿香 10 克（如果是鲜品，剂量要加倍），大米 100 克，白糖适量。

【制作】把白术、藿香择净，放到锅内，加水适量。浸泡 5～10 分钟，水煎取其汁，加入大米熬粥，粥熟时放白糖，再煮 1 沸或 2 沸即成。

【用法】每日 1 剂，连续服 3～5 天。

【功效】健脾化湿，适用于缓解和治疗脾胃湿阻、胸脘痞闷、少食作呕、神疲体倦等症状。

薏米绿豆粥

【配方】薏苡仁 50 克，绿豆 50 克，大米 100 克。

【制作】将薏苡仁、大米、绿豆洗净，浸泡 2 小时。锅里放水煮沸，将薏苡仁、大米、绿豆放入锅内煮沸，用小火煮至米、豆烂熟即可。

【用法】夏季可每 1～2 周食用 1 次。

【功效】本品有补益元气、调和五脏、清暑利水、安神、止消渴、利肿胀、解毒等功效。对泄泻、水肿、面部痤疮、扁平疣、胃癌、子宫癌等有辅助治疗作用。

【禁忌】阴虚之人不宜食用。

木棉陈皮粥

【配方】木棉花 5 朵，陈皮 5 克，大米 100 克，冰糖适量。

【制作】木棉花、大米分别洗净，与陈皮一起入锅，加适量清水煮粥，粥熟后调入冰糖。拌匀食用。

【用法】随意食用。

【功效】清热解暑，健胃利湿。对暑热咽干、食欲缺乏、泄泻等均有治疗作用。

三花大米粥

【配方】金银花 10 克，鲜扁豆花 10 朵，鲜丝瓜花 10 朵，大米 50 克，白糖适量。

【制作】将金银花、扁豆花、丝瓜花洗净，加入水适量，煎煮约 10 分钟，去渣取汁。将大米淘洗干净，放入锅中，加入准备好的花汁及适量清水，先用大火煮沸，再改用小火慢煮至粥熟，调入白糖，拌匀即成。

【用法】每日 1 剂，随意食用。

【功效】清热解毒，抑菌消炎。

蚕茧山药粥

【配方】蚕茧 10 只，山药 30 克，粳米 30 克，大枣 10 枚，白糖适量。

【制作】蚕茧煎汤 500 毫升，滤液去渣，再将大枣去核，同山药、粳米一起加入煮成稀粥。

【用法】早晚各服 1 次。

【功效】蚕茧止渴解毒，山药、大枣健脾和胃，同用对低热、神疲乏力、胃纳减退、大便溏薄等有效。

荷叶冬瓜粥

【配方】新鲜荷叶 2 张，冬瓜 250 克，粳米 30 克，白糖适量。

【制作】新鲜荷叶洗净后煎汤 500 毫升左右，滤后取汁备用；冬瓜去皮，切成小块，加入荷叶汁及粳米煮成稀粥，加白糖适量。

【用法】早晚各服 1 次。

【功效】冬瓜可清热生津、利水止渴，荷叶清热解暑。适用于发热不退、口渴、尿少者食用。

益气清暑粥

【配方】北沙参 10 克，西洋参 1 克，知母 5 克，石斛 10 克，粳米 30 克，白糖适量。

【制作】北沙参、石斛、知母用布包加水煎 30 分钟，去渣留汁备用；再将西洋参研成粉末，与粳米加入药汁中同煮成粥，加白糖适量调味。

【用法】早晚服用。

【功效】西洋参益气养阴，北沙参、石斛、知母养阴清热止渴。适合发热持续不退、口渴、无汗或少汗者食用。

四、酒剂

竹叶清热酒

【配方】淡竹叶 200 克，白酒 500 毫升。

【制作】将淡竹叶洗净，和白酒一同置于洁净容器中，密封，浸泡。每日摇匀 1 次，15 日后即可过滤去渣取液饮用。

【用法】口服。每日早晚各 1 次，每次 10~20 毫升。

【功效】清热除烦，利小便。主治热病伤津之口渴或温热病初起，以及心经实火之尿赤、热淋、消斑不利等症。

青梅酒

【配方】青梅 500 克，杏仁 25 克，米酒 1000 克。

【制作】将青梅、杏仁（去皮尖）置坛中，加入米酒，密封浸泡 1 个月，过滤取汁即成。

【用法】每次饮 30~50 毫升，或随量饮之。

【功效】清热解暑，消炎生津。用于夏季防暑降温养生，食欲不振，消化不良，口干津少者亦宜服用。

山楂草果陈皮酒

【配方】山楂 20 克，陈皮 15 克，草果 10 克，白酒 250 毫升。

【制作】将草果、山楂、陈皮切碎，装入纱布袋。将纱布袋放入玻璃容器里，加入白酒浸泡后密封保存。7～10 天后即可饮用。

【用法】口服。每日 2 次，每次 10 毫升。

【功效】温中健脾、开胃消食。主治消化不良或胃脘闷胀、食欲缺乏等症。

【禁忌】体内有实热者不宜服用草果。

黄连绿豆枸杞酒

【配方】黄连 20 克，绿豆 20 克，枸杞子 20 克，白酒 500 毫升。

【制作】将绿豆捣碎，黄连切成小片。把绿豆、黄连与枸杞子共放入干净带盖的容器中，加酒密封浸泡 12 天即可。

【用法】每日 2～3 次，每次 15 毫升。

【功效】清热，利湿，明目。主治体内湿热引起的面赤、口渴、烦躁、便秘等。脾胃虚寒者忌用；阴虚津伤者慎用。

神曲酒

【配方】神曲 100 克，白酒 1000 毫升。

【制作】神曲稍炒热，放置在容器中，添加白酒。每天振摇 1～2 次，密封浸泡 7 天，去渣留液。

【用法】口服。每日 2 次，每次 10～20 毫升。

【功效】消结散滞，健脾暖胃。主治伤食引起的脘腹闷胀、消化不良。

薏苡仁酒

【配方】薏苡仁 2500 克，曲、米各适量。

【制作】将薏苡仁磨成粉，同曲、米各适量酿酒。或袋盛煮酒，去渣备用。

【用法】每日 3 次，每服 2～3 杯。

【功效】薏苡仁具有健脾利湿，清热之效，故用于脾虚湿胜所致之腹胀、泄泻水肿、小便不利之症。

胡麻解暑酒

【配方】亚麻子 200 克，生姜 60 克，生龙脑叶 20 克，黄酒 500 毫升。

【制作】将亚麻子煎熟，略炒，加生姜、龙脑叶，同入炒，细研，和黄酒一同置容器中，密封，浸渍 7 日后，过滤去渣，即成。

【用法】口服。每日 2 次，每次 30～50 毫升。

【功效】解暑热。预防中暑。

杨梅露酒

【配方】杨梅 500 克，白糖 80 克。

【制作】将杨梅洗净加白糖（或酒成后加入），共装入瓷罐中捣烂，加盖（不密封，稍留空隙），7～10 日，自然发酵成酒。再用纱布绞汁，即成约 12° 的杨梅露酒，然后倒入锅中煮沸，待冷装瓶，密闭保存。时间越久越好。

【用法】口服。每日服 3 次，每次服 50 毫升。

【功效】防暑止泻。预防中暑，并有止泻之功。

千金止痢酒

【配方】黄连190克，阿胶90克，鼠尾草90克，当归90克，干姜90克，米酒3500毫升。

【制作】将前5味药放入米酒中，煮取1500毫升，去渣，即可饮用。

【用法】口服。每次500毫升，温饮，分3次饮完。

【功效】泻火解毒，清热燥湿，杀虫，滋阴润燥，补血，止血，祛痰止咳解毒。主治下痢腹痛、肠滑不止等症。

十滴水

【配方】大黄20克，小茴香10克，肉桂10克，辣椒5克，干姜25克，樟脑25克，薄荷油25毫升（或桉叶油12.5毫升），70%乙醇适量。

【制作】将前5味捣为粗粉，混匀，用乙醇（70%）作为溶解媒，按渗滤法渗滤，至渗出的滤液达800毫升左右，即停止渗滤，滤渣压榨出余液，与渗滤液合并，加樟脑（应先置研钵中加95%乙醇湿润后研细）与薄荷油，振摇或搅拌使之溶解，置阴凉处静置过夜，如有沉淀，则用棉花滤去再添加70%乙醇至1000毫升。分装备用。

【用法】口服。每次服2.5～5毫升，小儿酌减。

【功效】导浊，清暑，开窍，止痛。主治中暑引起的头晕、恶心、腹痛、肠胃不适等症。

五、茶饮

白菊花茶

【配方】白菊花10克。

【制作】沸水冲泡。

【用法】代茶频饮。

【功效】清热去火，生津止渴。

咸味绿茶

【配方】绿茶、食盐各适量。

【制作】沸水冲泡绿茶，以食盐调味。

【用法】代茶频饮。

【功效】清热降暑，止渴生津。

苦瓜茶

【配方】苦瓜1根，绿茶适量。

【制作】苦瓜洗净，擦干后切成段，去瓤后，塞入绿茶，放在阴凉通风处晾干。将晒干的苦瓜连同茶叶一起切碎，混匀，备用。

【用法】每次取10克，放入杯中，沸水冲饮。

【功效】清热解暑，利尿消肿。适用于中暑发热、心烦口渴等。

荷叶茶

【配方】荷叶10克，绿茶10克。

【制作】沸水冲泡。

【用法】随喝随冲。

【功效】清热活血，健脾利水。适用于肥胖等。

菊花茶

【配方】茶叶 3 克，菊花 9 克。

【制作】以沸水冲泡。

【用法】代茶徐徐服饮。

【功效】清利头目，清热利尿。适用于夏热所致的头目不清、精神疲倦、烦热、小便短赤。

提神醒脑茶

【配方】绿茶 3 克，薄荷 2 克，白糖适量。

【制作】以沸水冲泡。

【用法】代茶饮。

【功效】清热解表，提神醒脑，排气，利尿。适于夏季感冒、暑热烦渴，老年人腹胀、矢气不通等。

清凉醒目茶

【配方】绿茶 3 克，鲜薄荷 3 克，太子参 6 克，生姜 1 片。

【制作】以沸水冲泡，盖浸片刻。

【用法】代茶服饮。

【功效】消暑解热，清凉醒目，调理脾胃。适于夏季作茶疗保健饮料。

生津止咳茶

【配方】茶叶 3 克，乌梅 10 克，五味子 5 克，大枣 30 克（剖开）。

【制作】将上药同放入茶杯中，以沸水冲泡盖浸片刻。

【用法】代茶服饮。每日 1 剂。

【功效】生津止渴，敛肺止咳。适于"苦夏"证及肺虚喘咳等。

橄榄茶

【配方】绿茶 2 克，青橄榄 2 枚，莲子心 3 克。

【制作】将青橄榄表皮轻轻剖解后，放入大号玻璃杯中，再放入茶叶和莲心，用沸水泡饮。

【用法】随意饮用。

【功效】生津止渴，清心消暑。

清暑生津茶

【配方】绿茶 10 克，生姜 3 克，食盐 4.5 克。

【制作】共煎汤 500 毫升。

【用法】服饮之。

【功效】清热生津解暑。本品适用于夏季大汗之后烦热、口渴、腹泻者。

健胃化痰茶

【配方】茶叶 4 克，青皮 10 克，陈皮 10 克，白萝卜 3 片。

【制作】以沸水浸泡。

【用法】随意饮用。

【功效】行气健胃，祛痰止呕。适用于咳嗽、嗳气呕吐、胸闷腹胀等症。

枸杞菊花饮

【配方】白菊花 10 克，枸杞子 10 克，绿茶 10 克，白糖适量。

【制作】将枸杞子、白菊花与绿茶混合，与适量白糖同置茶杯内，冲入沸水 200 毫升，加盖浸泡片刻即可。

【用法】代茶频饮。

【功效】白菊花具有散风热、清肝明目、解毒之功效，可用于防治风热感冒、头痛眩晕、目赤肿痛等。枸杞子能滋养肝肾，白菊花能提神醒目，绿茶则可减轻辐射，因此也非常适合"电脑族"饮用。本方疏风醒神，养肝明目，可用于风热感冒、头痛眩晕、目赤肿痛、高血压患者，以及长期使用计算机者。

【禁忌】白菊花性凉，体虚、脾虚、胃寒者，以及平时易腹泻者不要冷饮。

绿豆饮

【配方】绿豆、红糖各适量。

【制作】绿豆洗净。放入锅中，加入适量清水煮烂，兑入红糖调味饮用。

【用法】代茶频饮。

【功效】清热解毒，利水消肿。可作为夏季解暑常用饮料。

灯心草苦瓜饮

【配方】灯心草 20 克，鲜苦瓜 150 克，食盐、味精各适量。

【制作】把灯心草、苦瓜一起放入锅内，用小火煮 30 分钟，去渣取汁，加食盐、味精调味即可。

【用法】每日 1 剂，分次作为饮料饮用。

【功效】清热解渴，清脑利咽，除烦利尿。本方可治疗夏天暑热伤人所致的身热、汗多、心烦、口渴、倦怠乏力、尿少色黄等症。

甘草饮

【配方】甘草 10 克，食盐 10 克。

【制作】将甘草放入锅中，加 1000 毫升开水，加盖闷约 1 小时，以食盐调味。凉后饮用。

【用法】代茶频饮。

【功效】适于夏季暑热口渴。

六、其他

薄荷甘草露

【配方】薄荷 10 克，甘草 3 克。

【制作】将两药同放入锅内，加开水约 3000 毫升，加盖煮沸 15 分钟，取汁加蜂蜜即可饮用。

【用法】可随意服用。

【功效】薄荷甘草露具有清肺止咳、解毒利咽的作用。可用于咽喉痒痛不适、声嘶、咳嗽等症。

第三章　秋季养生

中医古籍《黄帝内经·素问》云："秋三月，此谓容平。天气以急，地气以明。早卧早起，与鸡俱兴，使志安宁，以缓秋刑，收敛神气，使秋气平，无外其志，使肺气清。此秋气之应，养收之道也。逆之则伤肺，冬为飧泄，奉藏者少。"

秋季，从立秋至立冬前，包括立秋、处暑、白露、秋分、寒露、霜降 6 个节气，为农历七月至九月，即阳历的 8 月至 10 月。秋天气候由热转凉，万物成熟收获，阳气渐收，阴气渐长，是由阳盛转变为阴盛的关键时期，人体阴阳的代谢也进入了阳消阴长的过渡，秋季，肺气旺，秋天饮食之味宜减辛增酸，以抑制肺气更盛，滋养肝气，疏泄调畅。因此，秋季养生，精神情志、饮食起居、运动锻炼，皆体现一个"收"字。

中医认为，秋属金，秋气如金一般有肃杀的特质。秋季应于肺，肺在志为悲忧，因而人在秋季比其他时候更易产生悲忧的情绪。这种不良的情绪最易伤肺，尤其是伤肺气，进而影响人体正气。在秋季首先要培养乐观情绪，保持神志安宁，以避肃杀之气；收敛神气，以顺应秋天容平之气。意志不要过分活跃，逐渐收敛，以顺应秋季的养收之道，保护人体的正气，尤其使肺气清肃而不上逆。

秋季太阳直射点从北半球逐渐南移，温度逐渐降低，白昼时间逐渐缩短，黑夜时间逐渐增长。自然界的阳气由疏泄趋向收敛，起居作息要相应调整。秋季 3 个月叫作"容平"，此时天高风急，地气清肃，自然界的阳气由疏泄趋向收敛，起居作息要相应调整。早卧，以顺应阳气之收；早起，使肺气得以舒展，且防收之太过。可以利用音乐、养花、垂钓等方式调节身心。我国古代民间有重阳节（阴历九月九日）登高赏景的习俗，也是养收之一法，登高远眺，可使人心旷神怡，一切忧郁、惆怅等不良情绪顿然消散，是调解情绪的良剂。

初秋，暑热未尽，凉风时至，天气变化无常，同一地区也会有"一天有四季，十里不同天"的情况。须多备几件秋装，做到酌情增减。秋冻是一种有益的养生方法，指的是进入秋天以后，天冷添衣时，要逐渐添加，不可一次着衣太多，否则易削弱机体对气候转冷的适应能力。在日常睡眠、活动锻炼之时也需贯穿"秋冻"思想，增强机体抵抗能力。"秋冻"也需根据个体情况和气温状况适度而为，不要因为一味遵循"秋冻"招致寒邪，适得其反。深秋时节，风大转凉，应及时增加衣服，体弱的老人和儿童尤应注意。

第一节　秋季养生方药

《黄帝内经·六节藏象论》指出："肺者，通于秋气。"秋天肺的气血最充沛，功能最旺盛。"肺为娇脏，喜润恶燥"，而"燥为秋季之主气"，肺失津润，宣发与肃降的功能就会受到影响，从而出现干咳少痰、气急鼻燥、唇干口渴等肺燥的症候。肺外合皮毛，如果肺失去了滋润，会影响到外部器官皮毛也同样出现干燥症状，如皮肤干涩、毛发枯燥、大便干结等。因此，"养肺"也被当作秋季养生的重点。可使用润肺清燥、养阴生津的方剂如清肺救燥汤、养阴清肺汤等，有助于润肺养肺；肺与鼻的关系密切，秋季燥邪伤肺引起鼻腔干燥、咽干，可用杏苏散、桑杏汤等以清宣外燥；肺与大肠互为表里，如秋季便秘可用增液汤，滋养肺胃阴津以润肠燥。通常，秋季养生可根据个人体质情况，选用合适的中药方剂调养。

参芪膏

【出处】《全国中药成药处方集》

【组成】党参1500克，黄芪1500克，冰糖3000克。

【用法】党参、黄芪共煎熬3次，去渣取汁，滤清收缩，加冰糖，收膏。每服9～15克，早晚开水和服，每日2次。

【功效】补气固表，止汗之功。

【主治】用于秋季体虚自汗，易患感冒者，尤其是体弱的老年人。

【方解】方中党参扶脾养胃，补中益气；黄芪甘温补气升阳，益气固表，二药配伍，补中益气，升阳固卫，劳倦消除，寒热自平，气陷自举。本方以党参、黄芪配合，制成膏滋药，持久服用，自有良效。

【运用】1. 辨证要点　脾胃气虚，倦怠乏力，懒于言语，呼吸少气，动则气喘，面色㿠白，脉弱。

2. 加减变化　血虚者加熟地、当归、白芍养血和营、补益阴血；血瘀者加川芎、郁金活血行气；肝郁者加柴胡、郁金舒肝解郁、调达气机，使之气机顺畅补而不滞，后而不腻，进而虚而受补以提高药效。

3. 现代运用　西医之慢性贫血、慢性肾炎蛋白尿、慢性肝炎、慢性肠炎、溃疡病、肺结核病、消化功能紊乱等，见有上述症状者。

4. 使用注意　感受外邪，痰湿内停者忌用。

【文献摘要】《本草正义》："党参力能补脾养胃，润肺生津，健运中气，本与人参不甚相远。其尤可贵者，则健脾运而不燥，滋胃阴而不湿，润肺而不犯寒凉，养血而不偏滋腻，鼓舞清阳，振动中气，而无刚燥之弊……力量较为薄弱，不能持久……黄芪补益中土，温养脾胃，凡中气不振，脾土虚弱，清气下陷者最宜。其皮直达人之肤表肌肉，固护卫阳，充实表分，是其专长，所以表虚诸病，最为神剂。"

【临床报道】方氏等观察复方参芪膏治疗慢性疲劳综合征（CFS）的临床疗效。方法：230例患者随机分成2组，治疗组120例内服复方参芪膏，对照组110例内服ATP片及维生素C。疗程均为30日。观测2组治疗前后临床积分及有效率。结果治疗组治疗前后临床积分比较差异有显著性意义（$P < 0.01$）；治疗组有效率达88.33%，明显优于对照组32.72%（$P < 0.01$）。结论：复方参芪膏能明显改善慢性疲劳综合征患者的临床症状。[方一清，任玉兰，王国团. 复方参芪膏治疗慢性疲劳综合征的临床观察 [J]. 西北药学杂志，2008（06）：389-391.]

【实验研究】张氏等采用自发性2型糖尿病GK大鼠联合高脂饲料喂养制备T2DM大鼠模型。造模成功后，30只GK大鼠随机分为模型组、参芪复方组、罗格列酮组，每组10只，另设10只Wistar大鼠作为正常对照组。参芪复方组给予参芪复方浸膏14.4

克／（千克·日）灌胃，罗格列酮组给予罗格列酮混悬液 0.67 毫克／（千克·日）灌胃，模型组和正常对照组均给予等体积 0.9 氯化钠灌胃，均每日 1 次。8 周后观察大鼠骨骼肌线粒体病理学改变；检测各组大鼠骨骼肌线粒体的线粒体融合蛋白 1（Mfn1）、线粒体融合蛋白 2（Mfn2）、视神经萎缩因子 1（Opa1）、动力相关蛋白 1（Drp1）、线粒体分裂蛋白 1（Fisl）、线粒体分裂因子（Mff）蛋白及 mRNA 表达。结论：参芪复方可以明显改善 T2DM 模型大鼠骨骼肌早期病变，其作用机制可能与影响线粒体动力学密切相关。［张海燕，吴贤波，丁若兰，等 . 参芪复方对 2 型糖尿病模型大鼠骨骼肌病变的影响 [J]. 中医杂志，2021，62（12）：1080–1081.］

二冬二母汤

【出处】《症因脉治》卷二

【组成】麦门冬 20 克，天门冬 18 克，知母 18 克，川贝母 10 克。

【用法】水煎服。

【功效】养阴润肺，化痰止咳。

【主治】内伤燥痰，咳嗽喘逆，时咳时止，痰不能出，连嗽不已，脉两尺沉数；或肺热身肿，燥咳烦闷，脉右寸洪数者。

【方解】方中麦门冬、天门冬润肺止咳，养阴生津，并能壮肾水以上承于肺；川贝母乃甘寒之品，可止咳化痰、清热散结；知母清热泻火、滋肾润燥，于是本方有化痰止咳、润肺养阴、壮水生津的功能，所以为治疗干咳无痰的良方。

【运用】1. 辨证要点　咳嗽喘逆，时咳时止，痰不能出，脉两尺沉数或肺热身肿，燥咳烦闷，脉右寸洪数者。

2. 加减变化　此症若发生在秋燥之季，可加清润养阴、疏肺中燥热、散邪止咳的北沙参、冬桑叶。

3. 现代运用　小儿支原体肺炎、产后咳嗽、感染后咳嗽导致伤肺阴（津），干咳无痰的无力。

4. 使用注意　痰湿内盛者慎服。

【文献摘要】《症因脉治》卷二："淡天门冬一钱，提麦门冬一钱，知母一钱，川贝母三钱，南沙参三钱，北沙参三钱。上药用水煎去滓，加梨汁二瓢，竹沥二瓢，姜汁三滴，和匀服……养阴化痰。主温燥热退而津气两伤、液郁化痰者。"

【临床报道】刘氏等运用二冬二母汤加减穴位离子导入治疗小儿支原体肺炎的临床疗效，治疗组退热时间、咳喘减轻时间、肺部啰音消失时间均低于对照组（$P < 0.01$）；治疗组总有效率为 97.87%，优于对照组的 80.85%（$P < 0.05$）；治疗后治疗组 IL–2 水平明显升高，IL–6 水平显著下降，与对照组相比有统计学差异（$P < 0.01$）。结论：二冬二母汤穴位离子导入治疗小儿肺炎支原体肺炎能提高临床疗效。［刘淑华，王兆凯 . 二冬二母汤穴位离子导入治疗小儿肺炎支原体肺炎的临床研究 [J]. 中国妇幼保健，2012，27（30）：4798–4799.］

百花丸

【出处】《济生方》

【组成】款冬花 500 克，百合 500 克（蒸、焙）。

【用法】上为细末，炼蜜为丸，如龙眼大。每服1丸，食后、临卧细嚼，姜汤咽下；噙化尤佳。

【功效】滋阴润肺，化痰止咳。

【主治】七情内伤，酒色无节，虚火妄动，午后潮热，咳嗽喘急，痰中带血，津少声哑。

【方解】方中百合甘苦微寒，滋阴清热，润肺止咳；款冬花润肺下气，化痰止咳——二药配伍，使阴液得复，虚火自降，诸症自除。

【运用】1. **辨证要点**　午后潮热，咳嗽喘急，痰中带血，津少声哑。

2. **加减变化**　若肺、肾阴虚，加麦门冬、熟地、玄参以金水并调，滋阴清热；若咳血较重，加白茅根、藕节以凉血止血；若痰少而黏，加紫菀、贝母以助化痰；若久咳喘促者，加五味子、乌梅敛肺止咳平喘。

3. **现代运用**　本方为治阴虚肺燥之久咳常用方。临床上常用于治疗肺结核、慢性支气管炎、支气管扩张、慢性咽喉炎等属阴虚肺燥者。

4. **使用注意**　咳嗽属湿盛或痰热者不宜用。

【文献摘要】1. **原书主治**　《医级》："百花丸：治痰嗽不已而见血。百合蒸焙干，款冬花蜜炙。为末，炼蜜为丸，如圆眼大，临卧细嚼一丸，白汤下。"

2. **方论选录**　《药性纂要》："款冬花《神农本草经》中品。冬月生冰上。味辛，气温，为温肺治嗽要药。《济生方》治痰嗽带血，用款冬花、百合蒸焙，等分为末，蜜丸，龙眼大。每卧时嚼一丸，姜汤下。今称百花丸是也。"

止嗽散

【出处】《医学心悟》

【组成】桔梗二斤（1000克）（炒），荆芥二斤（1000克），紫菀二斤（1000克）（蒸），百部二斤（1000克）（蒸），白前二斤（1000克）（蒸），甘草十二两（360克）（蒸），陈皮一斤（500克）（水洗去白）。

【用法】上为末。每服三钱（9克），食后、临卧开水调下；初感风寒，生姜汤调下（现代用法：共为末，每服6~9克，温开水或姜汤送下。亦可做汤剂，水煎服，用量按原方比例酌减）。

【功效】宣利肺气，疏风止咳。

【主治】风邪犯肺证。咳嗽咽痒，咳痰不爽，或微有恶风发热，舌苔薄白，脉浮缓。

【方解】本方治证为外感咳嗽，经服解表宣肺药咳仍不止者。风邪犯肺，肺失清肃，虽经发散，因解表不彻而其邪未尽，故仍咽痒咳嗽，此时外邪十去八九，故微有恶风发热。治法重在理肺止咳，微加疏表之品。方中紫菀、百部为君，两药味苦，都入肺经，其性温而不热，润而不腻，皆可止咳化痰，对于新久咳嗽都能使用。桔梗味苦辛而性平，善于开宣肺气；白前味辛甘性亦平，长于降气化痰。两者协同，一宣一降，以复肺气之宣降，增强君药止咳化痰之力，为臣药。荆芥辛而微温，疏风解表，以祛在表之余邪；陈皮理气化痰，均为佐药。甘草调和诸药，合桔梗又有利咽止咳之功，是为佐使之用。综观全方，药虽七味，量极轻微，具有温而不燥、润而不腻、散寒不助热、解表不伤正的特点。正如《医学心悟》卷三中所说："本方温润和平，不寒不热，既无攻击过当之虞，大有启门驱贼之势。是以客邪易散，肺气安宁。"故对于新久咳嗽，咳痰不爽者，加减运用得宜，均可获效。

【运用】1. **辨证要点**　本方为治疗表邪未尽，肺气失宣而致咳嗽的常用方。临床应用以咳嗽咽痒、微恶风发热、苔薄白为辨证要点。

2. **加减变化**　若外感风寒初起，头痛鼻塞，恶寒发热等表证较重者，加防风、紫苏、生姜以解表散邪；湿聚生痰，痰涎稠黏者，加半夏、茯苓、桑白皮以除湿化痰；燥气焚金，干咳无痰者，加瓜蒌、贝母、知母以润燥化痰。

3. **现代运用**　本方常用于上呼吸道感染、支气管炎、百日咳等属表邪未尽，肺气失宣者。

4. **使用注意**　阴虚劳嗽或肺热咳嗽者，不宜使用。

【附方】金沸草散（《博济方》）　旋覆花三两（90 克），麻黄三两（90 克）（去节），前胡三两（90 克），荆芥穗四两（120 克），甘草一两（30 克）（炙），半夏一两（30 克）（洗净、姜汁浸），赤芍一两（30 克），上为末，每服二钱（6 克），水一盏，加生姜、大枣，同煎至六分，热服。如汗出并三服。功效：发散风寒，降气化痰。主治：伤风咳嗽。恶寒发热，咳嗽痰多，鼻塞流涕，舌苔白腻，脉浮。

本方与止嗽散都是治疗风邪犯肺的常用方。止嗽散以紫菀、白前、百部、桔梗等利肺止咳药为多，而解表祛邪之力不足，故主治外邪将尽，肺气不利的咳嗽；本方则以旋覆花、半夏、前胡与麻黄、荆芥穗等相配，则解表化痰之功略胜，故主治风邪犯肺初起，而咳嗽痰多者。

【文献摘要】1. **原书主治**　《医学心悟》卷三："治诸般咳嗽。"

2. **方论选录**　《医学心悟》卷三："药不贵险峻，唯期中病而已。此方系予苦心揣摩而得也。盖肺体属金，畏火者也，过热则咳；金性刚燥，恶冷者也，过寒亦咳。且肺为娇脏，攻击之剂既不任受，而外主皮毛，最易受邪，不行表散则邪气留连而不解。经曰：微寒微咳，寒之感也，若小寇然，启门逐之即去矣。医者不审，妄用清凉酸涩之剂，未免闭门留寇，寇欲出而无门，必至穿逾而走，则咳而见红。肺有二窍，一在鼻，一在喉，鼻窍贵开而不闭，喉窍宜闭而不开。今鼻窍不通，则喉窍将启，能无虑乎？本方温润和平，不寒不热，既无攻击过当之虞，大有启门驱贼之势，是以客邪易散，肺气安宁，宜其投之有效欤？"

【临床报道】何氏应用止嗽散加减治疗外感咳嗽。选取门诊辨证为外感咳嗽患者73 例，随机分成对照组（35 例）和治疗组（38 例）。对照组以复方甘草口服溶液作为基础治疗，治疗组运用止嗽散加减，两组疗程均为 2 周。治疗结束后，评价两组咳嗽症状评分、实验室指标（血常规、C- 反应蛋白）等。结果：两组的日间及夜间咳嗽症状积分在治疗后均较治疗前明显改善，且治疗组优于对照组，差异具有统计学意义（$P < 0.05$）。治疗组临床总有效率为 97.37%（37/38），相对于对照组 68.57%（24/35）有明显优势，差异具有统计学意义（$P < 0.05$）。血常规及 C- 反应蛋白在治疗前后差异无统计学意义。结论：止嗽散加减治疗外感咳嗽临床效果显著，而且能够明显改善咳嗽症状。［何新 . 止嗽散加减治疗外感咳嗽的临床疗效 [J]. 内蒙古中医药，2021，40（10）：20－21.］

加减葳蕤汤

【出处】《重订通俗伤寒论》

【组成】生葳蕤二钱至三钱（6~9克），生葱白二枚至三枚（6~9克），桔梗一钱至钱半（3~4.5克），东白薇五分至一钱（1.5~3克），淡豆豉三钱至四钱（9~12克），苏薄荷一钱至钱半（3~4.5克），炙甘草五分（1.5克），大枣二枚。

【用法】水煎，分温再服。

【功效】滋阴解表。

【主治】素体阴虚，外感风热证。头痛身热，微恶风寒，无汗或有汗不多，咳嗽，心烦，口渴，咽干，舌红，脉数。

【方解】本方主治阴虚之体外感风热者。外感风热，故见头痛身热、微恶风寒、无汗或有汗不畅、咳嗽、口渴等症；阴虚之体，感受外邪，易于化热，且阴虚者亦多生内热，故除上述邪袭肺卫的见症外，尚有咽干、心烦、舌赤、脉数之症。治当辛凉解表，滋阴清热。方中葳蕤（即玉竹）味甘性寒，入肺胃经，为滋阴润燥主药，用以润肺养胃、清热生津，因其滋而不腻，对阴虚而有表热证者颇宜；薄荷辛凉，归肝、肺经，"为温病宜汗解者之要药"（《医学衷中参西录》上册），用以疏散风热、清利咽喉，共为君药。葱白、淡豆豉解表散邪，助薄荷以逐表邪，为臣药。白薇味苦性寒，善于清热而不伤阴，于阴虚有热者甚宜；桔梗宣肺止咳；大枣甘润养血，均为佐药。使以甘草调和药性。诸药配伍，汗不伤阴，滋不碍邪，为滋阴解表之良剂。

【运用】1. **辨证要点**　本方专为素体阴虚，感受风热之证而设。临床应用以身热微寒、咽干口燥、舌红、苔薄白、脉数为辨证要点。

2. **加减变化**　若表证较重，酌加防风、葛根以祛风解表；咳嗽咽干、咳痰不爽者，加牛蒡子、瓜蒌皮以利咽化痰；心烦口渴较甚，加竹叶、天花粉以清热生津除烦。

3. **现代运用**　本方常用于老年人及产后感冒、急性扁桃体炎、咽炎等属阴虚外感者。

【附方】葱白七味饮（《外台秘要》）　葱白一升（9克）（连根切），葛根六合（9克）（切），淡豆豉一合（6克）（绵裹），生姜二合（6克）（切），生麦门冬六合（9克）（去心），干地黄六合（9克），劳水八升，以杓扬之一千过。上药用劳水煎之三分减二，去渣，分3次温服，相去行八九里。如觉欲汗，渐渐覆之。功效：养血解表。主治：血虚外感风寒证。病后阴血亏虚，调摄不慎，感受外邪，或失血（吐血、便血、咯血、衄血）之后，感冒风寒致头痛身热、微寒无汗。

葱白七味饮与加减葳蕤汤均系滋阴养血药与解表药相配的扶正解表方剂。葱白七味饮系补血药与辛温解表药并用，故为治血虚外受风寒证之代表方，临床应用以头痛身热、恶寒无汗兼见血虚或失血病史为主要依据；而加减葳蕤汤是补阴药与辛凉解表药合用，为治阴虚外感风热证之代表方，临床应用以身热、微恶寒、有汗或汗出不多、口渴、心烦、咽干、舌红、脉数为用方指征。

【文献摘要】1. **原书主治**　《重订通俗伤寒论》："阴虚之体，感冒风温，及冬温咳嗽，咽干痰结者。"

2. **方论选录**　《重订通俗伤寒论》："方以生玉竹滋阴润燥为君，臣以葱、豉、薄、桔疏风散热，佐以白薇苦咸降泄，使以甘草、大枣甘润增液，以助玉竹之滋阴润燥，为阴虚之体感冒风温，以及冬温咳嗽、咽干、痰结之良方。"

【临床报道】谢氏应用加减葳蕤汤加味治疗阴虚型感冒。选择阴虚感冒患者 62 例，予加减葳蕤汤加味（葳蕤、薄荷、淡豆豉、炙紫菀、杏仁、荆芥等），1 剂 / 日，服用 7 日。结果：有效 58 例，无效 4 例，有效率 93.54%。结论：应用加减葳蕤汤辨证治疗阴虚型感冒有较好的临床疗效。[谢正兰 . 加减葳蕤汤治疗阴虚型感冒 62 例 [J]. 吉林中医药，2012，32（08）：819-820.]

桑菊饮

【出处】《温病条辨》

【组成】桑叶二钱五分（7.5 克），菊花一钱（3 克），杏仁二钱（6 克），连翘一钱五分（4.5 克），薄荷八分（2.4 克），苦桔梗二钱（6 克），生甘草八分（2.4 克），苇根二钱（6 克）。

【用法】水二杯，煮取一杯，日二服（现代用法：水煎温服）。

【功效】疏风清热，宣肺止咳。

【主治】风温初起，表热轻证。咳嗽，身热不甚，口微渴，脉浮数。

【方解】本方证为温热病邪从口鼻而入，邪犯肺络，肺失清肃，故以咳嗽为主症；受邪轻浅，可见身不甚热，口渴亦微。治当疏风清热，宣肺止咳。方中桑叶甘苦性凉，疏散上焦风热，且善走肺络，能清宣肺热而止咳嗽；菊花辛甘性寒，疏散风热，清利头目而肃肺，二药轻清灵动，直走上焦，协同为用，以疏散肺中风热见长，共为君药。薄荷辛凉，疏散风热，以助君药解表之力；杏仁苦降，肃降肺气；桔梗辛散，开宣肺气，与杏仁相合，一宣一降，以复肺脏宣降而能止咳，是宣降肺气的常用组合，三者共为臣药。连翘透邪解毒；芦根清热生津，为佐药。甘草调和诸药为使。诸药相伍，使上焦风热得以疏散，肺气得以宣降，则表证解、咳嗽止。

本方从"辛凉微苦"立法，其配伍特点：一以轻清宣散之品，疏散风热以清头目；一以苦辛宣降之品，理气肃肺以止咳嗽。

银翘散与桑菊饮都是治疗温病初起的辛凉解表方剂，组成中都有连翘、桔梗、甘草、薄荷、芦根五药。但银翘散用金银花配伍荆芥、淡豆豉、牛蒡子、竹叶，解表清热之力强，为"辛凉平剂"；桑菊饮用桑叶、菊花配伍杏仁，肃肺止咳之力大，而解表清热作用较银翘散为弱，故为"辛凉轻剂"。

【运用】1. **辨证要点**　本方是主治风热犯肺之咳嗽证的常用方剂。临床应用以咳嗽、发热不甚、微渴、脉浮数为辨证要点。

2. **加减变化**　若 2 ~ 3 日后，气粗似喘，是气分热势渐盛，加石膏、知母以清解气分之热；若咳嗽较频，是肺热甚，可加黄芩清肺热；若咳痰黄稠，咯吐不爽，加瓜蒌、黄芩、桑白皮、贝母以清热化痰；咳嗽咯血者，可加白茅根、茜草根、牡丹皮凉血止血；若口渴甚者，加天花粉生津止渴；兼咽喉红肿疼痛，加玄参、板蓝根清热利咽。

3. **现代运用**　本方常用于感冒、急性支气管炎、上呼吸道感染、肺炎、急性结膜炎、角膜炎等风热犯肺或肝经风热者。

4. **使用注意**　本方为"辛凉轻剂"，故肺热甚者，当予加味后运用，否则病重药轻，药不胜病；若系风寒咳嗽，不宜使用。由于方中药物均系轻清之品，故不宜久煎。

【文献摘要】1. 原书主治 《温病条辨》卷一："太阴风温，但咳，身不甚热，微渴者，辛凉轻剂桑菊饮主之。"

2. 方论选录 《温病条辨》卷一："此辛甘化风、辛凉微苦之方也。盖肺为清虚之脏，微苦则降，辛凉则平，立此方所以避辛温也。今世金用杏苏散通治四时咳嗽，不知杏苏散辛温，只宜风寒，不宜风温，且有不分表里之弊。此方独取桑叶、菊花者，桑得箕星之精，箕好风，风气通于肝，故桑叶善平肝风；春乃肝令而主风，木旺金衰之候，故抑其有余。桑叶芳香有细毛，横纹最多，故亦走肺络而宣肺气；菊花晚成，芳香味甘，能补金、水二脏，故用之以补其不足。风温咳嗽，虽系小病，常见误用辛温重剂，销铄肺液，致久嗽成劳者，不一而足。圣人不忽于细，必谨于微，医者于此等处，尤当加意也。"

【临床报道】张氏采用桑菊饮加减治疗支气管炎，观察临床效果。方法：选取110例支气管炎患者，随机分为观察组与对照组，各55例。其中观察组患者给予桑菊饮加减治疗，对照组患者给予急支糖浆药物治疗，比较两组病例的治疗效果。结果：观察组患者的总有效率为90.90%高于对照组的76.40%，差异具有统计学意义（$P < 0.05$）；经治疗后，观察组患者的咳嗽症状、咽干症状、咳痰症状均优于对照组，差异具有统计学意义（$P < 0.05$）；观察组患者的不良反应出现1例（1.80%）低于对照组的8例（14.50%），差异具有统计学意义（$P < 0.05$）。结论：支气管炎疾病采用桑菊饮加减治疗临床治疗效果优于采用急支糖浆药物的治疗效果。[张晓琴.桑菊饮治疗支气管炎的疗效探析[J].深圳中西医结合杂志，2020，30（18）：50-51.]

【实验研究】詹氏等应用辣椒素诱导小鼠咳嗽模型研究桑菊饮治疗咳嗽的分子机制。方法：用辣椒素诱导小鼠咳嗽模型，分别设置正常组，模型组，桑菊饮高、中、低剂量治疗组，记录各组小鼠给药前后的咳嗽次数，采用荧光定量PCR及Western Blot技术对TRPV1的表达量进行测定，采用ELISA法检测小鼠三叉神经节组织中P物质的释放量。结果：小鼠被辣椒素刺激后，咳嗽次数明显增加，TRPV1表达上调，与正常组相比差异具有统计学意义（$P < 0.01$或$P < 0.05$），给予不同剂量的桑菊饮水煎剂治疗5日后，高、中剂量组小鼠咳嗽次数减少，TRPV1表达下调，P物质含量降低，与模型组相比差异具有统计学意义（$P < 0.01$或$P < 0.05$），其中以中剂量组效果最佳，低剂量组效果不明显。结论：下调TRPV1的表达而减少小鼠咳嗽次数可能是桑菊饮治疗咳嗽的分子机制之一。[詹红丹，隋峰，张淼，等.基于TRPV1受体的桑菊饮止咳作用的分子机制研究[J].中南药学，2018，16（01）：35-39.]

麻黄杏仁甘草石膏汤

【出处】《伤寒杂病论》

【组成】麻黄四两（12克）（去节），杏仁五十个（9克）（去皮尖），甘草二两（6克）（炙），石膏半斤（18克）（碎，绵裹）。

【用法】上四味，以水七升，煮麻黄，减二升，去上沫，内诸药，煮取二升，去滓。温服一升（现代用法：水煎温服）。

【功效】辛凉疏表，清肺平喘。

【主治】外感风邪，邪热壅肺证。身热不解，咳逆气急，甚则鼻煽，口渴，有汗或无汗，舌苔薄白或黄，脉浮而数者。

【方解】本方证是表邪入里化热，壅遏于肺，肺失宣降所致。风热袭表，表邪不解而入里，或风寒之邪郁而化热入里，邪热充斥内外，故身热不解、汗出；口渴、苔黄、脉数；热壅于肺，肺失宣降，故咳逆气急，甚则鼻煽。若表邪未尽，可因卫气被郁，毛窍闭塞而无汗；苔薄白，脉浮亦是表证未尽之征。治当辛凉透邪，清热平喘。方中麻黄辛温，开宣肺气以平喘，开腠解表以散邪；石膏辛甘大寒，清泄肺热以生津，辛散解肌以透邪。二药一辛温，一辛寒；一以宣肺为主，一以清肺为主，且俱能透邪于外，合用则相反之中寓有相辅之意，既消除致病之因，又调理肺的宣发功能，共用为君。石膏倍于麻黄，使本方不失为辛凉之剂。麻黄得石膏，宣肺平喘而不助热；石膏得麻黄，清解肺热而不凉遏，又是相制为用。杏仁味苦，降利肺气而平喘咳，与麻黄相配则宣降相因，与石膏相伍则清肃协同，是为臣药。炙甘草既能益气和中，又与石膏相合而生津止渴，更能调和于寒温宣降之间，为佐使药。四药合用，解表与清肺并用，以清为主；宣肺与降气结合，以宣为主。共成辛凉疏表、清肺平喘之功。本方配伍严谨，用量亦经斟酌，学时应用心体会。

麻杏甘石汤与麻黄汤俱用麻黄、杏仁、甘草而治喘咳，但前方主治之喘咳。证属表邪入里化热，壅遏于肺，故以麻黄配石膏，清热宣肺为主，兼以解表祛邪；后方主治之喘咳系风寒束表，肺气失宣所致，故以麻黄配桂枝，相须为用，发汗解表为主，兼以宣肺平喘。二方仅一药之差，功用及主治证病机却大相径庭，仲景精于遣药配伍，于此可窥其一斑。

【运用】1. **辨证要点**　本方为治疗表邪未解、邪热壅肺之喘咳的基础方。因石膏倍麻黄，其功用重在清宣肺热，不在发汗，所以临床应用以发热、喘咳、苔薄黄、脉数为辨证要点。《伤寒杂病论》原用本方治疗太阳病，发汗未愈，风寒入里化热，"汗出而喘"者。后世用于风寒化热，或风热犯肺，以及内热外寒，但见邪热壅肺之身热喘咳、口渴脉数，无论有汗、无汗，皆可以本方加减而获效。对于麻疹已透或未透而出现身热烦躁、咳嗽气粗而喘属疹毒内陷，肺热炽甚者，亦可以本方加味。

2. **加减变化**　如肺热甚，壮热汗出者，宜加重石膏用量，并酌加桑白皮、黄芩、知母以清泄肺热；表邪偏重，无汗而恶寒，石膏用量宜减轻，酌加薄荷、苏叶、桑叶等以助解表宣肺之力；痰多气急，可加葶苈子、枇杷叶以降气化痰；痰黄稠而胸闷者，宜加瓜蒌、贝母、黄芩、桔梗以清热化痰，宽胸利膈。

3. **现代运用**　本方常用于感冒、上呼吸道感染、急性支气管炎、支气管肺炎、大叶性肺炎、支气管哮喘、麻疹合并肺炎等属表证未尽，热邪壅肺者。

4. **使用注意**　风寒咳喘，痰热壅盛者，非本方所宜。

【附方】越婢汤（《金匮要略》）　麻黄六两（18克），石膏半斤（24克），生姜三两（9克），甘草二两（6克），大枣十五枚（5枚），上五味，以水六升，先煮麻黄，去上沫，内诸药，煮取三升，分温三服。功效：发汗利水。主治：风水夹热证。恶风，一身悉肿，脉浮不渴，续自汗出，无大热者。

越婢汤与麻杏甘石汤所治之证皆有汗，俱用麻黄配石膏以清泄肺热。越婢汤证以一身悉肿为主，是水在肌表，故加大麻黄用量，并配生姜以发泄肌表之水湿；用枣、草益气健脾，意在培土制水；不喘，故去杏仁。麻杏甘石汤证以咳喘为主，是肺失宣降，故用麻黄配杏仁、甘草宣降肺气，止咳平喘。

【文献摘要】1. 原书主治 《伤寒论·辨太阳病脉证并治》："发汗后，不可更行桂枝汤。汗出而喘，无大热者，可与麻黄杏仁甘草石膏汤。"

2. 方论选录 《古今名医方论》卷三录柯琴："石膏为清火之重剂，青龙、白虎赖以建功。然用之不当，适足以招祸。故青龙以恶寒、脉紧，用姜、桂以扶卫外之阳；白虎以汗后烦渴，用粳米以存胃脘之阳也。此但热无寒，佐以姜、桂，则脉流急疾，斑黄狂乱作矣；加以粳米，则食入于阴，长气于阳。谵语、腹胀、蒸蒸发热矣。亢则害者，承乃制，重在存阴者，不必虑其亡阳也。故于麻黄汤去桂枝之辛热，取麻黄之开，杏仁之降，甘草之和，倍石膏之大寒，除内蓄之实热，斯溱溱汗出，而内外之烦热悉除矣。"

【临床报道】姜氏观察麻黄杏仁甘草石膏汤加味治疗肺经风热型痤疮的疗效，临床治疗 36 例肺经风热型痤疮患者口服加味麻黄杏仁甘草石膏汤（麻黄 10 克，杏仁 10 克，甘草 10 克，石膏 30 克，黄芩 10 克，丹参 10 克），每日 1 剂，水煎，分 2 次服，连服 15 日。结果：所治 36 例，治愈 11 例、好转 22 例、无效 3 例，总有效率为 91.67%。结论：麻黄杏仁甘草石膏汤加味治疗肺经风热型痤疮疗效好。[姜义彬 . 麻黄杏仁甘草石膏汤加味治疗肺经风热型痤疮 36 例 [J]. 广西中医药，2016，39（03）：56-57.]

【实验研究】左氏等应用麻杏甘石汤作用于慢性阻塞性肺疾病（COPD）的机制，探讨其大鼠肺组织 STAT4、STAT6 蛋白表达的影响。方法：复制建立 30 只 COPD 痰热郁肺 Wistar 大鼠模型，雌雄各半，30 只模型大鼠不同笼喂养、称重、标记；随机分成 3 组：麻杏甘石汤组、罗红霉素片对照组、模型对照组；同时选取 10 只正常大鼠为空白对照组。观察比较各组大鼠肺泡灌洗液（BALF）当中的白细胞计数及其他分类细胞计数水平、肺组织当中的 STAT4 及 STAT6 蛋白水平表达。结论：麻杏甘石汤治疗 COPD 的作用机制可能是通过对 STAT4 及 STAT6 蛋白的表达水平产生影响，进而干扰 IL-12/STAT4 及 IL-4/STAT6 这两个信号通路对机体当中 Th1 细胞及 Th2 细胞的基因表达情况，对 Th1 的极化产生抑制作用，调节 Th1/Th2 细胞的失衡现象，降低由 T 细胞所介导的炎症反应及各种病理损害。[左华，钱卫东 . 麻杏甘石汤对慢性阻塞性肺疾病大鼠肺组织 STAT4、STAT6 蛋白表达的影响 [J]. 海南医学院学报，2019，25（12）：892-895.]

泻白散

【出处】《小儿药证直诀》

【组成】地骨皮一钱（30 克）（炒），桑白皮一钱（30 克）（炒），甘草一钱（30 克）（炙）。

【用法】上药锉散，入粳米一撮，水二小盏，煎七分，食前服（现代用法：水煎服）。

【功效】清泄肺热，止咳平喘。

【主治】肺热喘咳证。气喘咳嗽，皮肤蒸热，日晡尤甚，舌红苔黄，脉细数。

【方解】本方主治肺有伏火郁热之证。肺主气，宜清肃下降，火热郁结于肺，则气逆不降而为喘咳；肺合皮毛，肺热则外蒸于皮毛，故皮肤蒸热；此热不属于外感，乃伏热渐伤阴分所致，故热以午后为甚，其特点是轻按觉热、久按若无，与阳明之蒸蒸发热、愈按愈盛者有别；舌红苔黄、脉象细数是热邪渐伤阴分之候。治宜清泻肺中郁热，平喘止咳。方中桑白皮甘寒性降，专入肺经，清泄肺热，平喘止咳，故以为君。地骨皮甘寒入肺，可助君药清降肺中伏火，为臣药。君臣相合，清泄肺热，以使金清气肃。炙甘草、粳米养胃和中以扶肺气，共为佐使。四药合用，共奏清泄肺热、止咳平喘之功。

本方之特点是清中有润、泻中有补，既不是清透肺中实热以治其标，也不是滋阴润肺以治其本，而是清泻肺中伏火以消郁热，对小儿"稚阴"之体具有标本兼顾之功，与肺为娇脏、不耐寒热之生理特点亦甚吻合。

【运用】1. **辨证要点** 本方是治疗肺热喘咳的常用方剂。临床应用以咳喘气急、皮肤蒸热、舌红苔黄、脉细数为辨证要点。

2. **加减变化** 肺经热重者，可加黄芩、知母等以增强清泄肺热之效；燥热咳嗽者，可加瓜蒌皮、川贝母等润肺止咳；阴虚潮热者，加银柴胡、鳖甲滋阴退热；热伤阴津，烦热口渴者，加天花粉、芦根清热生津。

3. **现代运用** 可用于小儿麻疹初期、肺炎或支气管炎等属肺中伏火郁热者。

4. **使用注意** 本方药性平和，尤宜于正气未伤，伏火不甚者。风寒咳嗽或肺虚喘咳者不宜使用。

【附方】葶苈大枣泻肺汤（《金匮要略》） 葶苈子9克（熬令色黄，捣丸如弹子大），大枣十二枚（4枚），上药先以水三升煮枣，取二升，去枣，内葶苈，煮取一升，顿服。功效：泻肺行水，下气平喘。主治：痰水壅实之咳喘胸满。

本方与泻白散均有泻肺作用，但泻白散是泻肺中伏火，本方是泻肺中痰水。

【文献摘要】1. **原书主治** 《小儿药证直诀》卷下："治小儿肺盛，气急喘嗽。"

2. **方论选录** 《绛雪园古方选注》卷中："肺气本辛，以辛泻之，遂其欲也。遂其欲当谓之补，而仍云泻者，有平肺之功焉。桑皮、甘草，其气俱薄，不燥不刚，虽泻而不伤于娇脏。《经》言：肺苦气上逆，急食苦以泄之，故复以地骨皮之苦，泄阴火，退虚热，而平肺气……使以粳米、甘草，缓桑、骨二皮于上，以清肺定喘。"

【临床报道】王氏等选择功能性便秘患儿60例为研究对象，随机分为观察组和对照组各30例。观察组予以中药汤剂泻白散加味口服治疗，对照组予以中成药麻子仁丸口服治疗，两组均配合基础治疗，疗程2周。结果观察组临床疗效显著高于对照组，差异有统计学意义（$P < 0.01$）。两组治疗后中医证候主症和次症量化积分均低于治疗前，差异有统计学意义（$P < 0.05$）；治疗后观察组中医证候主症及次症量化积分均低于对照组，差异有统计学意义（$P < 0.05$）。结论：泻白散加味治疗小儿肺热型便秘临床疗效确切。[王海俊，周鸿云，赵琼，等. 泻白散加味治疗小儿肺热型便秘临床疗效观察 [J]. 中国中西医结合儿科学，2018，10（04）：330-333.]

【实验研究】徐氏等构建大鼠哮喘病理模型，评价泻白散治疗哮喘的药理作用。结果：泻白散能有效改善哮喘大鼠症状，泻白散治疗哮喘的靶点125个，通路16条，主要通过槲皮素、山奈酚、柚皮素、β-谷甾醇等15个小分子发挥治疗哮喘的作用。结论：泻白散能够有效缓解哮喘大鼠病理状态，并通过多个有效活性成分参与磷脂酰肌醇3-激酶-蛋白激酶B(PI3K-Akt)、丝裂原活化蛋白激酶（MAPK）、白细胞介素（IL）-

17 等免疫、炎症信号通路，调控肿瘤坏死因子（TNF）、IL-6、丝氨酸激酶 1（AKT1）、MAPK1 等关键蛋白发挥泻白散抗哮喘的作用。[徐东川，刘瑾，生立嵩，等. 泻白散作用靶点的生物信息学研究及活性成分解析 [J]. 山东中医药大学学报，2022，46（02）：234-241.]

苏子降气汤

【出处】《太平惠民和剂局方》

【组成】紫苏子二两半（75克），半夏二两半（75克）（汤洗 7 次），川当归一两半（45克）（去芦），甘草二两（60克）（爁），前胡一两（30克）（去芦），厚朴一两（30克）（去粗皮），姜汁一两（30克））（拌炒），肉桂一两半（45克）（去皮），一方有陈皮一两半（45克）（去白）。

【用法】上为细末，每服二大钱（6克），水一盏半，入生姜二片，大枣一枚，紫苏叶五叶，同煎至八分，去滓热服，不拘时候（现代用法：加生姜 2 片，大枣 1 枚，紫苏叶 2 克，水煎服，用量按原方比例酌定）。

【功效】降气平喘，祛痰止咳。

【主治】上实下虚喘咳证。痰涎壅盛，胸膈满闷，喘咳短气，呼多吸少，或腰痛脚弱，肢体倦怠，或肢体水肿，舌苔白滑或白腻，脉弦滑。

【方解】本方证由痰涎壅肺，肾阳不足所致。其病机特点是"上实下虚"。"上实"，是指痰涎上壅于肺，使肺气不得宣畅，而见胸膈满闷、喘咳痰多；"下虚"，是指肾阳虚衰于下，一见腰痛脚弱，二见肾不纳气、呼多吸少、喘逆短气，三见水不化气而致水泛为痰、外溢为肿等。本方证虽属上实下虚，但以上实为主。治以降气平喘、祛痰止咳为重，兼顾下元。方中紫苏子降气平喘，祛痰止咳，为君药。半夏燥湿化痰降逆，厚朴下气宽胸除满，前胡下气祛痰止咳，三药助紫苏子降气祛痰平喘之功，共为臣药。君臣相配，以治上实。肉桂温补下元，纳气平喘，以治下虚；当归既治咳逆上气，又养血补肝润燥，同肉桂以增温补下虚之效；略加生姜、苏叶以散寒宣肺，共为佐药。甘草、大枣和中调药，是为使药。诸药合用，标本兼顾，上下并治，而以治上为主，使气降痰消，则喘咳自平。

本方原书注"一方有陈皮去白一两半"，则理气燥湿祛痰之力增强。《医方集解》载："一方无桂，有沉香"，则温肾之力减，纳气平喘之效增。本方始载于唐代《备急千金要方》卷七，原名为"紫苏子汤"。宋代宝庆年间此方加苏叶，更名为"苏子降气汤"而辑入《太平惠民和剂局方》。

【运用】1. 辨证要点　本方为治疗痰涎壅盛，上实下虚之喘咳的常用方。临床应用以胸膈满闷、痰多稀白、苔白滑或白腻为辨证要点。

2. 加减变化　若痰涎壅盛，喘咳气逆难卧者，可酌加沉香以加强其降气平喘之功；兼表证者，可酌加麻黄、杏仁以宣肺平喘，疏散外邪；兼气虚者，可酌加人参等益气。

3. 现代运用　本方常用于慢性支气管炎、肺气肿、支气管哮喘等属上实下虚者。

4. 使用注意　本方药性偏温燥，以降气祛痰为主，对于肺肾阴虚的喘咳以及肺热痰喘之证，均不宜使用。

【文献摘要】1. 原书主治　《太平惠民和剂局方》卷三："治男女虚阳上攻，气不升降，上盛下虚，膈壅痰多，咽喉不利，咳嗽，虚烦引饮，头目昏眩，腰痛脚弱，肢体倦怠，腹肚疗刺，冷热气泻，大便风秘，涩滞不通，肢体浮肿，有妨饮食。"

2. 方论选录 《千金方衍义》卷七："脚气患在浊气上攻。故以苏子、橘皮、前胡、厚朴辛温降气；半夏、生姜涤除痰湿；桂心、当归温散滞血；甘草、大枣调和中气。全以降泄逆气为主，故《太平惠民和剂局方》更名苏子降气汤。后世取治虚阳上攻，痰涎壅盛，肺气喘满，服之气降即安。可见用方但取合宜，不必拘执何病主治也。"

【临床报道】袁氏等选取符合纳入标准的慢性阻塞性肺疾病急性加重期（AECOPD）患者 96 例，采用随机数字法分为观察组和对照组各 48 例。对照组予以西医常规治疗，观察组在对照组基础上予以苏子降气汤加减治疗。观察两组治疗前后临床疗效、改良 Barthel 指数评分（MBI）、圣乔治呼吸问卷评分（SGRQ）及 6 个月内急性发作次数，测定治疗前后肺功能第 1 秒用力呼气容积（FEV1）、第 1 秒用力呼气容积占预计值百分比（FEV1%）、第 1 秒用力呼气容积占用力肺活量的百分比（FEV1/FVC）及血氧饱和度（SaO$_2$），检测治疗前后外周血中性粒细胞 / 淋巴细胞比值（NLR）、血小板与淋巴细胞比值（PLR）、同型半胱氨酸（Hcy）及血清总甲状腺素（TT$_4$）、总三碘甲状腺原氨酸（TT$_3$）、促甲状腺素（TSH）及血清皮质醇（COR）水平。结论：苏子降气汤加减治疗 AECOPD 痰浊阻肺证患者临床疗效确切，能在西医治疗基础上，进一步提高临床疗效，改善生活质量，减轻炎症反应，调节激素分泌水平，稳定内环境，改善远期预后，优于单纯西药治疗。[袁琛，朱振刚 . 苏子降气汤对慢性阻塞性肺疾病急性期痰浊阻肺证的临床疗效及对内分泌功能的影响 [J/OL]. 中药材，2021（05）：1237-1241.]

【实验研究】李氏等采用 OVA- 氢氧化铝混悬液致敏并雾化吸入法诱发大鼠支气管哮喘模型。通过 HE 染色法观察大鼠肺组织病理变化，免疫组化法测定肺组织中 TGF-β$_1$、Smad 2、MMP-9 表达，Western Blot 检测肺组织 TGF-β$_1$、IL-4 蛋白表达。结果：加味苏子降气汤干预后 TGF-β$_1$、Smad 2 及 MMP-9 的平均光密度值（MOD）较同期模型组均有下降趋势；TGF-β$_1$、IL-4 蛋白表达与模型组相比有下调趋势。结论：加味苏子降气汤可通过调节 TGF-β$_1$/Smads 通路，下调 MMP-9 及部分炎症因子表达，从而减轻哮喘气道炎性反应，阻断或减缓气道重塑发展进程，起到防治哮喘的作用。[李小雅，陈静 . 加味苏子降气汤调节 TGF-β$_1$/Smads 通路干预大鼠哮喘气道重塑的机制研究 [J]. 现代中药研究与实践，2020，34（05）：18-22.]

定喘汤

【出处】《摄生众妙方》

【组成】白果二十一枚（9 克）（去壳，砸碎炒黄），麻黄三钱（9 克），紫苏子二钱（6 克），甘草一钱（3 克），款冬花三钱（9 克），杏仁一钱五分（4.5 克）（去皮、尖），桑白皮三钱（9 克）（蜜炙），黄芩一钱五分（4.5 克）（微炒），法制半夏三钱（9 克）（如无；用甘草汤泡 7 次，去脐用）。

【用法】水三盅，煎三盅，作二服，每服一盅，不用姜，不拘时候，徐徐服（现代用法：水煎服）。

【功效】宣降肺气，清热化痰。

【主治】风寒外束，痰热内蕴证。咳喘痰多气急，质稠色黄，或微恶风寒、舌苔黄腻、脉滑数。

【方解】本方证因素体多痰，又感风寒，肺气壅闭，不得宣降，郁而化热所致。症见哮喘咳嗽、痰多色黄、质稠不易咯出等。治宜宣肺降气，止咳平喘，清热祛痰。方用麻黄宣肺散邪以平喘，白果敛肺定喘而祛痰，共为君药，一散一收，既可加强平喘之功，又可防麻黄耗散肺气。苏子、杏仁、半夏、款冬花降气平喘，止咳祛痰，共为臣药。桑白皮、黄芩清泄肺热，止咳平喘，共为佐药。甘草调和诸药为使。诸药合用，使肺气宣降，痰热得清，风寒得解，则喘咳痰多诸症自除。

本方与苏子降气汤均为降气平喘之常用方。本方以麻黄、白果与黄芩、紫苏子配伍，组成宣肺散寒、清热化痰、降气平喘之剂；苏子降气汤以紫苏子降气平喘为君药，配以下气祛痰之品，更用肉桂温肾纳气，当归气病调血，用以治"上实下虚"之喘咳，但以上实为主。

【运用】1. 辨证要点　本方亦为降气平喘之常用方，用于素体痰多，复感风寒，致肺气壅闭之喘咳证。临床应用以哮喘咳嗽、痰多色黄、微恶风寒、苔黄腻、脉滑数为辨证要点。

2. 加减变化　若无表证者，以宣肺定喘为主，故麻黄可减量应用；痰多难咳者，可酌加瓜蒌、胆南星等以助清热化痰之功；肺热偏重，酌加石膏、鱼腥草以清泄肺热。

3. 现代运用　本方常用于支气管哮喘、慢性支气管炎等属痰热壅肺者。

4. 使用注意　若新感风寒，虽恶寒发热、无汗而喘，但内无痰热者；或哮喘日久，肺肾阴虚者，皆不宜使用。

【文献摘要】1. 原书主治　《摄生众妙方》卷六："哮喘。"

2. 方论选录　《成方便读》卷二："治肺虚感寒，气逆膈热，而成哮喘等证。夫肺为娇脏，畏热畏寒，其间毫发不容，其性亦以下行为顺，上行为逆。若为风寒外束，则肺气壅闭，失其下行之令，久则郁热内生，于是肺中之津液，郁而为痰，哮嗽等疾所由来也。然寒不去则郁不开，郁不开则热不解，热不解则痰亦不能遽除，哮咳等疾，何由而止？故必以麻黄、杏仁、生姜开肺疏邪，半夏、白果、苏子化痰降浊，黄芩、桑皮之苦寒，除郁热而降肺，款冬花、甘草之甘润，养肺燥而益金。数者相助为理，以成其功。宜乎喘哮痼疾，皆可愈也。"

【临床报道】陈氏选取痰热郁肺证慢性阻塞性肺疾病（COPD）患者100例，随机分为观察组和对照组各50例。对照组给予抗炎、抗感染、无创机械通气等常规西医治疗，观察组在对照组的基础上给予定喘汤治疗。观察比较两组临床疗效，比较两组治疗前后中医症状积分及二氧化碳分压（$PaCO_2$）、氧分压（PaO_2）及动脉血氧饱和度（SaO_2）等血气指标，肿瘤坏死因子$-\alpha$（TNF$-\alpha$）、白细胞介素-6（IL-6）、超敏C-反应蛋白（hs-CRP）及降钙素原（PCT）等炎症因子水平；比较两组死亡率、并发症发生率及住院时间、不良反应发生情况。结论：定喘汤治疗痰热郁肺证COPD疗效显著，可有效缓解患者临床症状，调节血气指标，降低炎症反应，从而缩短住院时间，降低死亡率及并发症发生率，且用药安全性良好。［陈荣.定喘汤治疗痰热郁肺证慢性阻塞性肺疾病临床研究[J].新中医，2021，53（24）：50-54.］

【实验研究】余氏等选取清洁级SD大鼠8只，随机分成2组，分别给予

12.4 克/（千克·日）保肺定喘汤及等量 0.9% 氯化钠溶液灌胃，末次灌胃后大鼠心脏采血并获取空白血清、含药血清。取大鼠肺动脉平滑肌细胞（PASMC），空白对照组、空白血清组及药物血清组分别采用含有 0.9% 氯化钠溶液、空白血清、含药血清的培养基培养，以流式细胞仪检测细胞周期。结论：保肺定喘汤能够抑制 COPD 的肺血管重构，其作用机制可能与抑制 JAK、STAT1、STAT3 等磷酸化有关。［余仙娟，沈亚青，徐俭朴，等 . 基于 JAK-STAT 信号通路研究保肺定喘汤干预 COPD 肺血管重构的分子机制 [J]. 浙江中医药大学学报，2020，44（12）：1210-1214.］

九仙散

【出处】王子昭方，录自《卫生宝鉴》。

【组成】人参一两（30 克），款冬花一两（30 克），桑白皮一两（30 克），桔梗一两（30 克），五味子一两（30 克），阿胶一两（30 克），乌梅一两（30 克），贝母半两（15 克），罂粟壳八两（240 克）（去顶，蜜炒黄）。

【用法】上为细末，每服三钱（9 克），白汤点服，嗽住止后服（现代用法：为末，每服 9 克，温开水送下。亦可做汤剂，水煎服，用量按原方比例酌定）。

【功效】敛肺止咳，益气养阴。

【主治】久咳肺虚证。久咳不已，咳甚则气喘自汗，痰少而黏，脉虚数。

【方解】本方证为久咳伤肺，气阴两伤所致。久咳伤肺，肺气虚损，必致咳嗽不已，甚则气喘；肺主气属卫，肺气虚损，则卫外不固，而致自汗；久咳既伤肺气，亦耗肺阴，肺阴亏损，虚热内生，炼液成痰，故痰少而黏、脉虚而数。治宜敛肺止咳，益气养阴，佐以降气化痰。方中重用罂粟壳，其味酸涩，善能敛肺止咳，为君药。臣以酸涩之五味子、乌梅收敛肺气，助君药敛肺止咳以治标；人参益气生津以补肺，阿胶滋阴养血以润肺，可复耗伤之气阴以治本。佐以款冬花、桑白皮降气化痰，止咳平喘；贝母止咳化痰，合桑白皮清肺热；桔梗宣肺祛痰，与以上诸药配伍，则敛中有宣，降中寓升。但全方总以敛肺止咳为主，兼顾气阴，是为治疗久咳肺虚之良方。

【运用】1. **辨证要点**　本方为治疗久咳肺虚、气阴耗伤的常用方。临床应用以久咳不止、气喘自汗、脉虚数为辨证要点。

2. **加减变化**　若虚热明显，可加地骨皮、麦门冬、玄参以加强润肺清热之功。

3. **现代运用**　本方常用于慢性支气管炎、肺气肿、肺结核、支气管哮喘、百日咳等属久咳肺虚、气阴两亏者。

4. **使用注意**　凡外感咳嗽、痰涎壅肺咳嗽，皆应忌用，以免留邪为患。本方不可久服，应中病即止，恐罂粟壳性涩有毒，久服成瘾，或收敛太过。

【文献摘要】1. **原书主治**　《卫生宝鉴》："治一切咳嗽。"

2. **方论选录**　冉先德《历代名医良方注释》："本方为治疗慢性支气管炎的有效方剂之一，除应用一般性止咳化痰药外，加乌梅收敛、人参培元、阿胶养血，治中寓补，适合老年、产后或体弱者服用。方中御米壳即罂粟壳，为鸦片的果实，含有微量的吗啡和可待因等麻醉性生物碱，对咳嗽有显著的近期效果。王子昭为元代太医，治疗对象为王公贵臣，处方既要平和无副作用，又要求近期效果好，所以组合这样的处方，为实用计。适应范围应收缩在虚咳的范畴为好。"

【临床报道】周氏治疗门诊病例 90 例，其中男 44 例、女 46 例，年龄为 15～70 岁，病程为 3 个月至 1 年。所有病例大都有风寒、风热感冒、咳嗽，进而发展到咳嗽不止，伴痰少或痰稠难咯，或咽痒，或红，或呈痉挛性咳嗽，夜晚尤甚，身体倦怠，舌质淡，脉细。X 线示：肺部无阳性体征，或见少量阴影。中医辨证为肺阴（气）虚型咳嗽。治以益气滋阴敛肺，化痰止咳。方用九仙散：干白参 12 克，款冬花 12 克，桔梗 12 克，桑白皮 18 克，浙贝母 12 克，五味子 12 克，罂粟壳 12 克，乌梅 15 克。治疗结果：服药剂后，痊愈 84 例，有 2 例肺结核患者，1 例肺肿瘤患者，3 例显效后复发，后与西药综合一起治疗痊愈。总有效率 96% 以上。[周桂华. 九仙散治疗久咳不愈之肺虚咳嗽 90 例临床观察 [J]. 湖南中医药导报，2003（01）：30.]

杏苏散

【出处】《温病条辨》

【组成】紫苏叶 9 克，半夏 9 克，茯苓 9 克，前胡 9 克，苦桔梗 6 克，枳壳 6 克，甘草 3 克，大枣 3 枚，杏仁 9 克，陈皮 6 克。（原书未著用量）

【用法】水煎温服。

【功效】轻宣凉燥，理肺化痰。

【主治】外感凉燥证。恶寒无汗，头微痛，咳嗽痰稀，鼻塞咽干，苔白脉弦。

【方解】本方证为凉燥外袭，肺失宣降，痰湿内阻所致。凉燥伤及皮毛，故恶寒无汗、头微痛。所谓头微痛者，不似伤寒之痛甚也。凉燥伤肺，肺失宣降，津液不布，聚而为痰，则咳嗽痰稀；凉燥束肺，肺系不利而致鼻塞咽干；苔白脉弦为凉燥兼痰湿佐证。遵《素问·至真要大论》"燥淫于内，治以苦温，佐以甘辛"之旨，治当轻宣凉燥为主，辅以理肺化痰。方中紫苏叶辛温不燥，发表散邪，宣发肺气，使凉燥之邪从外而散；杏仁苦温而润，降利肺气，润燥止咳，两者共为君药。前胡疏风散邪，降气化痰，既协苏叶轻宣达表，又助杏仁降气化痰；苦桔梗、枳壳一升一降，助杏仁、紫苏叶理肺化痰，共为臣药。半夏、陈皮燥湿化痰，理气行滞；茯苓渗湿健脾以杜生痰之源；大枣调和营卫以利解表，滋脾行津以润干燥，是为佐药。甘草调和诸药，合桔梗宣肺利咽，功兼佐使。本方乃苦温甘辛之法，发表宣化，表里同治之方，外可轻宣发表而解凉燥，内可理肺化痰而止咳嗽，表解痰消，肺气调和，诸症自除。

本方虽为治疗外感凉燥而设，但因凉燥乃秋令"小寒"为患，与外感风寒是同一属性的病邪，故临床也常用本方治疗外感风寒咳嗽。

【运用】1. 辨证要点　本方为治疗轻宣凉燥的代表方，亦是治疗风寒咳嗽的常用方。临床应用以恶寒无汗、咳嗽痰稀、咽干、苔白、脉弦为辨证要点。

2. 加减变化　若无汗，脉弦甚或紧，加羌活以解表发汗；汗后咳不止，去苏叶、羌活，加苏梗以降肺气；兼泄泻腹满者，加苍术、厚朴以化湿除满；头痛兼眉棱骨痛者，加白芷以祛风止痛；热甚者，加黄芩以清解肺热。

3. 现代运用　本方常用于上呼吸道感染、慢性支气管炎、肺气肿等证属外感凉燥（或外感风寒轻证），肺失宣降，痰湿内阻者。

【文献摘要】1. 原书主治　《温病条辨》卷一："燥伤本脏，头微痛，恶寒，咳嗽稀痰，鼻塞，嗌塞，脉弦，无汗，杏苏散主之。"

2. **方论选录**　《温病条辨》卷一："燥伤皮毛，故头微痛恶寒也，微痛者，不似伤寒之痛甚也。阳明之脉，上行头角，故头亦痛也。咳嗽稀痰者，肺恶寒，古人谓燥为小寒也；肺为燥气所搏，不能通调水道，故寒饮停而咳也。鼻塞者，鼻为肺窍；嗌塞者，嗌为肺系也。脉弦者，寒兼饮也。无汗者，凉搏皮毛也。按杏苏散，减小青龙汤一等。若伤燥凉之咳，治以苦温，佐以甘辛，正为合拍。若受重寒夹饮之咳，则有青龙；若伤春风，与燥已化火无痰之证，则仍从桑菊饮、桑杏汤例。此苦温甘辛法也。外感燥凉，故以苏叶、前胡辛温之轻者达表；无汗脉紧，故加羌活辛温之重者，微发其汗。甘、桔从上开，枳、杏、前、苓从下降，则嗌塞鼻塞宣通而咳可止。橘、半、茯苓，逐饮而补肺胃之阳。以白芷易原方之白术者，白术中焦脾药也，白芷肺胃本经之药也，且能温肌肉而达皮毛。姜、枣为调和营卫之用。若表凉退而里邪未除，咳不止者，则去走表之苏叶，加降里之苏梗。泄泻腹满，金气太实之里证也，故去黄芩之苦寒，加术、朴之苦辛温也。"

【**临床报道**】刘氏选取儿科门诊的患儿共 64 例，分为治疗组与对照组，每组各 32 例，其中治疗组口服中药汤剂杏苏散加减，对照组雾化吸入布地奈德混悬液与口服氨溴特罗口服溶液，两组均以 1 周为一个疗程，试验过程中分别记录治疗前、治疗 3 日、7 日后患儿主症、次症、中医证候及肺部体征的积分情况。结论：治疗组口服杏苏散加减中药汤剂与对照组雾化吸入布地奈德混悬液加用口服氨溴特罗口服溶液，两组治疗小儿感染后咳嗽风寒恋肺证均有效；其中治疗组可有效改善患儿咳痰、咽痒、鼻塞症状，并且在治疗畏寒、腹胀、便软方面效果显著；对照组也可明显改善咳嗽、咳痰症状，但治疗畏寒、腹胀方面，疗效不明显。［刘卿 . 杏苏散加减治疗小儿感染后咳嗽风寒恋肺证的临床观察 [D]. 天津：天津中医药大学，2021.］

桑杏汤

【**出处**】《温病条辨》

【**组成**】桑叶一钱（3 克），杏仁一钱五分（4.5 克），沙参二钱（6 克），贝母一钱（3 克），淡豆豉一钱（3 克），栀子皮一钱（3 克），梨皮一钱（3 克）。

【**用法**】水二杯，煮取一杯，顿服之，重者再作服（现代用法：水煎服）。

【**功效**】清宣温燥，润肺止咳。

【**主治**】外感温燥证。身热不甚，口渴，咽干鼻燥，干咳无痰或痰少而黏，舌红，苔薄白而干，脉浮数而右脉大者。

【**方解**】本方证系温燥外袭，肺津受灼之轻证。因秋感温燥之气，伤于肺卫，其病轻浅，故身热不甚；燥气伤肺，耗津灼液，肺失清肃，故口渴、咽干鼻燥、干咳无痰，或痰少而黏。本方证虽似于风热表证，但因温燥为患，肺津已伤，治当外以清宣燥热，内以润肺止咳。方中桑叶清宣燥热，透邪外出；杏仁宣利肺气，润燥止咳，共为君药。淡豆豉辛凉透散，助桑叶轻宣透热；贝母清化热痰，助杏仁止咳化痰；沙参养阴生津，润肺止咳，共为臣药。栀子皮质轻而入上焦，清泄肺热；梨皮清热润燥，止咳化痰，均为佐药。本方乃辛凉甘润之法，轻宣凉润之方，使燥热除而肺津复，则诸症自愈。因本方证邪气轻浅，故诸药用量较轻，且煎煮时间也不宜过长，正如原书方后注云："轻药不得重用，重用必过病所。"

本方与杏苏散均可轻宣外燥，用治外燥咳嗽。杏苏散所治系外感凉燥证，凉燥束肺，肺失宣降，津液不布，痰湿内阻，故以杏仁与紫苏叶为君，配以宣肺化痰之品，所谓苦温甘辛法，意在轻宣凉燥，理肺化痰，可使凉燥解而津液布。桑杏汤所治系外感温燥证，温燥外袭，肺津受灼，故以杏仁与桑叶为君，配伍清热润燥、止咳生津之品，所谓辛凉甘润法，意在轻宣温燥，凉润肺金，可使燥热清而津液复，诸症自除。

桑杏汤与桑菊饮均用桑叶、杏仁，皆可治疗外感咳嗽、受邪轻浅、身热不甚、口渴、脉浮数等症。但两方同中有异，桑菊饮方中配伍薄荷、菊花、连翘、桔梗、甘草、芦根，侧重于疏散风热，为辛凉解表法，治疗风温初起，津伤不甚，仅见口微渴，多伴见恶风、头痛等风热表证；本方虽亦配伍辛凉解表的豆豉和清泄肺热的栀子皮，但更用养阴润肺生津的沙参、梨皮，以及润肺止咳化痰的贝母，为辛凉甘润之法，主治外感温燥、津伤程度相对较甚、口渴明显、多伴见咽干鼻燥等症者。

【运用】1. 辨证要点　本方为治疗温燥伤肺轻证的常用方。临床应用以身热不甚、干咳无痰或痰少而黏、右脉数大为辨证要点。

2. 现代运用　本方常用于上呼吸道感染、急慢性支气管炎、支气管扩张咯血、百日咳等证属外感温燥，邪犯肺卫者。

【文献摘要】1. 原书主治　《温病条辨》卷一："秋感燥气，右脉数大，伤手太阴气分者，桑杏汤主之。"

2. 方论选录　《成方便读》卷三："此因燥邪伤上，肺之津液素亏，故见右脉数大之象，而辛苦温散之法，似又不可用矣。止宜轻扬解外，凉润清金耳。桑乃箕星之精，箕好风，故善搜风，其叶轻扬，其纹象络，其味辛苦而平，故能轻解上焦脉络之邪。杏仁苦辛温润，外解风寒，内降肺气。但微寒骤束，胸中必为不舒，或痰或滞，壅于上焦，久而化热，故以香豉散肌表之客邪，宣胸中之陈腐。象贝化痰；栀皮清热。沙参、梨皮养阴降火，两者兼之，使邪去而津液不伤，乃为合法耳。"

【临床报道】陈氏选取呼吸道感染干咳患者 100 例作为研究对象，采用随机法将其分为观察组和对照组，观察组在治疗中采用中药桑杏汤，对照组则按照常规治疗进行，将两组的治疗效果进行对比。结果：通过对两组治疗后具体情况分析可得，在总有效率方面，对照组达 80.00%（40/50），而观察组在此却高达 94.00%（47/50）。在咽喉缓痛、咳嗽缓解以及生嘶时间上两组数据分别为：观察组（3.07±0.26）天，（3.28±0.33）天，（2.08±0.27）天。对照组：（4.15±0.34）天，（4.31±0.67）天，（3.01±0.38）天。结论：通过对两组的总有效率等进行分析后可知，桑杏汤在治疗呼吸道感染干咳病症时可以起到非常好的疗效。[陈香政.桑杏汤对呼吸道感染引起的干咳的治疗作用分析[J].中西医结合心血管病电子杂志，2019，7（24）：165-166.]

【实验研究】柏氏等复制云南春燥环境的多重因素作用于实验小鼠，并以桑杏汤灌胃反证模型。结果：模型组小鼠气道 RS 含量相较于正常组有显著降低（$P < 0.01$）；加水组小鼠气道 RS 含量有明显下降（$P < 0.05$）；桑杏汤组小鼠气道 RS 相较模型组含量有显著提升（$P < 0.01$）；模型组、加水组小鼠相较于正常组，气道 IL-8 含量明显升高（$P < 0.05$）；桑杏汤组小鼠气道 IL-8 含量下降趋势明显（$P > 0.05$）。结论：处于云南春燥环境下的小鼠气道 RS 含量显著降低、IL-8 含量升高明显，且在桑杏汤的干预下均有改善。［柏静萍，宋志敏，魏宁颐，等 . 云南春燥环境下小鼠气道 RS 及 IL–8 含量的实验研究 [J]. 云南中医中药杂志，2021，42（01）：74-77.］

清燥救肺汤

【出处】《医门法律》

【组成】桑叶净叶三钱（9 克）（经霜者，去枝、梗），石膏二钱五分（7.5 克）（煅），甘草一钱（3 克），人参七分（2.1 克），亚麻子一钱（3 克）（炒，研），阿胶八分（2.4 克），麦门冬一钱二分（3.6 克）（去心），杏仁七分（2.1 克）（泡，去皮尖，炒黄），枇杷叶一片（3 克）（刷去毛，蜜涂，炙黄）。

【用法】水一碗，煎六分，频频二三次，滚热服（现代用法：水煎，频频热服）。

【功效】清燥润肺，养阴益气。

【主治】温燥伤肺，气阴两伤证。身热头痛，干咳无痰，气逆而喘，咽喉干燥，鼻燥，心烦口渴，胸满胁痛，舌干少苔，脉虚大而数。

【方解】本方所治乃温燥伤肺之重证。秋令气候干燥，燥热伤肺，故头痛身热；肺为热灼，气阴两伤，失其清肃润降之常，故干咳无痰、气逆而喘、口渴鼻燥。《素问·至真要大论》说："诸气膹郁，皆属于肺。"肺气不降，故胸膈满闷，甚则胁痛。舌干少苔，脉虚大而数均为温燥伤肺佐证。治当清宣润肺与养阴益气兼顾，忌用辛香、苦寒之品，以免更加伤阴耗气。方中重用桑叶质轻性寒，轻宣肺燥，透邪外出，为君药。温燥犯肺，温者属热宜清，燥胜则干宜润，故臣以石膏辛甘而寒，清泄肺热；麦门冬甘寒，养阴润肺。石膏虽沉寒，但用量轻于桑叶，则不碍君药之轻宣；麦门冬虽滋润，但用量不及桑叶之半，自不妨君药之外散。君臣相伍，宣中有清，清中有润，是为清宣润肺的常用组合。《难经·十四难》云："损其肺者，益其气。"而土为金之母，故用人参益气生津，合甘草以培土生金；胡麻仁、阿胶助麦门冬养阴润肺，肺得滋润，则治节有权。《素问·藏气法时论》曰："肺苦气上逆，急食苦以泄之"，故用少量杏仁、枇杷叶苦降肺气，以上均为佐药。甘草兼能调和诸药，是为使药。全方宣、清、润、降四法并用，气阴双补，且宣散不耗气，清热不伤中，滋润不腻膈，是为本方配伍特点。

原方中石膏煅用，颇具深意。《本草纲目》谓："石膏，古法惟打碎如豆大，绢包入汤煮之，近人因其寒，火煅用过，或糖拌炒过，则不妨脾胃。"喻昌创制本方自称"大约以胃气为主，胃土为肺金之母也……盖肺金自至于燥，所存阴气，不过一线耳……伤其胃，其人尚有生理乎。"石膏大寒质重，主归肺、胃经，喻氏将其煅用，且用量极轻，是取其清肺热而不伤胃气之意。同书所载竹叶黄连汤方下，亦注明石膏用煅，可见喻氏组方用药之精细，足资启发。

本方与桑杏汤同治温燥伤肺，但邪气有深浅，病证有轻重。桑杏汤证属温燥邪伤肺卫、肺津受灼之轻证，症见身热、咳嗽不甚、右脉数大者，治以轻宣清透合以凉润为法；清燥救肺汤证为燥热伤肺，卫气同病而气阴两伤之重证，症见身热较高、咳嗽较频，甚则气逆而喘、胸膈满闷、脉虚大而数者，治以清宣润肺与养阴益气并进。

【运用】1. **辨证要点**　本方为治疗温燥伤肺重证的常用方。临床应用以身热、干咳无痰、气逆而喘、舌红少苔、脉虚大而数为辨证要点。

2. **加减变化**　若痰多，加川贝、瓜蒌以润燥化痰；热甚者，加羚羊角、水牛角以

133

清热凉血。

3. 现代运用 本方常用于肺炎、支气管哮喘、急慢性支气管炎、支气管扩张、肺癌等属燥热犯肺、气阴两伤者。

【文献摘要】1. 原书主治 《医门法律》卷四："治诸气膹郁，诸痿喘呕。"

2. 方论选录 《古今名医方论》卷一录柯琴："古方用香燥之品以治气郁，不获奏效者，以火就燥也。惟缪仲淳知之，故用甘凉滋润之品，以清金保肺立法。喻氏宗其旨，集诸润剂而制清燥救肺汤，用意深，取药当，无遗蕴矣。石膏、麦门冬秉西方之色，多液而甘寒，培肺金主气之源，而气不可郁。土为金母，子病则母虚，用甘草调补中宫生气之源，而金有所持。金燥则水无以食气而相生，母令子虚矣，取阿胶、胡麻黑色通肾者，滋其阴以上通生水之源，而金始不孤。西方虚，则东方实矣，木实金平之，二叶秉东方之色，通于肝，枇杷叶外应毫毛，固肝家之肺药，而经霜之桑叶，非肺家之肝药乎？损其肺者，益其气，人参之甘以补气。气有余便是火，故佐杏仁之苦以降气，气降火亦降，而治节有权，气行则不郁，诸痿喘呕自除矣。要知诸气膹郁，则肺气必大虚，若泥于肺热伤肺之说，而不用人参，必郁不开而火愈炽，皮聚毛落，喘而不休，此名之救肺，凉而能补之谓也。若谓实火可泻，而久服芩、连，反从火化，亡可立待耳。愚所以服膺此方而深赞之。"

【临床报道】王氏等采用 28 例获得性肺炎且中医辨证属风温肺热病燥热犯肺型患者，随机分为中药组 14 例和西药组 14 例，中药组口服中药汤剂清燥救肺汤 100 毫升，早晚餐后 30 分钟温服，西药组口服西药莫西沙星片 0.4 克，1 次/日。疗程 7 日。观察患者临床症状量化评分、治疗 7 日前后血白细胞计数（WBC）、中性粒细胞百分比（N%）、C-反应蛋白水平、7 日后胸部 CT 肺部炎性渗出病灶改善程度进行疗效评估，观察记录服药期间的不良反应事件。结果：治疗 7 日后中药组患者临床症状量化评分较西药组改善明显（$P < 0.05$）；中药组和西药组患者血 WBC、N%、C-反应蛋白水平下降程度相当（$P > 0.05$）；7 日治愈率中药组 64.30%，西药组 57.10%；西药组较中药组出现头晕、心悸不良反应事件高于中药组（$P < 0.05$）。结论：清燥救肺汤治疗燥热犯肺型成人支原体肺炎较莫西沙星在改善患者临床症状上优势明显，综合疗效显著，且不良反应少，安全性更高。[王霖，周建军，舒欣. 清燥救肺汤治疗成人肺炎支原体肺炎临床观察 [J]. 光明中医，2021，36（16）：2657-2660.]

【实验研究】张氏等采用雄性 C57BL/6 小鼠随机分为模型组、环磷酰胺（CTX）组、清燥救肺汤组、AMPK 抑制剂组、清燥救肺汤加 AMPK 抑制剂组（清燥加抑制剂组）。小鼠右腋皮下注射 Lewis 肺癌细胞构建肺癌荷瘤模型。造模 24 小时后，CTX 组腹腔注射给药，隔日 1 次，共 7 次，AMPK 抑制剂组与清燥加抑制剂组腹腔注射 compound C，每日 1 次，共 14 日。清燥救肺汤组和清燥加抑制剂组，造模前后 14 日均以中药设定剂量灌胃给药。结果：与模型组比较，清燥救肺汤组瘤质量降低（$P < 0.01$）电镜下发现自噬溶酶体生成 p-AMPK、p-ULK1、LC3B、LC3B-Ⅱ蛋白表达和 p-AMPK/AMPK、p-ULK1/ULK1、LC3-Ⅱ/LC3B-Ⅰ均升高（$P < 0.05$，$P < 0.01$），p-mTOR、p62 蛋白表达和 p-mTOR/mTOR 均降低（$P < 0.05$）。与清燥救肺汤组比较，清燥加抑制剂组电镜下未见自噬溶酶体生成 p-AMPK、p-ULK1、LC3B、LC3B-Ⅱ蛋白

表达和 p-AMPK/AMPK、p-ULK1/ULK1、LC3B-Ⅱ/LC3B-Ⅰ均明显降低（$P < 0.05$，$P < 0.01$），p62 蛋白表达升高（$P < 0.05$）。HE 染色结果显示，各给药组肺癌组织与模型组比较，病理有明显改善。结论：清燥救肺汤能促进自噬发生标志蛋白 LC3B-Ⅱ升高及 p62 蛋白表达降低从而诱导自噬发生，其自噬启动机制可能不是调控 AMPK/mTOR/ULK1 通路介导，而是通过 AMPK/ULK1 通路实现的。［张汗顺，余功，刘成，等. 抑制 AMPK 观察清燥救肺汤对肺癌细胞自噬启动相关蛋白表达的影响 [J]. 中国实验方剂学杂志，2022，28（05）：25-31.］

增液汤

【出处】《温病条辨》

【组成】玄参一两（30 克），麦门冬八钱（24 克）（连心），生地八钱（24 克）。

【用法】水八杯，煮取三杯，口干则与饮令尽；不便，再作服（现代用法：水煎服）。

【功效】增液润燥。

【主治】阳明温病，津亏便秘证。大便秘结，口渴，舌干红，脉细数或沉而无力。

【方解】阳明温病不大便，不外热结、液干两端。若阳邪炽盛之热结实证，则用承气汤急下存阴；若热病阴亏液涸，《温病条辨》所谓"水不足以行舟，而结粪不下者"，当增水行舟。本方所治大便秘结为热病耗损津液，阴亏液涸，不能濡润大肠，"无水舟停"所致。津液亏乏，不能上承，则口渴；舌干红，脉细数为阴虚内热之象；脉沉而无力者，主里主虚之候。治宜增液润燥。方中重用玄参，苦咸而凉，滋阴润燥，壮水制火，启肾水以滋肠燥，为君药。生地甘苦而寒，清热养阴，壮水生津，以增玄参滋阴润燥之力；又肺与大肠相表里，故用甘寒之麦门冬，滋养肺胃阴津以润肠燥，共为臣药。三药合用，养阴增液，以补药之体为泻药之用，使肠燥得润、大便得下，故名之曰"增液汤"。本方咸寒苦甘同用，旨在增水行舟，非属攻下，欲使其通便，必须重用。

【运用】1. 辨证要点　本方为治疗津亏肠燥所致大便秘结之常用方，又是治疗多种内伤阴虚液亏病证的基础方。临床应用以便秘、口渴、舌干红、脉细数或沉而无力为辨证要点。

2. 现代运用　本方常用于温热病津亏肠燥便秘，以及习惯性便秘、慢性咽喉炎、复发性口腔溃疡、糖尿病、皮肤干燥综合征、肛裂、慢性牙周炎等证属阴津不足者。

【附方】增液承气汤（《温病条辨》）　玄参一两（30 克），麦门冬八钱（24 克）（连心），生地八钱（24 克），大黄三钱（9 克），芒硝一钱五分（4.5 克），水八杯，煮取二杯，先服一杯，不知，再服。功效：滋阴增液，泄热通便。主治：热结阴亏证，燥屎不行、下之不通、脘腹胀满、口干唇燥、舌红苔黄、脉细数。

增液汤与增液承气汤均是吴氏治疗温病阴亏，"无水舟停"不大便的方剂，旨在增水行舟。《温病条辨》指出，阳明温病，大便不通，若属津液枯竭，水不足以行舟而燥结不下者，可间服增液汤以增其津液；若再不下，是燥结太甚，宜予增液承气汤缓缓服之。故增液汤是以滋润为主，为津液大伤，燥结不甚者设；增液承气汤是润下合方，为津液大伤，燥结已甚者设。缓急有别，临证必须斟酌。

【文献摘要】1. 原书主治　《温病条辨》卷二："阳明温病，无上焦证，数日不大便，当下之，其人阴素虚，不可行承气者，增液汤主之。"

2. 方论选录 《温病条辨》卷二："温病之不大便，不出热结、液干二者之外。其偏于阳邪炽甚，热结之实证，则从承气法矣；其偏于阴亏液涸之半虚半实证，则不可混施承气，故以此法代之。独取元参为君者，元参味苦咸微寒，壮水制火，通二便，启肾水上潮于天，其能治液干，固不待言，《神农本草经》称其主治腹中寒热积聚，其并能解热结可知。麦门冬主治心腹结气，伤中伤饱，胃络脉绝，羸瘦短气，亦系能补能润能通之品，故以为之佐。生地亦主寒热积聚，逐血痹，用细者，取其补而不腻，兼能走络也。三者合用，作增水行舟之计，故汤名增液，但非重用不为功。""此方妙在寓泻于补，以补药之体作泻药之用，既可攻实，又可防虚。余治体虚之温病，与前医误伤津液，不大便，半虚半实之证，专以此法救之，无不应手而效。"

【**临床报道**】毕氏收录门诊确诊为慢传输型便秘患者 80 例（气阴两虚型），分为治疗组（增液汤加减方）与对照组（麻仁软胶囊）各 40 例。治疗组予增液汤加减方每日1 剂 100 毫升，每日 3 次水煎服。对照组给予麻仁软胶囊口服，每日 2 次，早、晚饭前各 15 分钟后 1.2 克温开水送服。两组患者 2 周为 1 个疗程，治疗 2 个疗程。在治疗前和治疗 4 周后分别对两组患者便秘症对比。结论：①增液汤加减方治疗慢传输型便秘（气阴两虚型）可有效降低便秘症状评分，症状改善情况明显更具优势。②增液汤加减方在治疗慢传输型便秘（气阴两虚型）的同时，还能有效改善患者气阴两虚的症状。[毕继发 . 增液汤加减方治疗慢传输型便秘（气阴两虚型）的临床观察 [D]. 沈阳：辽宁中医药大学，2020.DOI：10.]

【**实验研究**】马氏等将 60 只 SD 大鼠随机分为 6 组，即空白组（A）、模型组（B）、伊托必利组（C）、增液汤低剂量组（D）、增液汤中剂量组（E）、增液汤高剂量组（F）。各组均通过灌胃给予复方地芬诺酯建立慢传输型便秘大鼠模型（A 组除外）造模成功后，各组大鼠分别给予相对应剂量的增液汤等药物灌胃治疗，后观察增液汤对慢传输型大鼠的通便作用。结果与 A 组相比，B 组近端结肠组织中 AQP9 含量无变化（$P > 0.05$），远端结肠组织中 AQP9 含量明显下降（$P < 0.05$），经增液汤及伊托必利治疗后，与 B 组相比，C ~ F 组远端结肠 AQP9 含量明显增加（$P < 0.05$），差异有统计学意义，各组间差异无统计学意义（$P > 0.05$），D 组远端结肠组 AQP9 含量有增加趋势，但差异无统计学意义（$P > 0.05$）。ELISA 检测血清中 5-HT 的浓度，B 组大于其他各组（$P < 0.05$），差异有统计学意义；F 组小于 C ~ E 组（$P < 0.05$），差异有统计学意义；A 组与 F 组比较（$P > 0.05$），差异无统计学意义。结论远端结肠组织中 AQP9 含量降低可能是 STC 的发病机制之一；增液汤通过上调 AQP9 表达，可能是其发挥"增液行舟"效应从而治疗 STC 的作用机制之一。[马雪巍，刘传佳，唐学贵 . 增液汤对慢传输型便秘大鼠结肠 AQP9 的影响及血清中 5-HT 的表达变化 [J]. 中华中医药学刊，2020，38（04）：125-129.]

麦门冬汤

【**出处**】《金匮要略》

【**组成**】麦门冬七升（42 克），半夏一升（6 克），人参三两（9 克），甘草二两（3克），粳米三合（3 克），大枣十二枚（4 枚）。

【用法】上六味，以水一斗二升，煮取六升，温服一升，日三夜一服（现代用法：水煎服）。

【功效】清养肺胃，降逆下气。

【主治】1. **虚热肺痿证**　咳嗽气喘，咽喉不利，咳痰不爽，或咳唾涎沫，口干咽燥，手足心热舌红少苔，脉虚数。

2. **胃阴不足证**　呕吐，纳少，呃逆，口渴咽干，舌红少苔，脉虚数。

【方解】本方所治虚热肺痿乃肺胃阴虚，气火上逆所致。病虽在肺，其源在胃，盖土为金母，胃主津液，胃津不足，则肺之阴津亦亏，终成肺胃阴虚之证。肺虚而肃降失职，则咳逆上气；肺伤而不布津，加之虚火灼津，则脾津不能上归于肺而聚生浊唾涎沫，随肺气上逆而咳出，且咳唾涎沫愈甚，则肺津损伤愈重，日久不止，终致肺痿。咽喉为肺胃之门户，肺胃阴伤，津不上承，则口干咽燥；虚热内盛，故手足心热。胃阴不足，失和气逆则呕吐；舌红少苔、脉虚数为阴虚内热之佐证。治宜清养肺胃，降逆下气。方中重用麦门冬为君，甘寒清润，既养肺胃之阴，又清肺胃虚热。人参益气生津为臣。佐以甘草、粳米、大枣益气养胃，合人参益胃生津，胃津充足，自能上归于肺，此为"培土生金"之法。肺胃阴虚，虚火上炎，不仅气机逆上，而且进一步灼津为涎，故又佐以半夏降逆下气，化其痰涎，虽属温燥之品，但用量很轻，与大剂麦门冬配伍，则其燥性减而降逆之用存，且能开胃行津以润肺，又使麦门冬滋而不腻，相反相成。甘草并能润肺利咽，调和诸药，兼作使药。

本方配伍特点有二：一是体现"培土生金"法；二是于大量甘润剂中少佐辛燥之品，主从有序，润燥得宜，滋而不腻，燥不伤津。

【运用】1. **辨证要点**　本方为治疗肺胃阴虚，气机上逆所致咳嗽或呕吐之常用方。临床应用以咳唾涎沫、短气喘促，或口干呕逆、舌干红少苔、脉虚数为辨证要点。

2. **加减变化**　若津伤甚者，可加沙参、玉竹以养阴液；若阴虚胃痛、脘腹灼热者，可加石斛、白芍以增加养阴益胃止痛之功。

3. **现代运用**　本方常用于慢性支气管炎、支气管扩张、慢性咽喉炎、硅肺、肺结核等属肺胃阴虚，气火上逆者。亦治胃及十二指肠溃疡、慢性萎缩性胃炎、妊娠呕吐等属胃阴不足，气逆呕吐者。

【文献摘要】1. **原书主治**　《金匮要略·肺痿肺痈咳嗽上气病脉证并治》："大逆上气，咽喉不利，止逆下气者，麦门冬汤主之。"

2. **方论选录**　《金匮要略方论本义》卷七："火逆上气，夹热气冲也；咽喉不利，肺燥津干也，主之以麦门冬生津润燥，佐以半夏，开其结聚；人参、甘草、粳米、大枣，概施补益于胃土，以资肺金之助，是为肺虚有热津短者立法也。亦所以预救乎肺虚而有热之痿也。"

【临床报道】章氏等选取肺阴虚证老年咳嗽变异性哮喘患者 90 例，按照随机数字表法分为对照组和观察组各 45 例。对照组给予布地奈德福莫特罗粉吸入剂治疗，观察组则在对照组治疗基础上给予《千金》麦门冬汤加减内服，2 组均治疗 12 周。观察 2 组治疗前后咽干、咳嗽积分及气道功能、细胞间黏附相关因子 -1（ICAM-1）、基质金属蛋白酶 -2（MMP-2）、基质金属蛋白酶抑制剂 -1（TIMP-1）水平变化，比较 2 组治疗效果，记录患者咽干、咳嗽消失时间及治疗过程中的不良反应。结果观察组的有效率为91.10%（41/45），明显高于对照组的有效率75.60%（34/45）（$P < 0.05$）；治疗后2组患者咽干、咳嗽积分明显低于治疗前（P 均 < 0.05），且观察组低于对照组（P 均 < 0.05）；2组治疗后 FEV1、FVC、FEV1/FVC、FEF50 均较治疗前明显改善（P 均 < 0.05），且观察组改善程度明显优于对照组（P 均 < 0.05）；2组治疗后血清 ICAM-1、MMP-2、TIMP-1 水平均低于治疗前（P 均 < 0.05），且观察组明显低于对照组（P 均 < 0.05）；观察组患者咽干、咳嗽消失时间均短于对照组（P 均 < 0.05），不良反应发生率明显低于对照组（$P < 0.05$）。结论《千金》麦门冬汤加减利于促进肺阴虚证老年咳嗽变异性哮喘患者临床症状的消退，改善气道功能，且安全，其机制可能与调控血清中 ICAM-1、MMP-2、TIMP-1 水平以减轻气道炎症反应有关。[章玲，张专名，武煦峰.《千金》麦门冬汤加减对肺阴虚证老年咳嗽变异性哮喘患者气道功能、炎症状态的影响 [J]. 现代中西医结合杂志，2020，29（02）：143-147.]

【实验研究】刘氏等探讨麦门冬汤在特发性肺间质纤维化（IPF）中应用的可能机制，并对可能分子机制进行细胞生物学验证。方法：利用生物信息学工具 BATMAN-TCM 从"方剂 - 化合物 - 分子机制 - 疾病"的角度，挖掘麦门冬汤中化合物影响的生物学功能和通路；使用转化生长因子 β1（TGFβ1）处理人胚肺上皮细胞 MRC5 细胞使其发生纤维化后，采用麦门冬汤含药血清及过氧化物酶体增殖激活受体（PPARγ）拮抗剂 GW9662 进行干预，检测可溶性胶原蛋白、PPARγ 的表达量及细胞活性氧（ROS）。结果：生物信息学发现麦门冬汤化合物中影响的通路有 36 条，其中 PPAR 信号传导通路尤为关键；细胞实验结果发现，麦门冬汤含药血清除了能够降低 TGFβ1 刺激引起的可溶性胶原蛋白升高外，还能够显著升高 PPARγ 活性，抑制细胞内活性氧损伤，PPARγ 拮抗剂 GW9662 能够抑制麦门冬汤含药血清导致的 PPARγ 活性。结论：麦门冬汤中含有天然的 PPARγ 激动剂，能提高 PPARγ 活性，有效地抑制 IPF 进程中可溶性胶原蛋白的表达和活性氧损伤。[刘豹，忽新刚，赵丽敏，等.麦门冬汤通过 PPARγ 抑制特发性肺间质纤维化中细胞氧化损伤的研究 [J]. 中华中医药杂志，2019，34（11）：5136-5140.]

益胃汤

【出处】《温病条辨》

【组成】沙参三钱（9克），麦门冬五钱（15克），冰糖一钱（3克），生地五钱（15克），玉竹一钱五分（4.5）（炒香）。

【用法】水五杯，煮取二杯，分二次服，渣再煮一杯服（现代用法：水煎2次分服）。

【功效】养阴益胃。

【主治】胃阴损伤证。胃脘灼热隐痛，饥不欲食，口干咽燥，大便干结，或干呕、呃逆，舌红少津，脉细数者。

【方解】胃为阳土，喜润恶燥，主受纳，其气以降为顺。若热病消、灼阴津，或过用吐、下之剂，或胃病迁延不愈，每致胃阴耗损，虚热内生。胃阴不足，络脉失养，则见胃脘隐痛；若阴虚有热，可见胃脘隐隐灼痛；胃阴亏虚则受纳失司，故饥而不欲食。胃之阴津不足，上不能滋润口咽则口干咽燥，下不能濡润大肠则便结。胃失濡润，气机上逆，则见干呕、呃逆。舌红少津，脉象细数为阴虚内热之象。胃为水谷之海，十二经皆禀气于胃，胃阴复则气降能食。治宜甘凉生津，养阴益胃为法。方中重用生地、麦门冬，味甘性寒，功能养阴清热，生津润燥，为甘凉益胃之上品，共为君药。配伍北沙参、玉竹为臣，养阴生津，以加强生地、麦门冬益胃养阴之力。冰糖濡养肺胃，调和诸药，为佐使。全方甘凉清润，清而不寒，润而不腻，药简力专，共奏养阴益胃之效。

【运用】1. **辨证要点**　本方为滋养胃阴的常用方。临床应用以饥不欲食、口干咽燥、舌红少津、脉细数为辨证要点。

2. **加减变化**　若汗多、气短，兼有气虚者，加党参、五味子（与生脉散合用）以益气敛汗；食后脘胀者，加陈皮、神曲以理气消食。

3. **现代运用**　本方常用于慢性胃炎、糖尿病、小儿厌食等证属胃阴亏损者。

【附方】1. **玉液汤**（《医学衷中参西录》）　生山药一两（30克），生黄芪五钱（15克），知母六钱（18克），生鸡内金二钱（6克）（捣细），葛根一钱半（4.5克），五味子三钱（9克），天花粉三钱（9克）。水煎服。功效：益气滋阴，固肾止渴。主治：消渴气阴两虚证。口干而渴，饮水不解，小便数多，困倦气短，脉虚细无力。

2. **琼玉膏**（申铁瓮方，录自《洪氏集验方》）　人参二十四两（720克，为末），生地十六斤（8000克，捣汁），白茯苓四十八两（1440克，为末），白蜜十斤（5000克），人参、茯苓为细末，蜜用生绢滤过，生地取自然汁，捣时不得用铁器，取汁尽去滓，用药一处，拌和匀，入银、石器或好瓷器内封闭留用。每晨二匙，温酒化服，不饮酒者白汤化之。功效：滋阴润肺，益气补脾。主治：肺痨肺肾阴亏证。干咳少痰，咽燥咯阻，肌肉消瘦，气短乏力，舌红少苔，脉细数。以上二方与益胃汤均有滋阴之功，用治阴液不足之证，但玉液汤主治消渴之气阴两虚证，以口渴尿多、困倦气短、脉虚细无力为主要表现，乃元气不升，真阴不足，故治以益气滋阴，固肾止渴，以黄芪、山药益气为主，配伍滋阴固涩之品；琼玉膏主治肺痨肺肾阴亏，以干咳咯血、气短乏力、舌红少苔、脉细数为主要表现，治以滋阴润肺、益气补脾，以生地滋阴壮水为主，辅以人参、茯苓益气健脾；益胃汤主治阳明温病，胃阴损伤证，以饥不欲食、口干咽燥、舌红少苔、脉细数为主要表现，治以养阴益胃，以生地、麦门冬等甘凉生津之品为主。

【文献摘要】1. **原书主治**　《温病条辨》卷二："阳明温病，下后汗出，当复其阴，益胃汤主之。"

2. **方论选录**　《成方便读》卷三："夫伤寒传入阳明，首虑亡津液，而况温病传入阳明，更加汗、下后者乎？故虽邪解，胃中津液枯槁已盛，若不急复其阴，恐将来液亏燥起，干咳身热等证有自来矣。阳明主津液，胃者五脏六腑之海。凡人之常气，皆禀气于胃，胃中津液一枯，则脏腑皆失其润泽。故以一派甘寒润泽之品，使之引入胃中，以复其阴，自然输精于脾，脾气散精，上输于肺，通调水道，下输膀胱，五经并行，津自生而形自复耳。"

【临床报道】陈氏等选取 68 例支气管哮喘慢性持续期脾胃虚弱型患儿，随机分为观察组和对照组，每组 34 例。对照组使用丙酸倍氯米松气雾剂，观察组在对照组治疗基础上使用平喘益胃汤，两组患儿均治疗3个月。比较两组患儿临床疗效，治疗前后用力肺活量（FVC）、第1秒用力呼气容积（FEV1）、最大呼气流量（PEF），痰液及血清中嗜酸性粒细胞（EOS）、嗜酸性细胞阳离子蛋白（ECP）含量，月哮喘发作次数、喘息症状持续天数、月上呼吸道感染次数及儿童哮喘控制测试量表（Ch-CACT）评分，记录治疗期间不良反应。结果治疗后观察组有效率显著高于对照组。治疗后观察组FVC、FEV1、PEF明显高于对照组。观察组痰液及血清中EOS、ECP含量均低于对照组。观察组治疗后月哮喘发作次数、喘息症状持续天数、月上呼吸道感染次数均低于对照组；观察组Ch-CACT评分明显高于对照组，观察组和对照组的不良反应发生率比较。结论：支气管哮喘患儿（脾胃虚弱型）慢性持续期使用平喘益胃汤有助于改善肺功能，减轻气道炎症反应，进而降低哮喘、喘息等症状发作次数，有利于病情控制。[陈志鑫，申广生，郝瑞芳，等. 平喘益胃汤治疗支气管哮喘慢性持续期脾胃虚弱型患儿的临床观察[J]. 世界中西医结合杂志，2021，16（07）：1329-1332.]

养阴清肺汤

【出处】《重楼玉钥》

【组成】生地二钱（6克），麦门冬一钱二分（9克），生甘草五分（3克），玄参一钱半（4.5克），贝母八分（5克）（去心），牡丹皮八分（5克），薄荷五分（3克），白芍八分（5克）（炒）。

【用法】水煎服。一般每日服1剂，重证可每日服2剂。

【功效】养阴清肺，解毒利咽。

【主治】白喉之阴虚燥热证。喉间起白如腐，不易拭去，并逐渐扩展，病变甚速，咽喉肿痛，初起或发热或不发热，鼻干唇燥，或咳或不咳，呼吸有声，似喘非喘，脉数无力或细数。

【方解】白喉一证，多由素体阴虚蕴热、复感燥气疫毒所致。喉为肺系，少阴肾脉循喉咙系舌本，肺肾阴虚，虚火上炎，复加燥热疫毒上犯，以致喉间起白如腐、咽喉肿痛、鼻干唇燥。治宜养阴清肺，兼散疫毒。故《重楼玉钥》说："经治之法，不外肺肾，总要养阴清肺，兼辛凉而散为主。"方中重用大生地甘寒入肾，滋阴壮水，清热凉血，为君药。玄参滋阴降火，解毒利咽；麦门冬养阴清肺，共为臣药。佐以牡丹皮清热凉血，散瘀消肿；白芍敛阴和营泄热；贝母清热润肺，化痰散结；少量薄荷辛凉散邪，清热利咽。生甘草清热，解毒利咽，并调和诸药，以为佐使。诸药配伍，共奏养阴清肺，解毒利咽之功；本方配伍特点是邪正兼顾，养肺肾之阴以扶其正；凉血解毒，散邪利咽以祛其邪。

【运用】1. **辨证要点**　本方是治疗阴虚白喉的常用方。临床应用以喉间起白如腐、不易拭去、咽喉肿痛、鼻干唇燥、脉数无力为辨证要点。

2. **加减变化**　若阴虚甚者，加熟地滋阴补肾；热毒甚者，加金银花、连翘以清热解毒；燥热甚者，加天门冬、鲜石斛以养阴润燥。并可配合应用《重楼玉钥》之吹药方：青果炭二钱（6克），黄柏一钱（3克），川贝母一钱（3克），冰片五分（1.5克），儿茶一钱（3克），薄荷一钱（3克），凤凰衣五分（1.5克）各研细末，再入乳钵内和匀，加冰片研细，瓶装备用。

3. **现代运用** 本方常用于急性扁桃体炎、急性咽喉炎、鼻咽癌等证属阴虚燥热者。

4. **使用注意** 白喉忌表，尤忌辛温发汗，据原方后记载："如有内热及发热，不必投表药，照方服去，其热自除。"

【文献摘要】1. **原书主治** 《重楼玉钥》卷上："喉间起白如腐，初起者发热或不发热，鼻干唇燥，或咳或不咳，鼻通者轻，鼻塞者重，音声清亮，气息调匀易治，若音哑气急，即属不治。"

2. **方论选录** 《重楼玉钥》卷上："按白喉一证，即所谓白缠喉是也。诸书皆未论及，唯《医学心悟》言之。至于论治之法，亦未详备。缘此症发于肺肾，凡本质不足者，或遏燥气流行，或多食辛热之物，感触而发。初起者发热，或不发热，鼻干唇燥，或咳或不咳，鼻通者轻，鼻塞者重。音声清亮，气息调匀易治；若音哑气急，即属不治。近有好奇之辈，一遇此症，即用象牙片动手于喉中，妄刮其白，益伤其喉，更速其死，岂不哀哉！余与既均三弟疗治以来，未尝误及一人，生者甚众，经治之法，不外肺肾，总要养阴清肺，兼辛凉而散为主。"

【临床报道】宋氏等收录周口市中医院收治的老年慢性支气管炎患者166例，按随机数字表法分组，对照组83例予以常规对症治疗，观察组83例在对照组基础上予以养阴清肺汤治疗，比较两组间血气分析指标水平、血清细胞因子水平、外周血T淋巴细胞亚群水平、临床疗效及不良反应发生率。结果：对照组有效率（81.92%）低于观察组（92.78%），差异有统计学意义（$P < 0.05$）；与对照组比较，观察组治疗后二氧化碳分压（$PaCO_2$）水平较低，氧分压（PaO_2）、动脉血氧含量（CaO_2）水平较高，治疗后血清肿瘤坏死因子-α（TNF-α）、白细胞介素-6（IL-6）、白细胞介素-8（IL-8）水平较低，治疗后外周血CD_3^+、CD_4^+T淋巴细胞、CD_4^+/CD_8^+比值水平较高，CD_8^+T淋巴细胞水平较低，差异有统计学意义（$P < 0.05$）；治疗中出现的不良反应为头晕、恶心呕吐、腹泻，两组不良反应发生率差异无统计学意义（$P > 0.05$）。结论：养阴清肺汤治疗老年慢性支气管炎的临床效果较好，能有效改善患者血气分析指标，降低炎性细胞因子水平，提高细胞免疫功能，而且安全性较高。［宋菊芯，胡旭东，张钊旺.养阴清肺汤治疗老年慢性支气管炎的临床效果及对患者免疫功能的影响研究[J].世界中医药，2017，12（10）：2297-2300.］

百合固金汤

【出处】《慎斋遗书》

【组成】熟地三钱（9克），生地三钱（9克），当归三钱（9克），白芍二钱（6克），甘草一钱（3克），桔梗二钱（6克），玄参一钱（3克），贝母二钱（6克），麦门冬三钱（9克），百合一钱半（4.5克）。

【用法】水煎服。

【功效】滋养肺肾，止咳化痰。

【主治】肺肾阴亏，虚火上炎证。咳嗽气喘，痰中带血，咽喉燥痛，头晕目眩，午后潮热，舌红少苔，脉细数。

【方解】本方证由肺肾阴亏所致。肺乃肾之母，肺虚及肾，病久则肺肾阴虚，阴虚生内热，虚火上炎，肺失肃降，则咳嗽气喘；虚火煎灼津液，则咽喉燥痛、午后潮热，甚者灼伤肺络，以致痰中带血。治宜滋养肺肾之阴血，兼以清热化痰止咳，以图标本兼顾。方中百合甘苦微寒，滋阴清热，润肺止咳；生地、熟地并用，滋肾壮水，其中生地兼能凉血止血。三药相伍，为润肺滋肾，金水并补的常用组合，共为君药。麦门冬甘寒，协百合以滋阴清热，润肺止咳；玄参咸寒，助二地滋阴壮水，以清虚火，兼利咽喉，共为臣药。当归治咳逆上气，伍白芍以养血和血；贝母清热润肺，化痰止咳，俱为佐药；桔梗宣肺利咽，化痰散结，并载药上行；生甘草清热泻火，调和诸药，共为佐使药。本方配伍特点有二：一为滋肾保肺，金水并调，尤以润肺止咳为主；二为滋养之中兼以凉血止血，宣肺化痰，标本兼顾但以治本为主。本方以百合润肺为主，服后可使阴血渐充、虚火自清、痰化咳止，以达固护肺阴之目的，故名"百合固金汤"。

【运用】1. 辨证要点　本方为治疗肺肾阴亏，虚火上炎而致咳嗽痰血证的常用方。临床应用以咳嗽气喘、咽喉燥痛、舌红少苔、脉细数为辨证要点。

2. 加减变化　若痰多而色黄者，加胆南星、黄芩、瓜蒌皮以清肺化痰；若咳喘甚者，可加杏仁、五味子、款冬花以止咳平喘；若咳血重者，可去桔梗之升提，加白及、白茅根、仙鹤草以止血。

3. 现代运用　本方常用于肺结核、慢性支气管炎、支气管扩张咯血、慢性咽喉炎、自发性气胸等属肺肾阴虚，虚火上炎者。

【附方】补肺阿胶汤（《小儿药证直诀》）阿胶一两五钱（9克）（麸炒），牛蒡子二钱五分（1.5克）（炒香），甘草二钱五分（1.5克）（炙），马兜铃五钱（3克）（焙），杏仁七个（6克）（去皮尖），糯米一两（6克）（炒），上为细末，每服一二钱（0.9～1.2克），水煎，食后温服。功效：养阴补肺，清热止血。主治：小儿肺阴虚兼有热证。咳嗽气喘，咽喉干燥，喉中有声，或痰中带血，舌红少苔，脉细数。

百合固金汤与补肺阿胶汤治证均有肺虚有热。但前者主治肺肾阴亏，虚火上炎之咳嗽痰血证，偏于滋肾养阴润肺，并能清热化痰；后者主治小儿肺阴虚兼有热事咳嗽证，偏于补益肺阴，兼以清肺化痰宁嗽。

【文献摘要】1. 原书主治　《慎斋遗书》卷七："手太阴肺病，因悲哀伤肺，背心、前胸、肺募间热，咳嗽咽痛，咯血恶寒，手大拇指循白肉际间上肩臂至胸前如火烙。"

2. 方论选录　《医方集解·补养之剂》："此手太阴、足少阴药也。金不生水，火炎水干，故以二地助肾滋水退热为君，百合保肺安神，麦门冬清热润燥，元参助二地以生水，贝母散肺郁而除痰，归、芍养血兼以平肝；甘、桔清金，成功上部。皆以甘寒培元清本，不欲以苦寒伤生发之气也。"

【临床报道】陈氏等收录揭阳市人民医院收治的 50 例符合入组标准的肺癌伴咯血患者，按照随机数字表法分为对照组和观察组，每组 25 例。对照组给予常规西医止血治疗，观察组在此基础上予以口服百合固金汤，服药 2 周，观察 2 组咯血改善情况、中医证候积分及肝肾功。结果中医证候积分比较显示，对照组及观察组治疗后积分均显著降低（$P < 0.05$），且观察组明显优于对照组（$P < 0.05$）；血清生化指标检测结果显示，2 组治疗前后，转氨酶、总胆红素以及肌酐差异无统计学意义（$P > 0.05$）；对照组总有效率为 60.00%，观察组总有效率为 84.00%，观察组总有效率明显高于对照组，差异具有统计学意义（$P < 0.05$）。结论：百合固金汤能够有效缓解肺癌咯血，无明显毒副作

用。[陈宏鹏，郑霭萱 . 百合固金汤治疗肺癌咯血 25 例 [J]. 光明中医，2021，36（14）：2351–2353.]

二陈汤

【出处】《太平惠民和剂局方》

【组成】半夏五两（15 克）（汤洗 7 次），橘红五两（15 克），茯苓三两（9 克），甘草一两半（4.5 克）（炙）。

【用法】上药㕮咀，每服四钱（12 克），用水一盏，生姜七片，乌梅一个，同煎六分，去滓，热服，不拘时候（现代用法：加生姜 7 片，乌梅 1 个，水煎温服）。

【功效】燥湿化痰，理气和中。

【主治】湿痰证。咳嗽痰多，色白易咯，恶心呕吐，胸膈痞闷，肢体困重，或头眩心悸，舌苔白滑或腻，脉滑。

【方解】本方证多由脾失健运，湿无以化，湿聚成痰，郁积而成。湿痰为病，犯肺致肺失宣降，则咳嗽痰多；停胃令胃失和降，则恶心呕吐；阻于胸膈，气机不畅，则感痞闷不舒；留注肌肉，则肢体困重；阻遏清阳，则头目眩晕；痰浊凌心，则为心悸。治宜燥湿化痰，理气和中。方中半夏辛温性燥，善能燥湿化痰，且又和胃降逆，为君药。橘红为臣，既可理气行滞，又能燥湿化痰。君臣相配，寓意有二：一为等量合用，不仅相辅相成，增强燥湿化痰之力，而且体现治痰先理气，气顺则痰消之意；二为半夏、橘红皆以陈久者良，而无过燥之弊，故方名"二陈"。此为本方燥湿化痰的基本结构。佐以茯苓健脾渗湿，渗湿以助化痰之力，健脾以杜生痰之源。鉴于橘红、茯苓是针对痰因气滞和生痰之源而设，故二药为祛痰剂中理气化痰、健脾渗湿的常用组合。煎加生姜，既能制半夏之毒，又能协助半夏化痰降逆、和胃止呕；复用少许乌梅，收敛肺气，与半夏、橘红相伍，散中兼收，防其燥散伤正之虞，均为佐药。以甘草为佐使，健脾和中，调和诸药。综合本方，结构严谨，散收相合，标本兼顾，燥湿理气祛已生之痰，健脾渗湿杜生痰之源，共奏燥湿化痰、理气和中之功。

【运用】1. 辨证要点　本方为燥湿化痰的基础方。临床应用以咳嗽、呕恶、痰多色白易咯、舌苔白腻、脉滑为辨证要点。

2. 加减变化　本方加减化裁，可用于多种痰证。治湿痰，可加苍术、厚朴以增燥湿化痰之力；治热痰，可加胆南星、瓜蒌以清热化痰；治寒痰，可加干姜、细辛以温化寒痰；治风痰眩晕，可加天麻、僵蚕以化痰息风；治食痰，可加莱菔子、麦芽以消食化痰；治郁痰，可加香附、青皮、郁金以解郁化痰；治痰流经络之瘰疬、痰核，可加海藻、昆布、牡蛎以软坚化痰。

3. 现代运用　本方常用于慢性支气管炎、慢性胃炎、梅尼埃病、神经性呕吐等属湿痰者。

4. 使用注意　因本方性燥，故燥痰者慎用；吐血、消渴、阴虚、血虚者忌用本方。

【附方】1. 导痰汤（《传信适用方》引皇甫坦方）　半夏四两（120 克）（汤洗 7 次），天南星一两（30 克）（细切，姜汁浸），枳实一两（30 克）（去瓤），橘红一两（30 克），茯苓一两（30 克），上为粗末。每服三大钱（9 克），水二盏，生姜十片，煎至二盏，去滓，食后温服（现代用法：加生姜 4 片，水煎服，用量按原方比例酌减）。功效：燥湿祛痰，行气开郁。主治：痰厥证。头目眩晕，或痰饮壅盛，胸膈痞塞，胁肋胀满，头痛呕逆，喘急痰嗽，涕唾稠黏，舌苔厚腻，脉滑。

2. **涤痰汤**（《奇效良方》） 胆南星二钱半（7.5克）（姜制），半夏二钱半（7.5克）（汤洗7次），枳实二钱（6克）（麸炒），茯苓二钱（6克）（去皮），橘红一钱半（4.5克），石菖蒲一钱（3克），人参一钱（3克），竹茹七分（2.1克），甘草半钱（1.5克），上作一服。水二盏，生姜五片，煎至一盏，食后服（现代用法：加生姜3片，水煎服）。功效：涤痰开窍。主治：中风痰迷心窍证。舌强不能言，喉中痰鸣，辘辘有声；舌苔白腻，脉沉滑或沉缓。

3. **金水六君煎**（《景岳全书》） 当归二钱（6克），熟地三钱至五钱（9~15克），陈皮一钱半（4.5克），半夏二钱（6克），茯苓二钱（6克），炙甘草一钱（3克），水二盏，生姜三五七片，煎七八分，食远温服。功效：滋养肺肾，祛湿化痰。主治：肺肾阴虚，湿痰内盛证。咳嗽呕恶，喘急痰多，痰带咸味，或咽干口燥，自觉口咸，舌质红，苔白滑或薄腻。

以上三方皆由二陈汤化裁而成，均有燥湿化痰之功。导痰汤是二陈汤去乌梅、甘草，加天南星、枳实而成。天南星增半夏燥湿化痰之力，枳实助橘红理气化痰之功，故燥湿化痰行气之力较二陈汤为著，主治痰浊内阻、气机不畅之痰厥等。涤痰汤又在导痰汤基础上加石菖蒲、竹茹、人参、甘草，较之导痰汤又多开窍扶正之功，常用治中风痰迷心窍、舌强不能言。金水六君煎是二陈汤去乌梅，加熟地、当归滋阴养血，肺肾并调，金水相生，故适用于年迈者肺肾阴虚、湿痰内盛之证。

【**文献摘要**】1. **原书主治** 《太平惠民和剂局方》卷四："治痰饮为患，或呕吐恶心，或头眩心悸，或中脘不快，或发为寒热，或因食生冷，脾胃不和。"

2. **方论选录** 方广《丹溪心法附余》："此方半夏豁痰燥湿，橘红消痰利气，茯苓降气渗湿，甘草补脾和中。盖补脾则不生湿，燥湿渗湿则不生痰，利气降气则痰消解，可谓体用兼赅，标本两尽之药也。令人但见半夏性燥，便以他药代之，殊失立方之旨。"

【**临床报道**】郝氏等应用蒌贝二陈汤治疗梅核气，并观察临床疗效。选择明确诊断梅核气患者60例，随机分为治疗组和对照组各30例，对照组采用常规治疗方法，治疗组采用蒌贝二陈汤加减治疗。7日为1个疗程。治疗3个疗程后观察患者咽部症状及改善情况，比较两组患者的临床疗效。随访6个月监测疾病复发情况。治疗3个疗程后治疗组总有效率为96.70%，对照组总有效率为80.00%，治疗组总有效率优于对照组，差异有统计学意义（$P < 0.05$）；在治疗30日、60日、180日后随访患者咽部异物感复发率，治疗组和对照组的总复发率分别为23.30%和63.30%，2组比较差异有统计学意义（$P < 0.05$）。蒌贝二陈汤治疗梅核气疗效显著，能够明显改善咽部异物感症状，降低疾病复发率，值得临床推广运用。［郝文婕，李应宏，张宇杰，等. 蒌贝二陈汤加减治疗梅核气60例疗效观察 [J]. 甘肃科技，2021，37（22）：149-151.］

清气化痰丸

【**出处**】《医方考》

【**组成**】陈皮一两（30克）（去白），杏仁一两（30克）（去皮尖），枳实一两（30克）（麸炒），黄芩一两（30克）（酒炒），瓜蒌仁一两（30克）（去油），茯苓一两（30

克），胆南星一两半（45克），制半夏一两半（45克）。

【用法】姜汁为丸。每服6克，温开水送下（现代用法：以上8味，除瓜蒌仁霜外，其余黄芩等7味药粉碎成细粉，与瓜蒌仁霜混匀，过筛。另取生姜100克，捣碎加水适量，压榨取汁，与上述粉末泛丸，干燥即得。每服6~9克，每日2次，小儿酌减；亦可做汤剂，加生姜水煎服，用量按原方比例酌减）。

【功效】清热化痰，理气止咳。

【主治】痰热咳嗽。咳嗽气喘，咯痰黄稠，胸膈痞闷，甚则气急呕恶，烦躁不宁，舌质红，苔黄腻，脉滑数。

【方解】本方证因痰阻气滞，气郁化火，痰热互结所致。痰热为患，壅肺则肺失清肃，故见咳嗽气喘、咯痰黄稠；阻碍气机，则胸膈痞闷，甚则气逆于上，发为气急呕恶；痰热扰乱心神，可见烦躁不宁。治宜清热化痰，理气止咳。方中胆南星苦凉、瓜蒌仁甘寒，均长于清热化痰，瓜蒌仁尚能导痰热从大便而下，两者共为君药。制半夏虽属辛温之品，但与苦寒之黄芩相配，一化痰散结，一清热降火，既相辅相成，又相制相成，共为臣药。治痰者当须降其火，治火者必须顺其气，故佐以杏仁降利肺气以宣上，陈皮理气化痰以畅中，枳实破气化痰以宽胸，并佐茯苓健脾渗湿以杜生痰之源。使以姜汁为丸，用为开痰之先导。诸药合用，化痰与清热、理气并进，脾气顺则火降，火清则痰消，痰消则火无所附，诸症悉除。

【运用】1. 辨证要点　本方为治疗痰热咳嗽的常用方。临床应用以咳痰黄稠、胸膈痞闷、舌红苔黄腻、脉滑数为辨证要点。

2. 加减变化　若痰多气急者，可加鱼腥草、桑白皮；痰稠胶黏难咯者，可减半夏用量，加青黛、蛤粉；恶心呕吐明显者，加竹茹；烦躁不眠者，可去黄芩，加清热除烦之黄连、栀子，并酌加琥珀粉、远志等宁心安神之品。

3. 现代运用　本方常用于肺炎、急性支气管炎、慢性支气管炎急性发作等属痰热内结者。

【附方】清金降火汤（《古今医鉴》）　陈皮一钱五分（4.5克），半夏一钱（3克）（泡），茯苓一钱（3克），桔梗一钱（3克），枳壳一钱（3克）（麸炒），贝母一钱（3克）（去心），前胡一钱（3克），杏仁一钱半（4.5克）（去皮尖），黄芩一钱（3克）（炒），石膏一钱（3克），瓜蒌仁一钱（3克），甘草三分（1克）（炙），上锉一剂，加生姜三片，水煎，食远，临卧服。功效：清金降火，化痰止嗽。主治：热痰咳嗽。

清气化痰丸与本方均治痰热所致之咳嗽。但比较而言，前者以咳痰黄稠为主，后者以肺热咳嗽为重。故清气化痰丸以胆南星为君，清化痰热之功独胜，更用枳实消痰行气之力亦强。而清金降火汤用石膏清热泻火力增，并伍贝母、前胡、桔梗等意在止咳。

【文献摘要】1. 原书主治　《医方考》卷二："此痰火通用之方也。"

2. 方论选录　汪昂《医方集解·除痰之剂》："此手足太阴之药，治痰火之通剂也。气能发火，火能役痰，半夏、南星以燥湿气，黄芩、瓜蒌以平热气，陈皮以顺里气，杏仁以降逆气，枳实以破积气，茯苓以行水气。水湿火热，皆生痰之本也。盖气之亢则为火，火退则还为正气而安其位矣，故化痰必以清气为先也。"

【临床报道】薛氏应用清气化痰丸加减治疗慢性阻塞性肺病急性加重期，观察临床疗效。方法：选取门诊 82 例慢性阻塞性肺疾病急性加重期患者，采用随机数表法分为两组，各 41 例。对照组予以头孢克肟抗感染，并吸入（舒利迭）沙美特罗替卡松粉吸入剂解痉平喘等对症治疗。观察组在对照组基础上给予清气化痰丸加减治疗。对比两组中医证候积分、症状改善情况、临床疗效以及不良反应发生情况。结果：治疗 2 周后，观察组中医证候总积分（12.39±2.12）分、慢性阻塞性肺病评估测试（CAT）评分（12.20±2.68）分，低于对照组的（18.53±3.21）分、（16.89±3.17）分，观察组临床总有效率（95.12%，39/41）高于对照组（78.05%，32/41），差异有统计学意义（$P < 0.05$）。两组不良反应发生率比较，差异无统计学意义（$P > 0.05$）。结论：慢性阻塞性肺病急性加重期应用清气化痰丸加减治疗能明显改善临床症状，且无严重不良反应。［薛稚勤. 清气化痰丸加减治疗慢性阻塞性肺病急性加重期疗效观察 [J]. 内蒙古中医药，2021，40（02）：33–34.］

贝母瓜蒌散

【出处】《医学心悟》

【组成】贝母一钱五分（4.5 克），瓜蒌一钱（3 克），天花粉八分（2.5 克），茯苓八分（2.5 克），橘红八分（2.5 克），桔梗八分（2.5 克）。

【用法】水煎服。

【主治】燥痰咳嗽。咳嗽呛急，咯痰不爽，涩而难出，咽喉干燥疼痛，苔白而干。

【方解】本方证多由燥热伤肺，灼津成痰所致。燥痰不化，清肃无权，以致肺气上逆，咳嗽呛急；"燥胜则干"（《素问·阴阳应象大论》），燥伤津液，故咯痰不爽、涩而难出、咽喉干燥疼痛；苔白而干为燥痰之佐证。治宜润肺清热，理气化痰。方中贝母苦甘微寒，润肺清热，化痰止咳；瓜蒌甘寒微苦，清肺润燥，开结涤痰，与贝母相须为用，是为润肺清热化痰的常用组合，共为君药。臣以天花粉，既清降肺热，又生津润燥，可助君药之力。痰因湿聚，湿自脾来，痰又易阻滞气机，无论湿痰抑或燥痰，皆须配伍橘红理气化痰、茯苓健脾渗湿，此乃祛痰剂配伍通则，但橘红温燥、茯苓渗利，故用量颇轻，少佐贝母、瓜蒌、天花粉于寒性药中，则可去性存用，并能加强脾运，输津以润肺燥。桔梗宣肺化痰，且引诸药入肺经，为佐使药。全方清润宣化并用，肺脾同调，而以润肺化痰为主，且润肺而不留痰，化痰又不伤津，如此则肺得清润而燥痰自化，宣降有权而咳逆自平。

本方与清燥救肺汤、麦门冬汤同治燥咳，但主治病机不尽相同，因而立法、用药亦随之而异。本方证为燥热伤肺，灼津为痰所致，故方中以贝母、瓜蒌为主，旨在润燥化痰，主治燥痰咳嗽、痰稠难咯；清燥救肺汤证为新感温燥，耗气伤阴，故方中以桑叶宣肺，配伍石膏清热、麦门冬润燥、人参益气，旨在清宣燥热，主治温燥伤肺、身热头痛、干咳少痰、口渴等；麦门冬汤证为肺胃阴虚，气火上逆，故方中以大量麦门冬配伍半夏、人参，旨在滋阴润肺，降逆下气，主治虚热肺痿、咳唾涎沫等。

《医学心悟》卷三类中风篇另有一贝母瓜蒌散，较本方少天花粉、茯苓、桔梗，多胆南星、黄芩、黄连、黑山栀、甘草，主治痰火壅肺的类中风证，其证虽亦卒然昏倒，喉中痰鸣，但无㖞偏废之候。

【运用】1. 辨证要点　本方为治疗燥痰证的常用方。临床应用以咳嗽呛急、咯痰难出、咽喉干燥、苔白而干为辨证要点。

2. **加减变化**　如兼感风邪，咽痒而咳，微恶风者，可加桑叶、杏仁、蝉蜕、牛蒡子等宣肺散邪；燥热较甚，咽喉干涩哽痛明显者，可加麦门冬、玄参、生石膏等清燥润肺；声音嘶哑、痰中带血者，可去橘红，加南沙参、阿胶、白及等养阴清肺，化痰止血。

3. **现代运用**　本方可用于肺结核、肺炎等属燥痰证者。

4. **使用注意**　对于肺肾阴虚，虚火上炎之咳嗽，则非所宜。

【文献摘要】1. **原书主治**　《医学心悟》卷三："燥痰涩而难出，多生于肺，肺燥则润之，贝母瓜蒌散。"

2. **方论选录**　《历代名医良方注释》："燥痰之证，多由肺阴不足、虚火灼津而成。方以贝母清热润肺，止咳化痰为君；瓜蒌、天花粉清热涤痰而润燥为臣；茯苓、橘红健脾理气以祛痰为佐；桔梗载诸药入肺，宣肺利气为使。共奏清热润燥，理气化痰之功，使肺阴得润而燥痰可除，清肃有权则咳逆可止。"

【临床报道】韩氏等基于"风燥犯肺"理论，观察"贝母瓜蒌散"加味治疗变应性咳嗽的临床疗效。方法 110 例变应性咳嗽的患者随机分为观察组和对照组，每组 55 例。对照组采用富马酸酮替芬片治疗，观察组在富马酸酮替芬片基础上加用"贝母瓜蒌散加味"，观察两组治疗后咳嗽症状积分评价止咳效果，停药后随诊 4 周，观察疾病复发率。结果治疗 2 周后观察组 55 例中临床控制 35 例（63.60%）、显效 13 例（23.70%）、有效 5 例（9.10%），总有效率为 96.40%；对照组 55 例总有效率为 70.90%，统计学比较观察组明显优于对照组（$P < 0.05$），且复发率明显低于对照组。结论加味贝母瓜蒌散治疗变应性咳嗽对咳嗽症状的控制具有明显的优势，疗效显著。[韩金帅，闫新宇，赵竞一，等. 贝母瓜蒌散加味治疗变应性咳嗽 110 例疗效观察 [J]. 中国中西医结合耳鼻咽喉科杂志，2019，27（02）：119–121.]

【实验研究】吴氏等观察贝母瓜蒌散对慢性阻塞性肺疾病（COPD）模型大鼠肺组织中 p38MAPK 信号通路和肿瘤相关因子受体因子 MIP-T3 的影响。方法：将 40 只 SD 雄性大鼠随机分为正常组、模型组、地塞米松组及贝母瓜蒌散组，每组 10 只；采用脂多糖（LPS）气管滴入加烟熏法制造 COPD 大鼠模型，为期 30 日。从造模第 8 日开始，地塞米松组给予地塞米松注射液腹腔注射（2 毫升 / 千克），贝母瓜蒌散组给予贝母瓜蒌散灌胃（20 毫升 / 千克），1 次 / 日，连续 22 日，模型组予 0.9% 氯化钠灌胃（20 毫升 / 千克）。Western 印迹检测 p38MAPK 蛋白和 MIP-T3 蛋白的表达水平。结果：与正常组比较，模型组大鼠肺组织 p38MAPK 和 MIP-T3 的表达明显升高（$P < 0.05$）；与模型组比较，地塞米松组和贝母瓜蒌散组可降低大鼠肺组织中 p38MAPK 和 MIP-T3 的表达（$P < 0.05$）；而地塞米松组和贝母瓜蒌散组 p38MAPK 和 MIP-T3 的表达无明显差异（$P > 0.05$）。结论：贝母瓜蒌散有抑制 p38MAPK 和 MIP-T3 表达的作用。[吴忠练，黄学宽，骆言，等. 贝母瓜蒌散对慢性阻塞性肺疾病大鼠 p38MAPK 和 MIP-T3 表达的影响 [J]. 中国老年学杂志，2017，37（16）：3936–3937.]

苓甘五味姜辛汤

【出处】《金匮要略》

【组成】茯苓四两（12克），甘草三两（9克），干姜三两（9克），细辛三两（5克），五味子半升（5克）。

【用法】上五味，以水八升，煮取三升，去滓，温服半升，日三服（现代用法：水煎温服）。

【功效】温肺化饮。

【主治】寒饮咳嗽。咳痰量多，清稀色白，或喜唾涎沫，胸满不舒，舌苔白滑，脉弦滑。

【方解】本方证多因脾阳不足，寒从中生，聚湿成饮，寒饮犯肺所致，此即"形寒寒饮则伤肺"（《灵枢·邪气脏腑病形》）之义。寒饮停肺，宣降违和，故咳嗽痰多、清稀色白；饮阻气机，故胸满不舒；饮邪犯胃，则喜唾涎沫。治当温阳化饮。方以干姜为君，既温肺散寒以化饮，又温运脾阳以化湿。臣以细辛，取其辛散之性，温肺散寒，助干姜温肺散寒化饮之力；复以茯苓健脾渗湿，化饮利水，一以导水饮之邪从小便而去，一以杜绝生饮之源，合干姜温化渗利，健脾助运。为防干姜、细辛耗伤肺气，又佐以五味子敛肺止咳，与干姜、细辛相伍，一温一散一敛，使散不伤正，敛不留邪，且能调节肺司开合之职，为仲景用以温肺化饮的常用组合。使以甘草和中调药。综观全方，具有温散并行、开合相济、肺脾同治、标本兼顾的配伍特点，堪称温化寒饮之良剂。

本方原治支饮，服小青龙汤后，咳虽减，但其人冲气上逆，出现气从小腹上冲胸咽之状，继投桂苓五味甘草汤，服已，冲气虽平，而反更咳，胸满者，属小青龙汤之变法。因证无表寒，冲气已平，故不用麻黄、桂枝解表散寒；寒饮尚存，故仍用干姜、细辛温肺散寒化饮；因饮邪较重，故配茯苓健脾渗湿，以杜生痰之源。

【运用】1. 辨证要点　本方为治寒饮咳嗽的常用方。临床应用以咳嗽痰多稀白、舌苔白滑、脉象弦滑为辨证要点。

2. 加减变化　若痰多欲呕者，加半夏以温化寒痰，降逆止呕；咳甚喘急者，加杏仁、厚朴以降气止咳；脾虚食少者，可加人参、白术、陈皮等以益气健脾。

3. 现代运用　本方常用于慢性支气管炎、肺气肿等属寒饮内停者。

4. 使用注意　凡肺燥有热、阴虚咳嗽、痰中带血者，忌用本方。

【附方】冷哮丸（《张氏医通》）　麻黄一两（30克）（泡），川乌一两（30克）（生），细辛一两（30克），川椒一两（30克），白矾一两（30克）（生），猪牙皂一两（30克）（去皮弦子，酢炙），半夏曲一两（30克）、陈胆星一两（30克），杏仁一两（30克）（去双仁者，连皮共用），甘草一两（30克）（生），紫菀茸二两（60克），款冬花二两（60克），共为细末，姜汁调神曲末打糊为丸，每遇发时，临卧生姜汤服二钱（6克），羸者一钱（3克），更以三建膏贴肺俞穴中。服后时吐顽痰，胸膈自宽。服此数日后，以补脾肺药调之，候发如前，再服。功效：散寒涤痰。主治：寒痰哮喘。背受寒邪，遇冷即发，喘嗽痰多，胸膈痞满，倚息不得卧。

冷哮丸所治寒痰哮喘为内外俱寒之实证。方中以麻黄合细辛散外寒，蜀椒合川乌温里寒，皂荚合胆星化顽痰，白矾合半夏燥湿痰，紫菀、款冬花、杏仁利肺止咳化痰。方中用药较为燥烈，虚人慎用。

【文献摘要】1. 原书主治　《金匮要略·痰饮咳嗽病脉证并治》："咳逆倚息不得卧，

小青龙汤主之。青龙汤下已，多唾口燥，寸脉沉，尺脉微，手足厥逆，气从小腹上冲胸咽，手足痹，其面翕热如醉状，因复下流阴股，小便难，时复冒者，与茯苓桂枝五味甘草汤治其气冲。冲气即低，而反更咳，胸满者，用桂苓五味甘草汤去桂，加干姜、细辛，以治其咳满。"

2. 方论选录　《金匮要略心典》卷中："服前汤（桂苓五味甘草汤）已，冲气即低，而反更咳胸满者，下焦冲逆之气即伏，而肺中伏匿之寒饮续出也，故去桂之辛而导气，加干姜、细辛之辛而入肺者，合茯苓、五味、甘草消饮驱寒，以泄满止咳也。"

【临床报道】黄氏等应用苓甘五味姜辛汤加减辅治儿童鼻窦炎，并观察效果。方法：选取 84 例患者，随机分成观察组与对照组各 42 例，两组均用常规西药治疗，观察组加用苓甘五味姜辛汤加减治疗。结果：两组治疗后鼻黏膜纤毛输送率（MTR）、鼻黏膜纤毛清除率（MCC）均较治疗前提高（$P < 0.05$），且观察组高于对照组（$P > 0.05$），治疗后两组血清白细胞介素 –2（IL–2）及白细胞介素 –6（IL–6）均较治疗前降低（$P < 0.05$），且观察组低于对照组（$P < 0.05$）。结论：苓甘五味姜辛汤加减辅治儿童鼻窦炎可提高疗效。［黄姿，赵霞 . 苓甘五味姜辛汤加减辅治儿童鼻窦炎效果观察 [J]. 实用中医药杂志，2021，37（04）：644–645.］

三子养亲汤

【出处】《皆效方》，录自《杂病广要》

【组成】紫苏子 9 克，白芥子 9 克，莱菔子 9 克。（原书未著剂量）

【用法】上药各洗净，微炒，击碎。看何证多，则以所主者为君，余次之。每剂不过三钱（9 克），用生绢小袋盛之，煮作汤饮，代茶水啜用，不宜煎熬太过（现代用法：三药微炒，捣碎，布包微煮，频服）。

【功效】温肺化痰，降气消食。

【主治】痰壅气逆食滞证。咳嗽喘逆，痰多胸痞，食少难消，舌苔白腻，脉滑。

【方解】本方原为高年咳嗽、气逆痰痞者而设。年老中虚，纳运无权，每致停食生痰，痰盛壅肺，肺失宣降，故见咳嗽喘逆、痰多胸痞、食少难消等症。治宜温肺化痰，降气消食。方中白芥子温肺化痰，利气散结；苏子降气化痰，止咳平喘；莱菔子消食导滞，下气祛痰。三药相伍，各有所长，白芥子长于豁痰，苏子长于降气，莱菔子长于消食，临证当视痰壅、气逆、食滞三者之孰重孰轻而定何药为君，余为臣佐。

对于方中三药的炮制，原书要求"微炒、击碎"，可防止辛散耗气，减少辛味对咽喉、肺胃的不良刺激，尤能使莱菔子由生用性升变为性降下气；捣碎则利于有效成分煎出。在用法上，每剂不过 9 克，布包微煎，代茶频服，可使药力缓行。

【运用】1. **辨证要点**　本方为治疗痰壅气逆食滞证的常用方。临床运用以咳嗽痰多、食少胸痞、舌苔白腻、脉滑为辨证要点。无论男女老少，皆可用之，尤以老年人为宜。

2. **加减变化**　常与二陈汤合用，有助于提高疗效；若兼有表寒，可再合用三拗汤。如病情得以缓解，可改用六君子汤以善其后。

3. **现代运用**　本方常用于顽固性咳嗽、慢性支气管炎、支气管哮喘、肺心病等痰壅气逆食滞者。

4. **使用注意**　本方终属治标之剂，绝非治本之图，服后一俟病情缓解，即当标本兼治。气虚者不宜单独使用。

【文献摘要】1. 原书主治 《杂病广要》录《皆效方》："高年咳嗽，气逆痰痞。"

2. 方论选录 张秉成《成方便读》卷三："治老人气实痰盛，喘满懒食等证。夫痰之生也，或因津液所化，或因水饮所成。然亦有因食而化者，皆由脾运失常，以致所食之物，不化精微而化为痰。然痰壅则气滞，气滞则肺气失下行之令，于是为咳嗽、为喘逆等证矣。病因食积而起，故方中以莱菔子消食行痰；痰壅则气滞，以苏子降气行痰；气滞则膈塞，白芥子畅膈行痰。三者皆治痰之药，而又能于治痰之中各逞其长。食消气顺，喘咳自宁，而诸证自愈矣，又在用者之得宜耳。"

【临床报道】陈氏运用二陈汤合三子养亲汤治疗慢行阻塞性肺疾病（慢阻肺）。方法：将符合慢阻肺诊断患者共 50 例，均施行西医治疗，且联合二陈汤合三子养亲汤治疗，汇总整理患者治疗总有效率、中医证候积分、肺功能指标。结果：50 例慢阻肺患者中，总有效率为 98.00％；中医证候积分中，咳嗽为（2.05±0.30）分、咳痰为（2.54±0.33）分、喘息为（2.08±0.46）分；肺功能指标中，FEV1 预计值（63.14±9.70）％、FEV1/FVC（52.16±5.04）％。结论：针对慢阻肺患者，联合二陈汤合三子养亲汤治疗模式，可显著提高患者疾病治疗效果，改善中医证候积分、肺功能，促进疾病恢复。[陈静.二陈汤合三子养亲汤在治疗慢阻肺中运用 [J]. 养生保健指南，2020，(43)：96.]

【实验研究】梁氏等分别用浓氨水喷雾法、毛细玻管法和氯乙酰胆碱喷雾致喘法研究了三子养亲汤不同溶媒提取物的镇咳、祛痰和平喘作用。结果显示三子养亲汤醚提取物有明显的镇咳作用；三子养亲汤水提取物的祛痰作用显著；三子养亲汤醇、醚提取物的平喘作用明显。[梁文波，赵红，张学梅，等.三子养亲汤镇咳、祛痰、平喘作用的药理研究 [J]. 中药药理与临床，2003，19（2）：11–12.]

第二节　秋季养生药膳

秋季雨水较少，降水少，空气干燥，燥邪当道，易伤津液，首犯肺部，故饮食应以润肺生津、养阴清燥为佳，多食酸味，忌食辛辣香燥。《素问·藏气法时论》说："肺主秋……肺欲收，急食酸以收之，用酸补之，辛泻之。"中医认为酸味收敛补肺，辛味发散泻肺，秋天宜收不宜散。所以尽可能避免葱、姜、蒜、八角、茴香等辛味发散的食物，滋阴清润的食物可防止秋燥耗伤阴血津液，《饮膳正要》说："秋气燥，宜食麻以润其燥，禁寒饮。"《臞仙神隐书》主张入秋宜食生地粥，以滋阴润燥。在秋季时节，需增加水液的摄入，饮用开水、淡茶、牛奶、豆浆、椰子汁、杏仁汁等流质，增加蔬菜水果和肉类的摄入，适当食用牛肉、芝麻、花生、糯米、粳米、蜂蜜、银耳、百合、冰糖、枇杷、菠萝、梨、香蕉、柿子、苹果、桃子等润肺益胃生津之品。秋天宜收不宜散，应多食用酸味之物，以收敛补肺，顺应秋气。

另外，深秋季节，人体精气开始封藏，进食补品易吸收藏纳，有助于增强身体素质。此期间可适当多吃鸡肉、牛肉、猪肝、鱼肉以及大枣、莲子等。另外，秋季要注意饮食卫生。秋季室外凉爽，室内温热，最宜蚊蝇繁殖，苍蝇是肠炎、痢疾等疾病的传播体，人体吃了被蚊蝇污染的食物后极易引起肠道传染病。

一、菜品

百合炖猪蹄

【配方】鲜百合100克，猪蹄1个，料酒、盐、味精各适量。

【制作】将猪蹄洗净，去毛，入锅加清水，煮沸后捞出。锅换水，将猪蹄、料酒、盐适量放入，先大火，后小火慢炖。至猪蹄熟，将百合加入，小火炖百合熟后，加入味精调味，即成。

【用法】温服，每日1~2次。

【功效】滋阴，润肺，养颜。

杞叶炒猪心

【配方】枸杞叶150克，猪心1个。

【制作】枸杞叶，猪心洗净切成小块，同置油锅内煸炒至熟，加食盐调味。

【用法】佐餐食用。

【功效】适用于神经衰弱，头晕口干，心虚不眠者。

红枣补血饭

【配方】大米200克，大枣20枚，黑芝麻25克。

【制作】大米淘洗净，拌入洗净拍碎的大枣，加适量水焖煮成饭，开锅时转小火炒香并碾碎的黑芝麻。分2次食用。

【用法】佐餐食用。

【功效】健脾养胃，尤利于气血不足、病后体弱、胃虚引起的消化不良和食欲欠佳者。

核桃炖蚕蛹

【配方】核桃肉100克，蚕蛹50克，酒、盐、味精各适量。

【制作】将蚕蛹入油锅炒，再与桃仁一起加酒、盐、味精，隔水炖熟即可。

【用法】佐餐食用。

【功效】补脾益肾。用于脾肾虚弱所致的性功能减退。

番茄炒牛肉

【配方】番茄250克，牛肉50~100克，食盐适量。

【制作】鲜番茄洗净，用开水烫一下，去皮，切成细条；鲜牛肉洗净，切成丝。玉米油下锅烧至六成热（刚冒烟），下牛肉丝快炒，肉变色后加盐，再下番茄，炒匀起锅。

【用法】佐餐食用。

【功效】补血，强体，美容。

栗子炖白菜

【配方】栗子20克，白菜200克，调料适量。

【制作】栗子去壳，切成两半，加鸭汤煮至熟透，加白菜、调料适量，炖熟即可食。

【用法】每日食用1~2次。

【功效】可改善阴虚所致的面色黄黑，消除皮肤黑斑和黑眼圈。

海参烧笋片

【配方】水发海参 200 克，鲜笋 100 克（罐头笋也可），瘦肉少许，调味品适量。

【制作】海参与笋切成片，与瘦肉同入锅中煨熟，加适量调味品即可。

【用法】佐餐，1~2 次吃完。

【功效】可使皮肤变得细腻光滑。

玉竹煲鸡脚

【配方】玉竹 30 克，鸡脚 2 对，食盐适量。

【制作】玉竹洗净，切成片或段；鸡脚（或鸭脚）去粗皮和爪尖，与玉竹同入砂锅，加水 1000 毫升，大火煮沸后，加料酒、食盐，再用小火煨，直至鸡脚上的肉与骨轻拨即脱离为止。吃时放几滴醋。

【用法】玉竹、鸡脚肉与汤一齐吃下。

【功效】可使皮肤细嫩。

蹄筋鱼鳔煲

【配方】牛蹄筋 500 克或猪前蹄 1 个，鱼鳔胶 6 克或大黄鱼、小黄鱼的鱼鳔 10 克。

【制作】带蹄筋的猪蹄洗净，加鱼鳔（或鱼鳔胶），加水，用小火烧煲，直至烂熟后加调料即可。

【用法】佐餐，分 2~3 次吃完，常吃。

【功效】可减少鱼尾纹和皱纹。

糖麸饼

【配方】麦麸 50 克，小麦胚粉 30 克，砂糖 10 克，蜂蜜 10 克。

【制作】上料加适量水，揉合成饼，蒸熟或烤熟均可。

【用法】每日作为主食吃 1~2 次。

【功效】可展平皱纹。常吃糖麸饼，对消除眼角鱼尾纹有良好的效果。

银耳炖木瓜

【配方】银耳 15 克，木瓜 1 只，北杏仁 10 克，南杏仁 12 克，冰糖适量。

【制作】银耳用清水发开，洗净；木瓜削皮去籽，切成小块，南北杏仁去衣，洗净。上料共入炖煲内，加适量开水炖煮 20 分钟即可。

【用法】温服，每日 1~2 次。

【功效】滋润养颜。经常服用能养阴润肺，使皮肤得到滋润，延缓皱纹出现。

南北杏仁炖雪梨

【配方】北杏仁 15 克，甜杏仁 15 克，雪梨 1 只，冰糖 20 克。

【制作】取北杏仁、甜杏仁，去皮打碎，雪梨洗净去皮切片，同放碗内，加冰糖，放水适量，置锅内隔水炖煮 30 分钟即可。

【用法】每日早晚各 1 次，连服 1 个月。

【功效】适于肺热、咳嗽多痰的人，特别适合用于秋季调理。此汤清甜滋润不油腻，适合干燥的冬季饮用，可以达到润泽肌肤、止咳化痰和润肺的效果。

川贝炖雪梨

【配方】雪梨 1 只，川贝末 6 克，冰糖 20 克。

【制作】取雪梨洗净，横断切开，去核后放入川贝末，然后将两瓣并拢，用牙签固定，放入碗中，放水适量，隔水炖煮 30 分钟即可。

【用法】吃梨喝汤，每日 1 次，连续 3 ~ 5 日。

【功效】润肺止咳、利咽止痒。适用于肺阴虚所引起的咽干咽痒，咳嗽，痰多，气喘，胸闷等症状者。对于一些患有慢性肺疾病的人群，用川贝炖雪梨，能够起到很好的治疗与预防作用。尤其适合在秋季，天气比较干燥，能够很好地起到润燥敛肺的作用。

二、汤羹

雪梨银耳百合汤

【配方】雪梨 2 个，银耳 15 克，百合、枸杞子少许，冰糖适量。

【制作】雪梨洗净，去皮、去核、切块，百合、枸杞子洗净，银耳泡发切小朵。砂锅中放入适量清水，放入银耳大火烧开转小火炖至银耳软烂，放入百合、枸杞、雪梨块、冰糖炖至梨软烂即可。

【用法】不拘时服。

【功效】滋阴润肺，养心安神。雪梨银耳百合汤只要身体健康的人群基本上都可以吃。尤其适用于咳嗽、喉咙发干发痒、慢性支气管炎、肺结核、高血压、心脏病、肝炎、肝硬化患者多吃可缓解上述病症。还可提高免疫力，并有美容养颜，润肠通便的作用。

银耳养血安神汤

【配方】银耳 10 克，龙眼肉 10 克，大枣 5 枚，冰糖少许。

【制作】用温水将银耳发开，切碎，龙眼肉及大枣洗净切碎，加冰糖少许，放碗中蒸 1 小时即可。

【用法】温服，每日 1 ~ 2 次。

【功效】滋阴养血，益气安神。适合因一些慢性疾病导致的心肺受损而引发的心烦失眠、干咳、咽喉干燥、食欲不佳的症状。

薏苡仁百合秋梨汤

【配方】薏苡仁 100 克，百合干 50 克，秋梨 1 个，胡萝卜 2 根，冰糖适量。

【制作】百合与薏苡仁同洗净浸水 2 小时，加清水适量同煮，大火煮沸后小火继续煲 1 小时。将秋梨、胡萝卜洗净后切大块，加入汤锅，小火煲半小时后加入冰糖，再继续煲 10 分钟后熄火即成。

【用法】温服，每日 1 ~ 2 次。

【功效】清心安神，润肺止咳。

龙莲鸡蛋汤

【配方】龙眼肉 15 克，莲子肉 50 克，鸡蛋 2 只，生姜 3 片，大枣 4 枚，粗盐少许。

【制作】鸡蛋隔水蒸熟，去壳；洗净龙眼肉、莲子肉；生姜切片；大枣去核，保留红棕色枣衣。瓦煲内放入适量清水，烧开后放入以上原料，改用中火煲 2 小时左右，加盐调味，即可食用。

【用法】佐餐食用。

【功效】滋阴，养血，润肤，养心安神，能使面部肌肤保持润泽和弹性。

黑豆苁蓉淡菜汤

【配方】黑豆 25 克，肉苁蓉 15 克，淡菜 200 克，生姜 3 片，盐适量。

【制作】用铁锅将黑豆炒至豆衣开裂（不加油），用清水洗后，晾干；洗净肉苁蓉、淡菜；生姜切片，煲内放入适量清水和生姜片，用猛火煲滚，接着放入黑豆、肉苁蓉和淡菜，中火煲 2 小时左右，加适量食盐调味即可食用。

【用法】温服，每日 1~2 次。

【功效】补血养血，使面色红润，防止早衰。

莲藕红豆汤

【配方】莲藕 500 克，红豆 250 克，陈皮 50 克，牛肉 250 克，盐适量。

【制作】莲藕洗净、去皮、切块，用刀背拍松；洗净红豆、陈皮、牛肉。瓦煲内放入适量清水，用猛火煲滚，放入莲藕、红豆、陈皮、牛肉，改用中火继续煲 2 小时左右，加入盐调味，取出牛肉切成块，即可食用。

【用法】早、晚各食 1 次。

【功效】补血养颜。

白菜红枣猪肺汤

【配方】鲜白菜帮 100 克，豆腐皮 50 克，大枣 10 枚，猪肺 250 克。

【制作】白菜洗净切碎；豆腐皮切成块；猪肺洗净切片；大枣洗净。上料同入锅，加 2500 毫升，先大火煮沸，撇去污沫，加盐，再用小火炖半小时以上，加味精起锅。

【用法】分 2~3 次吃完。

【功效】除晦暗，益容颜。

银耳鸡蛋汤

【配方】银耳 15 克，鸡蛋 2 只，冰糖适量。

【制作】银耳水发，加水炖至黏稠，打入鸡蛋，再加冰糖，小火炖烂即可。

【用法】每日 1 次，常食。

【功效】美容防老。

大豆核桃汤

【配方】大豆 300 克，白及 10 克，核桃仁 10 个，大米、白糖各适量。

【制作】大豆、白及一起炒熬，磨成粉。核桃仁放碗内，用开水浸泡 5 分钟，与泡过一夜的大米混在一起，用擀面杖碾碎，放入瓷盆中，加入 5~6 杯水，充分浸泡，用纱布过滤，滤汁倒入锅内，加 3 杯水，再把磨成粉末的大豆、白及放入锅内，加白糖，煮成糊状。

【用法】每日食用。

【功效】滋补美容、润泽皮肤。

鸡骨鸡皮煲汤

【配方】鸡骨头 50 克，鸡皮 50 克。

【制作】鸡骨、鸡皮洗净后同入炒锅，加水用小火煲汤至熟烂。

【用法】白日喝汤，汤中可滴几滴白醋。晚上可用剩余的汤涂抹皱纹处。

【功效】本方专治眼角鱼尾纹。

鸡油乌鱼汤

【配方】鲜乌鱼 1 条（500 克左右），鸡油若干。

【制作】把乌鱼宰杀，去鳃、鳞、内脏，洗净，烧汤，烧熟后淋上熬制的鸡油即可。

【用法】喝汤吃鱼肉，1 日分餐吃光。

【功效】预防、延缓中老年人白发。

红枣桂圆汤

【配方】大枣 5 枚，桂圆 5 枚，党参 10 克，茯苓 10 克。

【制作】上料共加水大火煮沸，改用中火或小火煎 20 分钟。

【用法】每日 1 剂。

【功效】滋补、活血、养发。

细枣汤

【配方】大枣 6 ~ 7 枚，鸡内金 3 克。

【制作】水煎。

【用法】每日 1 剂，可常食。

【功效】养血，健脾，美发。

黑白木耳汤

【配方】黑木耳 10 克，白木耳 10 克，鸡汤适量。

【制作】水发后的黑、白木耳加入鸡汤炖煮，喝汤吃木耳。

【用法】每日 1 ~ 2 次，可常食用。

【功效】三者为食中之精华，且营养互补，可防因某种营养缺乏所致的头发稀疏。

百合冬瓜汤

【配方】百合 50 克，冬瓜 500 克，鸡蛋 1 枚，调料适量。

【制作】将百合洗净，冬瓜洗净，去皮切薄片，鸡蛋打入碗中，去黄留清，搅成蛋液；锅中加入清水适量，大火煮沸，放入百合、冬瓜片，续煮至沸，淋入蛋液，放入调料，再煮至汤呈乳白色时，即可食用。

【用法】温服，每日 1 ~ 2 次。

【功效】清热润肺止咳。本品适用对秋燥伤咳嗽、咽干者，对于秋季暑热可以起到很好的清凉、祛热、解暑的功效。

平菇豆腐汤

【配方】白豆腐 400 克，平菇 300 克，青菜 200 克，鸡精、盐、猪油、糖各适量。

【制作】豆腐切块，平菇洗净撕开，青菜洗净切断备用。清水入锅，放入白豆腐，加入适量盐，让豆腐吃进咸味，盖上锅盖中火煮 10 分钟，放入平菇，添加适量清水。待锅内再次沸腾，放入适量猪油，适量糖，煮至平菇熟。放入青菜，锅内沸腾后放入适量鸡精、盐。

【用法】随餐服用。

【功效】健胃养脾，平中止呕。

山楂排骨汤

【配方】排骨 500 克，山楂 50 克，花生油 30 毫升，醋 5 毫升，葱末 2 克，生姜 3

克，芝麻油 2 毫升，白糖 5 克，黄酒 10 毫升，食盐 2 克，酱油 1 毫升，味精 1 克。

【制作】山楂清洗干净；将葱、生姜切成末；排骨清洗干净，切成块，放入碗中，加入黄酒、味精、食盐，腌渍 1 小时，待锅烧热后，放入花生油，待油七成热后，放入排骨翻炒片刻。捞出排骨后，再放入葱末、姜末，炒出香味之后，放入山楂、排骨及清水，然后加入白糖、酱油、黄酒煮沸，小火煮 30 分钟。加入醋、味精，将汤熬干，淋上芝麻油即可食用。

【用法】随餐服用。

【功效】消食健脾、滋阴、补肾益精，可以用来防治慢性萎缩性胃炎、胃胀、吞酸、嗳气、消化不良、大便稀薄、体质虚弱、便秘、干咳、贫血、血虚、浑身乏力、盗汗、身体消瘦等病症。

百合红糖糯米粥

【配方】百合 80 克，糯米 200 克，红糖适量。

【制作】百合洗净，糯米淘净，放入锅中，再加 1 碗水，小火煨煮熟烂黏稠，加红糖拌匀即可。

【用法】随餐服用。

【功效】滋阴肺胃，养心安神。

银耳秋梨羹

【配方】银耳 10 克，百合 10 克，秋梨 1 只，冰糖适量。

【制作】将秋梨洗净去核切小块，加入水发银耳及百合、冰糖，放入碗中蒸 1 小时后，食梨喝汤。

【用法】温服，每日 1～2 次。

【功效】滋阴润燥，止咳化痰。适用于肺燥咳嗽、干咳少痰者。

银耳沙参糖水

【配方】银耳 10 克，北沙参 5 克，百合 5 克，冰糖适量。

【制作】将百合洗净切碎，银耳用温水发开后，洗净切碎，与北沙参同煮，将诸药水煎 2 次，合并药液，服前加冰糖少许。

【用法】每日早、中、晚服用。

【功效】滋阴润肺，止咳化痰。适用于治疗阴虚肺燥有热之干咳少痰、咳血或咽干暗哑，以及胃阴虚有热之口干多饮者。

三、粥品

梨汁糯米粥

【配方】梨 100 克，糯米 200 克，冰糖适量。

【制作】将梨清洗干净，去核，梨肉切碎，放置榨汁机中榨成汁，去渣后与糯米水一同放入锅中煮成粥，加冰糖调味即可。

【用法】温服，每日 1～2 次。

【功效】补中益气，润肺止咳。适用于风热咳嗽、咽喉疼痛、声音嘶哑、吞食难下。

银耳粥

【配方】银耳 10 克，大米 50 克。

【制作】将银耳水发洗净,切碎与米同煮为粥食用。

【用法】温服,每日 1～2 次。

【功效】滋阴润肺,养胃强身。适用于中老年人身体虚弱及患有高血脂及慢性支气管者食用。

百合杏仁枇杷粥

【配方】鸭梨 20 克,杏仁 12 克,百合 15 克,枇杷果 20 克,粳米 50 克,蜂蜜少许。

【制作】锅里放入适量的开水,然后依次倒入百合、杏仁和粳米,大火煮,边煮边搅拌。让粥保持微滚的状态,这样可防止火大干汤或汤汁外溢。至米粒膨胀,米水融合,再换小火。然后把梨去皮切丁,枇杷切成小丁,放入枇杷丁,稍稍搅拌,再放入梨丁,边熬边搅拌。粥熬好后,放到稍凉,再加适量蜂蜜。

【用法】温服,每日 1～2 次。

【功效】清燥利咽,润肺止咳。适用于秋燥伤阴,干咳少痰,皮肤干燥。

桂圆莲子百合粥

【配方】大米 100 克,去壳桂圆 20 只,通心莲 25 克,鲜百合 25 克,冰糖适量。

【制作】百合掰成片,莲心用温水浸软。大米淘洗净加入莲心、百合、桂圆与适量水熬煮成粥。冰糖调味。

【用法】温服,每日 1～2 次。

【功效】健胃,滋养,收敛,安神。适用于脾胃虚弱导致食欲不振者。

菊花粥

【配方】粳米 250～300 克,菊花 10 克(干品),蜂蜜、糖、盐各适量。

【制作】将粳米煮成粥,将菊花磨成粉,后加入粥中拌匀,加蜜、糖、盐适量,即可服用。

【用法】每日 1 次,空腹食用,每次服 1～2 碗,做主食。

【功效】美容,预防高血压等疾病。

银耳冰糖粥

【配方】银耳 30 克,甜杏仁 5 克,冰糖适量。

【制作】将水发后的银耳、甜杏仁加水同炖,炖成粥状,加适量冰糖即可。

【用法】经常服用。

【功效】银耳补肾,而肾健是美容之本;甜杏仁润肤养额。两者组合效果更佳。

胡萝卜粥

【配方】鲜胡萝卜 50 克,粳米 200 克。

【制作】胡萝卜切成小片或小丁,与粳米共煮。

【用法】每日 1 次。

【功效】健胃,补脾,美容。此方出自《本草纲目》。

黑芝麻首乌粥

【配方】黑芝麻 30 克,首乌粉 30 克,粳米 50 克。

【制作】黑芝麻、粳米煮粥,待成时首乌粉倒入粥中搅匀即成。

【用法】每日 1 次配餐食。

【功效】乌发，生发，防脱发。

三色粥

【配方】绿豆 30 克，赤小豆 15 克，百合 15 克。

【制作】将绿豆、赤小豆、百合洗净，用清水浸泡半小时。洗米放锅内，再放入绿豆、赤小豆、百合，加水适量煮熟。

【用法】可常食。

【功效】清热养肺。

百合杏仁粥

【配方】鲜百合 50 克，杏仁 10 克，粳米 50 克，白糖适量。

【制作】将杏仁去皮、尖，打碎，同鲜百合、粳米共煮为稀粥。

【用法】随餐服用。

【功效】祛痰止咳。适用于病后虚弱、干咳劳嗽。

鲜生地汁粥

【配方】生地 20 克，粳米 50 克，姜汁适量。

【制作】将生地洗净，放入锅中，加清水适量，浸泡 5 ~ 10 分钟后，水煎取汁，加粳米煮粥，或将鲜地黄榨汁约 50 毫升，待粥熟时调入粥中，纳入姜汁，再煮一二沸即成，每日 1 剂，连续 3 ~ 5 日。

【用法】随餐服用。

【功效】凉血润燥。适用于热病后期，阴液耗伤，低热不退，骨蒸劳热，或高热心烦，口干作渴，口鼻出血，手足心热，小便短赤等。

荷薏粥

【配方】鲜荷叶一张（干荷叶 30 克），薏苡仁 50 克，粳米 30 克。

【制作】将鲜荷叶洗净撕碎，水煎滤汁，用荷叶汁煮薏苡仁、粳米成粥。

【用法】代早餐用。连吃 1 个月以上。

【功效】荷叶气清香，能化湿去脂。薏苡仁健脾除湿，能促进脂肪消化。

四、酒剂

核桃枸杞酒

【配方】核桃仁 50 克，枸杞子 20 克，黄酒 200 毫升。

【制作】核桃仁、枸杞子入黄酒浸泡，3 ~ 5 日后，即可服用。

【用法】每日早晨空腹食用 1 次，每次 50 毫升。

【功效】抑制白发出现。

黄连绿豆枸杞酒

【配方】黄连 20 克，绿豆 20 克，枸杞子 20 克，白酒 500 毫升。

【制作】将绿豆捣碎，黄连切成小片；把绿豆、黄连与枸杞子、白酒共放入干净带盖的容器中，密封浸泡 12 日即可。

【用法】每日 2 ~ 3 次，每次 15 毫升。

【功效】清热，利湿，明目。主治体内湿热引起的面赤、口渴、烦躁、便秘等。

山药灵芝五味子酒

【配方】怀山药 15 克，山茱萸 15 克，五味子 15 克，灵芝 15 克，黄酒 1000 毫升。

【制作】将上述药材放入干净带盖的容器中，加入黄酒。密封，浸泡 1 个月后，过滤去渣，即可饮用。

【用法】口服。每日 2 次，每次 10 毫升。

【功效】滋补肝肾，生津养阴。主治肺肾亏虚引起的虚劳咳嗽、腰膝酸软、口干少津、盗汗遗精等症。

紫苏子酒

【配方】紫苏子 90 克，白酒 1000 毫升。

【制作】将紫苏子炒香研细，与白酒共置于干净带盖的容器中；密封，浸 10 日后过滤去渣即可饮用。

【用法】口服。每日早、中、晚各 1 次，每次 15 ~ 30 毫升。

【功效】补肺气，平喘化痰。主治肺虚咳喘或痰浊咳嗽，主要症状是咳嗽气逆、喘息痰多、痰白黏。

核桃人参杏仁酒

【配方】核桃仁 90 克，杏仁 30 克，人参 30 克，黄酒 1500 毫升。

【制作】将上述药材捣碎，装入纱布袋，放在干净带盖的容器中，加入黄酒，密封浸泡。每日摇晃几下，21 天后过滤去渣即可饮用。

【用法】口服。每日 2 次，每次 15 ~ 25 毫升。

【功效】补肾纳气，平喘止咳。适用于咳喘日久不止者。

桑菊酒

【配方】桑叶 30 克，菊花 30 克，连翘 30 克，杏仁 30 克，薄荷 10 克，甘草 10 克，芦根 35 克，桔梗 20 克，米酒 2000 毫升。

【制作】将上述药材加工成粗颗粒，用细纱布袋装好，扎紧口；米酒倒入净坛中，放入药袋，加盖密封，放置在阴凉干燥处，经常摇动；密封 5 天后开封，去药袋，过滤后留液即可。

【用法】口服。每日 2 次，每次 15 毫升。

【功效】疏风清热，防治感冒。主治外感风热引起的咳嗽初起、口微渴、发热等症。

紫苏红枣酒

【配方】炒紫苏子 15 克，紫苏茎叶 40 克，陈皮 10 克，大枣 20 颗，米酒 1500 毫升。

【制作】将以上中药和米酒一起放入砂锅中，煎煮至 800 毫升，取汁装瓶备用。

【用法】口服。每日 2 次，每次 30 ~ 50 毫升。

【功效】理气宽胸，平喘降逆。可调治风寒引起的咳喘。

二参麦门冬酒

【配方】西洋参 35 克，沙参 25 克，麦门冬 25 克，黄酒 1000 毫升。

【制作】将西洋参、沙参切片，麦门冬捣碎，一同放置在砂锅内；加入黄酒，小火煮沸 5 分钟后离火，冷却后放入玻璃瓶中密封浸泡。7 天后，再加入 200 毫升凉开水调匀，即可饮用。

【用法】口服。每日 2 次，每次 10～20 毫升。

【功效】补气养阴，清热润肺、止咳，适用于风热咳嗽、烦渴等症。

芝麻核桃酒

【配方】黑芝麻 25 克，核桃仁 25 克，白酒 500 毫升。

【制作】将黑芝麻、核桃仁洗净，放置在容器中，添加白酒；每日摇晃 1～2 次，密封浸泡 15 天，去渣留液即可。

【用法】口服。每日 2 次，每次温饮 15 毫升。

【功效】补肾，理气平喘，活血润燥。主治肾虚肺燥喘咳、干咳少痰、尿频等。

雪梨酒

【配方】雪梨 500 克，白酒 1000 毫升。

【制作】将雪梨洗净，去皮核，切小块，放入酒坛内；加白酒密封浸泡，隔 2 天搅拌 1 次，浸泡 7 天即成。

【用法】口服。不拘时随量饮用，一般每次 20 毫升为宜。

【功效】清热化痰，对肺燥咳喘有缓解作用。适用于干咳无痰，伴有鼻燥咽干以及便秘者。

杏仁苏子酒

【配方】杏仁 20 克，苏子 20 克，陈皮 10 克，制半夏 10 克，甘草 10 克，茯苓 15 克，白酒 1000 毫升。

【制作】将上述药材粉碎成粗末，装入细纱布袋内，扎紧口，放入容器中，倒入白酒；密封，浸泡 5～7 天后启封，去药袋，留液即可。

【用法】口服。每日 2 次，每次 10～15 毫升。

【功效】降气平喘、活血润燥、理气和胃。适用于寒湿侵袭、肺气不宣引起的咳嗽痰多、痰稀色白、胸闷，以及慢性支气管炎。

百部酒

【配方】百部 120 克，米酒 1500 毫升。

【制作】将百部须根除去，洗净，润透后切碎，研为粗末，用布袋装好；将布袋浸泡在米酒内；密封 15 天后即可服用。

【用法】口服。每日 3 次，每次 15 毫升。

【功效】润肺止咳。可调理慢性气管炎及哮喘等。

双耳酒

【配方】银耳 20 克，黑木耳 20 克，糯米酒 1500 毫升，冰糖 40 克。

【制作】将银耳、黑木耳用温水泡透，去除残根，反复洗几遍；捞出，沥半干，切成细丝；将糯米酒倒入瓷器内，放置在小火上慢煮，煮至沸时加入木耳丝，再煮半小时左右，将火熄灭；待凉后，加盖密封，静置 5 天；开封后过滤去渣，装进干净酒瓶中，加入事先溶化、过滤的冰糖，搅拌均匀即可。

【用法】口服。每日 3 次，每次随量饮服。

【功效】益气健脾，养阴生津，强心补脑。适用于体虚气弱、食欲缺乏、虚热口渴、大便干燥等。

山药葡萄干酒

【配方】山药 500 克（干品 100 克），葡萄干 200 克，白酒 3000 毫升。

【制作】将山药、葡萄干捣碎，放置在容器里，添加白酒；每天摇晃 1 ~ 2 次，密封浸泡 30 天，去渣留液即可。

【用法】口服。每日 2 次，每次 10 ~ 20 毫升。

【功效】补中益气，补血强筋。主治贫血。

麦门冬桑皮酒

【配方】桑白皮 100 克，麦门冬 100 克，白芷 50 克，白酒 2500 毫升。

【制作】将上述药材放到容器内，加入白酒浸泡，7 天后即可饮用。

【用法】口服。每日 2 次，每次 20 毫升。

【功效】清肺通窍。适用于鼻炎属肺有郁热者。

知母滋阴酒

【配方】知母 150 克，冰糖 180 克，米酒 500 毫升。

【制作】将知母表面的灰尘洗去，晾干水分；将知母、冰糖平铺在瓶内，注入米酒，加盖密封，45 天后即可滤渣取汁饮用。

【用法】口服。每日 2 次，每次 5 毫升。

【功效】解热，明目。

桂圆红枣酒

【配方】桂圆肉 100 克，大枣 25 克，熟地 25 克，生地 25 克，黄酒 2000 毫升。

【制作】将上述药材捣碎，放置在容器里，添加黄酒，小火煮沸 3 ~ 5 分钟，待冷却；密封浸泡 60 天，每日振摇 1 ~ 2 次，去渣留液即可。

【用法】口服。每日 3 次，每次 10 ~ 15 毫升。

【功效】滋阴养血。对贫血、低血压、血虚头晕等症有调理作用。

杞菊归圆酒

【配方】菊花 30 克，当归 30 克，枸杞子 100 克，桂圆肉 250 克，白酒 3500 毫升。

【制作】将上述药材和白酒一起放入干净带盖的容器内，密封，不时摇晃，30 天后即成。

【用法】口服。不拘时间，随意饮用，以不醉为宜。

【功效】滋补气血，润泽皮肤，使体质虚弱者变强壮。

延龄酒

【配方】枸杞子 100 克，桂圆肉 50 克，当归 30 克，炒白术 15 克，黑豆 170 克，白酒 3000 毫升。

【制作】将黑豆捣碎，和其他 4 味药一起装入纱布袋中，和白酒一起放置在干净带盖的容器里；密封浸泡 7 天以上，即可服用。

【用法】口服。每日早、晚各 1 次，每次 20 毫升。

【功效】滋养心血，健脾胃。主治面色萎黄、体质虚弱、失眠多梦、毛发干枯等。

核桃仁酒

【配方】核桃仁 40 克，白酒 500 毫升。

【制作】将核桃仁洗净，放进容器中，倒上白酒，密封浸泡 10 日即可。

【用法】口服。每日 2 次，每次 10～20 毫升。

【功效】润肺止咳，补肾固精。适用于肺燥咳喘。

香橼酒

【配方】香橼 1 枚，蜂蜜、清酒各适量。

【制作】取香橼 1 枚，去核切片，用清酒捣烂；将捣烂的香橼放入砂锅，小火慢煮 1 个小时。再用蜂蜜拌匀，待用。

【用法】口服。每日 1 次，每次 10～20 毫升。

【功效】理气润肺，防治肺虚引起的久咳。

灵芝人参酒

【配方】灵芝切片 50 克，人参 20 克，冰糖 500 克，白酒 1500 毫升。

【制作】将上述材料装入纱布袋内，放入白酒中，密封浸泡 10 天后开启饮用。

【用法】每日服 2 次，每次 20 毫升。

【功效】治肺痨久咳、痰多、肺虚气喘、消化不良。

归菊桂枸酒

【配方】当归身 30 克，菊花 30 克，桂圆肉 240 克，枸杞子 120 克，白酒浆 3500 克，滴烧酒 1500 克。

【制作】将上药盛入绢袋内，悬于坛中，加酒封固，窖藏 1 个月以上，便可饮用。

【用法】每日 1～2 次，每次饮服 1～2 小盅。

【功效】补益强身，养生防病。适用于血虚精亏、面色不华、头晕目眩、视物昏花、睡眠不安、心悸、健忘等症。常饮能改善老年人免疫功能，加强抗病能力，延缓衰老。

五、茶饮

山楂银菊茶

【配方】山楂 10 克，金银花 10 克，菊花 10 克。

【制作】将山楂拍碎，与金银花、菊花煎水。

【用法】代茶饮，每日 1 剂。

【功效】此方适于中老年肥胖者，特别是患有高血压、高血脂的肥胖者。

莲子心茶

【配方】莲子心 3～6 粒，茶叶适量。

【制作】将莲子心洗干净，然后放入锅中用清水煎煮。后放入茶叶同泡。

【用法】代茶水饮用。

【功效】清心火，安神。秋季心火内炽所致的烦躁失眠者饮用。

迷迭香茶

【配方】迷迭香 5 克，玫瑰花 5 克，马鞭草 5 克，柠檬草 5 克，洋甘菊 5 克，薄荷 5 克，茉莉花 5 克。

【制作】将迷迭香，玫瑰花、马鞭草、柠檬草、洋甘菊、薄荷、茉莉花放入茶壶中，倒入开水冲泡。

【用法】代茶水饮用。

【功效】增强记忆力、消除胃胀、降低胆固醇、促进血液循环，改善脱发，还具有祛痰、抗感染、杀菌的功效。

洋参养身茶

【配方】大叶种晒青毛茶适量，西洋参 3 克，冬虫夏草 3 克，苦荞芽 3 克。

【制作】将大叶种晒青毛茶、西洋参、冬虫夏草、苦荞芽放入茶壶中，倒入开水冲泡。

【用法】代茶水饮用。

【功效】补气，解暑，防暑。适用于调解免疫力低下、易抗疲劳者，还可健脾胃、降血脂。

洛神花茶

【配方】洛神花 30 克。

【制作】将洛神花放入茶壶中，倒入开水冲泡。

【用法】代茶水饮用。

【功效】促进消化，解毒利水，能解除身体的倦怠感，对过量饮酒的人有缓解作用。具有抗氧化、抗肿瘤、护肝、降血压，降胆固醇、保护心血管、通便、利尿等功效。

橘红养生茶

【配方】橘红 3~6 克，绿茶 5 克。

【制作】用开水冲泡再放锅内隔水蒸 20 分钟后服用。

【用法】每日 1 剂随时饮用。

【功效】润肺消痰；理气止咳。用于秋令咳嗽痰多、黏而咳痰不爽之症。此茶以橘红宣中理气，消痰止咳。

茅根银花茶

【配方】银花 15 克，白茅根 25 克。

【制作】将银花、白茅根放壶中，加入 1 升水，煮沸，再以适量冰糖调味即可。

【用法】代茶饮用。

【功效】清热解毒，疏利咽喉。可治疗病毒性感冒、急慢性扁桃体炎、牙周炎。

银耳养生茶

【配方】银耳 20 克，茶叶 5 克，冰糖 20 克。

【制作】先将银耳洗净加水与冰糖炖熟；再将茶叶泡 5 分钟取汁和入银耳汤，搅拌均匀服用。

【用法】代茶饮用。

【功效】滋阴降火，润肺止咳。

玫瑰普洱茶

【配方】玫瑰花 6 克，普洱茶适量。

【制作】将普洱茶放在杯子中，冲入沸水。第一杯泡茶倒掉不喝，然后加入玫瑰花，冲入沸水泡出玫瑰花香即可饮用。

【用法】可频频饮用。

【功效】玫瑰花能疏解胸闷、气烦，与普洱茶一起冲泡饮用，其芳香怡人，沁人心脾，对秋季肝火旺盛、易发怒的人有一定的治疗效果。

茉莉花茶

【配方】茉莉花5克，茶叶适量。

【制作】先把茶叶泡开，之后倒去茶水，再用开水冲泡，等到出了茶香味再去掉茶叶饮用。

【用法】可频频饮用。

【功效】清肝明目，生津止渴，润肺祛痰，强心降压，抗癌，抗衰老。

金银甘草茶

【配方】金银花15克，金石斛10克，甘草6克。

【制作】先将金银花、金石斛、甘草洗净备用。把所有的原料放入锅中加适量的水，以中火煮，待味道渗出，滤出残渣即可饮用。

【用法】每日可多次饮用。

【功效】清热杀菌，解毒生津。

丝瓜汁茶

【配方】生丝瓜榨汁50毫升，冰糖5克。

【制作】丝瓜汁液炖熟后加冰糖。也可将丝瓜藤切断，收取自然滴下之水1小杯，炖熟后加冰糖。

【用法】每日饮1~2小杯，直至愈止。

【功效】润肺生津，化痰利咽。适用于慢性咽喉炎。

甜瓜绿茶

【配方】甜瓜片250克，绿茶1克，冰糖适量。

【制作】将甜瓜片、冰糖一起放入砂锅中，加适量水煮沸，沸后续煮10分钟，关火加入绿茶，泡3分钟即可。

【用法】代茶饮用。

【功效】清肺热，止咳，宣肺气。

橘皮茶

【配方】干橘皮15克（鲜品30克）。

【制作】将橘皮清洗干净，切细丝，备用，将橘皮丝放入杯中，冲放沸水，加盖闷泡2分钟即可饮用。

【用法】可代茶饮用。

【功效】理气健脾、燥湿化痰。适用于痰湿咳嗽患者。

杏仁桂花茶

【配方】南杏仁5克，干桂花3克。

【制作】将南杏仁洗净拍碎，与洗净的干桂花一起放入保温杯中，冲入沸水冲泡，静置7分钟即可滤取茶汤饮用。

【用法】代茶饮用。

【功效】化痰止咳，润燥补肺。适用于秋燥引起的咳嗽、声音嘶哑、咽干者等。

桂花蜜茶

【配方】桂花 3 克，蜂蜜适量。

【制作】将桂花放入有滤杯的杯中或壶中，冲入热开水，浸泡 5 分钟，饮用时加入蜂蜜即可。

【用法】代茶频频饮用。

【功效】散见驱寒、暖胃平肝。适用于有皮肤干燥、声音沙哑、牙痛等症状者。

款冬花止咳茶

【配方】款冬花 8 克，冰糖适量。

【制作】将款冬花和冰糖一起放入杯中，加水、加盖浸泡，静置 10 分钟左右即可滤取茶汁饮用。

【用法】代茶饮用。

【功效】止咳化痰，润肺祛燥。适用于喘咳痰多者。

麦门冬胖大海菊花茶

【配方】麦门冬 40 克，胖大海 8 颗，菊花 30 克。

【制作】将所有的材料混匀，分成 10 个茶包。每次取 1 个茶包，加入沸水冲泡，静置 8 分钟即可滤取茶汤饮用。

【用法】代茶频服。

【功效】润肺止咳。适用于咽干口燥、内热烦渴者。

紫苏止咳茶

【配方】紫苏叶 15 克，冰糖 10 克。

【制作】将紫苏叶放入锅中，加水至淹过叶子，以大火煮沸后再转小火煮 10 分钟左右，加入冰糖即可。

【用法】每日 2~3 次服用。

【功效】理气止咳。适用于风寒感冒、头痛无汗、风寒湿痹等症状者。

乌梅罗汉果茶

【配方】乌梅 5 克，罗汉果 10 克。

【制作】将乌梅和罗汉果捣碎，放入砂锅中，加入适量清水煎煮，15 分钟后，滤取汤汁饮用即可。

【用法】代茶饮用。

【功效】止咳化痰，润肠通便。适用于急性气管炎、扁桃体炎、咽喉炎等患者。

荞麦茶

【配方】荞麦粉 10 克，绿茶 5 克，蜂蜜 60 克。

【制作】将绿茶与荞麦粉、蜂蜜混匀，每次取 20 克，以沸水冲泡饮用。

【用法】代茶饮用。

【功效】润肺止咳。适用于胃痛胃胀、咳嗽者。

绿合海糖茶

【配方】绿茶 3 克，合欢花 3 克，胖大海 2 颗，冰糖适量。

【制作】将绿茶、合欢花、胖大海、冰糖放入茶壶中，加入沸水冲泡，净置 5 分钟左右即可饮用。

【用法】代茶频服。

【功效】开肺气，清肺热，润肠通便，利咽解毒。适用于干咳无痰、喉痛者饮用。

核桃葱姜茶

【配方】核桃仁 20 克，葱白 20 克，生姜 20 克，红茶 15 克。

【制作】用适量水煎煮核桃仁、葱白、生姜至水沸后 8 分钟左右，冲泡红茶即可饮用。

【用法】每日 2 ~ 3 次服用。

【功效】解表散寒，止呕化痰。适用于肺气虚弱、恶心呕吐者。

玉竹桑葚茶

【配方】玉竹 6 克，桑葚 6 克，大枣 3 枚。

【制作】将大枣去核，果肉切成小块，玉竹、桑葚一起放入杯中，倒入沸水，盖上盖子闷泡约 15 分钟后饮用。

【用法】代茶饮用。

【功效】滋阴养血，生津润燥。适用于病后体虚、心悸气短、口干咽燥、大便干燥者饮用。

百合枇杷叶茶

【配方】百合 6 克，枇杷叶 5 克。

【制作】将百合、枇杷叶一起放入杯中，冲放沸水，盖上盖子闷泡约 15 分钟即可饮用。

【用法】代茶频服。

【功效】养阴清热，润肺止咳。适用肺热痰多、咳嗽呕吐者饮用。

甘草天门冬茶

【配方】甘草 2 克，天门冬 8 克，绿茶 3 克。

【制作】将甘草、天门冬一起放入杯中，倒入沸水，盖上盖子闷泡 5 ~ 8 分钟，然后加入绿茶冲泡 2 ~ 3 分钟即可饮用。

【用法】代茶饮用。

【功效】祛痰止咳，养阴润肺。适用于干咳少痰及肺气肿患者饮用。

萝卜糖姜饮

【配方】生萝卜 800 ~ 1000 克，生姜 200 ~ 300 克，白糖 50 克。

【制作】分别将萝卜、生姜捣烂取汁，萝卜汁、生姜汁混合拌匀，然后加白糖、水煮至开。

【用法】频频饮用或含服。

【功效】润肺化痰。适用于慢性咽喉炎。

雪梨川贝饮

【配方】大雪梨 1 个，川贝粉 3 克，冰糖 15 克。

【制作】将雪梨去皮挖心，装入川贝粉，与冰糖同煮熟。

【用法】代茶饮用。

【功效】润肺止咳。适用于慢性咽喉炎。

梅苏饮

【配方】乌梅 50 克，紫苏 15 克，白糖 25 克。

【制作】将上述原料，用水 500 毫升，先煮乌梅 20 分钟左右，再下紫苏、白糖，煎汤即可。

【用法】代茶频频饮用。

【功效】化痰润燥，生津止渴。

六、其他

梨膏

【配方】梨 2000 克，蜂蜜适量。

【制作】将梨洗净，去核、切碎、绞汁或放入榨汁机中榨汁，去渣取汁，加等量的蜂蜜，混匀。放入锅中煮开见沸，倒出，待冷却后即可食用。

【用法】每日 2 次，每次 10～20 毫升。

【功效】养阴生津，润燥止咳。适用于儿童肺热反复咳嗽、成人咳嗽不止者、抽烟导致的咳嗽不止者，长期用嗓人士、经常在粉尘环境下工作者、慢性咽炎，支气管炎及各类呼吸系统疾病。

桑葚子膏

【配方】鲜桑葚子 5000 克。

【制作】将桑葚子榨汁，将汁液煎透，炼蜜收膏。

【用法】每日 2 次，每次 9 克。

【功效】滋补肝肾，明目聪耳，乌须黑发。此方出自《证治准绳》。

核桃红枣山药泥

【配方】鲜山药 500 克，核桃仁、大枣、山楂、青梅、蜂蜜各适量。

【制作】山药煮熟，去皮，碾压成泥，与核桃仁、大枣、山楂、青梅一起煮，然后浇上蜂蜜。

【用法】每日 2 次，早晚空腹食。

【功效】山药有补脾益肾作用，核桃仁有补肺益肾作用，大枣具补气养血作用。长期补食，能使皮肤皱纹自然舒展开来。若没有皱纹而食用，可防皱抗皱。

香蕉奶糊

【配方】香蕉 6 个，鲜奶 250 克，麦片 200 克，葡萄干 100 克，蜂蜜适量。

【制作】香蕉去皮后，与鲜奶、麦片、葡萄干共入锅用小火煮熟，再浇上蜂蜜调味。

【用法】早晚各吃 150 克。

【功效】润肤祛皱。

红枣花生糊

【配方】大枣 250 克，花生 250 克。

【制作】上料用水浸泡，然后用小火煮到熟软，再加适量的蜂蜜，煮到黏稠，即可食。

【用法】早晚各 1 碗，经常食用。

【功效】补气，生血，养颜。

山杏奶

【配方】怀山药 500 克，杏仁 500 克，鲜牛奶 1000 毫升。

【制作】将杏仁泡水、去皮，碾烂，加入牛奶，入纱布袋中，绞压取杏奶汁；将怀山药磨成细粉，入杏奶汁中拌匀，装瓶密封，置冰箱保存。

【用法】每日早、晚各取 200 毫升，煮沸后空腹饮用。

【功效】使皮肤细腻光滑。

荸荠雪梨百合豆浆

【配方】黄豆 50 克，荸荠块 30 克，百合 15 克，雪梨块、冰糖各适量。

【制作】将除冰糖外的材料一同倒入全自动豆浆机中，加入适量水煮豆浆。将豆浆过滤，加冰糖调味即可。

【用法】每日随餐饮用。

【功效】润肺补肺，止咳祛痰。

生饮水果蔬菜汁

【配方】鲜芹菜、菠菜、白菜、韭菜、番茄、西瓜、黄瓜、冬瓜、荸荠、雪梨、生藕等各适量。

【制作】将原料洗净、捣碎，绞或榨取汁液。

【用法】每日饮 500 ~ 1000 毫升。一般宜在饭前半小时喝一杯。

【功效】食物未经烹饪加热，食物中的营养物质，特别是维生素 C 未被破坏，不但营养价值高，还有美容减肥、抗癌、防衰老的功效。

贝母冰糖汁

【配方】川贝 5 克，冰糖 20 克。

【制作】川贝研末，加冰糖，同放碗内，加水 150 毫升，隔水炖煮 20 分钟即可。

【用法】早晚各服 1 次，连服 3 ~ 5 次。

【功效】清热润肺，化痰止咳。适用于肺热咳嗽、干咳少痰、阴虚劳咳、咳痰带血，尤其适用于久咳不止者。

陈醋冰糖汁

【配方】冰糖 100 克，陈醋 450 毫升。

【制作】冰糖捣碎置入容器中，再倒入陈醋，浸泡 3 日，冰糖溶化后，即可服用。

【用法】在早饭前、晚饭后备服 15 毫升，可长期服用。

【功效】止咳化痰。此方止咳化痰效果最佳。

甘蔗生梨汁

【配方】甘蔗 500 克，雪梨 300 克。

【制作】甘蔗削去皮，切小段，榨取汁。雪梨洗净，连皮切成薄片，用少量凉开水浸泡 2 小时，包在纱布中绞取汁，与甘蔗汁混合即成。

【用法】代茶频频饮用。

【功效】清热生津，散结消肿。

莲藕甘蔗苹果醋汁

【配方】莲藕片 50 克，甘蔗 150 克，苹果醋少许。

【制作】将莲藕片、甘蔗条一同放入榨汁机中，待汁液榨出，倒入准备好的玻璃杯中，再加入苹果醋调味即可。

【用法】每日饮用 2 ~ 3 次。

【功效】对预防、缓解肺炎有非常好的效果。

苹果菠菜柠檬汁

【配方】苹果块 200 克，菠菜段 100 克，柠檬汁、蜂蜜各 1 大匙。

【制作】将菠菜段放入榨汁机中，加苹果块、凉开水打匀成汁，滤除果渣，倒入杯中；杯中加入柠檬汁、蜂蜜调匀即可。

【用法】可频频饮用。

【功效】润肺养肺。

雪梨苹果汁

【配方】雪梨 2 个，苹果 1 个。

【制作】将雪梨、苹果均洗净，去皮，对半切开，去核，切小块，备用；将所有材料一起放入榨汁机中，打匀成汁，滤除果渣，倒入杯中即可。

【用法】每日可饮 1 ~ 2 次。

【功效】润肺，具有退热止咳的功效。

芝麻核桃酪

【配方】黑芝麻 100 克，核桃仁 200 克，粳米 50 克，冰糖适量。

【制作】三料分别用小火炒香，碾压粉碎成末后拌匀。每日 2 次，各取三四匙加适量水煮成糊状，冰糖调味。

【用法】每日 2 次，每次 10 ~ 20 毫升。

【功效】补肾润燥，健脑和中，能黑须发、悦容颜。大便溏薄者忌食。

核桃桑葚黑芝麻粉

【配方】核桃仁 1000 克，桑葚 500 克，黑芝麻 250 克，蜂蜜 2.5 千克。

【制作】将核桃仁、桑葚、黑芝麻炒熟后，共研成细粉末，加蜂蜜拌匀，储瓶备用。

【用法】每次食用 50 克，每日 2 次，开水送服。

【功效】对乌发脱发均有效。

桃花冬瓜子仁

【配方】冬瓜子仁 5 克，橘皮 6 克，桃花 12 克。

【制作】上料共碾为细末。

【用法】饭后用米汤调服，每日 3 次，连食数月。

【功效】可使面部变得白嫩光滑。

桂花西瓜仁

【配方】西瓜仁 20 克，桂花 200 克，橘皮 100 克。

【制作】上料共碾成末。

【用法】饭后用米汤调服，每日 3 次，每次 1 匙，连食 1 个月以上。

【功效】可使面部白嫩光滑。

第四章　冬季养生

中医古籍《黄帝内经·素问》云："冬三月，此谓闭藏。水冰地坼，无扰乎阳，早卧晚起，必待日光，使志若伏若匿，若有私意，若已有得。去寒就温，无泄皮肤，使气亟夺，此冬气之应，养藏之道也。逆之则伤肾，春为痿厥，奉生者少。"

冬季天寒地冷万物凋零，一派萧条零落的景象。冬三月，指的是农历十、十一、十二月，即阳历的11月至翌年的1月这段时间，包括二十四节气中的立冬、小雪、大雪、冬至、小寒、大寒6个节气，是一年中气候最寒冷的季节。严寒凝野，朔风凛冽，阳气潜藏，阴气盛极，草木凋零，蛰虫伏藏，自然界的动植物采取冬眠状态养精蓄锐，为来春生机勃发做好准备，人体的阴阳消长代谢也处于相对缓慢的水平，阴盛于外，阳藏于内，成形胜于化气。

首先，冬天是一年之中最适合进补的季节。这个时候人体脾胃运化能力转强，冬令进补能够使营养物质转化的能量储存于体内，从而扶正固本，增强抵抗力。有道是"三九补一冬，来年少病痛""冬令进补，来春打虎"。

其次，冬季养生之道，应注意顾护阳气。肾是人体生命的原动力，肾气旺，生命力强，机体才能适应严冬的变化，而保证肾气旺的关键就是防止严寒气候的侵袭。冬季属水，其气寒，主藏。冬季天寒地冻、万物蛰伏，有利于肾的封藏，肾的生理功能与自然界冬季的阴阳变化相通，肾既要为维持冬季热量支出准备足够的能量，又要为来年储存一定的能量。所以，冬天宜养精气，是保养肾气的最佳时节。

人体阳气收藏，人体的生理活动也有所收敛。此时，气血趋向于里，皮肤致密，水湿不易从体表外泄，而经肾、膀胱的气化，少部分变为津液散布周身，大部分化为水，下注膀胱成为尿液，无形中就加重了肾脏的负担，易导致肾炎、遗尿、尿失禁、水肿等疾病。因此，冬季养生要注意肾的养护，从药养和食养两方面入手。

第一节　冬季养生方药

冬令进补前应先看看自己的身体状况是否适合进补。一些肠胃功能不佳、舌苔厚腻、消化不良、经常腹胀的朋友，若直接服用滋补方剂，必然加重上述症状。对这些人，要先给予"开路药"，用陈皮、半夏、厚朴、枳壳、神曲、山楂等药，煎汤服用，以理气化湿、改善脾胃运化功能。

肾阴、肾阳为肾中精气和功能的两个方面，朱丹溪认为"阳常有余，阴常不足"，治病多以滋阴为主。可见，肾阴虚衰是脏腑功能失调的主要原因。《黄帝内经》云："阴精所奉其寿。""年四十，而阴气大半也，起居衰矣。"说明衰老是阴气减退的结果。阴气多指肝肾的精血，精血不足，则易引起老年阴虚之证，故益寿之法非常重视补肾养阴。

理中丸

【出处】《伤寒杂病论》

【组成】人参三两（9克），干姜三两（9克），甘草三两（9克）（炙），白术三两（9克）。

【用法】上四味，捣筛，蜜和为丸，如鸡子黄许大（9克）。以沸汤数合，和一丸，研碎，温服之，日三四服，夜二服。腹中未热，益至三四丸，然不及汤。汤法：以四物依两数切，用水八升，煮取三升，去滓，温服一升，日三服。服汤后，如食顷，饮热粥一升许，微自温，勿发揭衣被（现代用法：上药共研细末，炼蜜为丸，重9克，每次1丸，温开水送服，每日2~3次。或做汤剂，水煎服，用量按原方比例酌减）。

【功效】温中祛寒，补气健脾。

【主治】1. **脾胃虚寒证**　脘腹绵绵作痛，喜温喜按，呕吐，大便稀溏，脘痞食少，畏寒肢冷，口不渴，舌淡苔白润，脉沉细或沉迟无力。

2. **阳虚失血证**　便血、吐血、衄血或崩漏等，血色暗淡，质清稀。

3. **其他**　脾胃虚寒所致的胸痹，或病后多涎唾，或小儿慢惊等。

【方解】本方所治诸证皆由脾胃虚寒所致。中阳不足，寒从中生，阳虚失温，寒性凝滞，故畏寒肢冷、脘腹绵绵作痛、喜温喜按；脾主运化而升清，胃主受纳而降浊，今脾胃虚寒，纳运升降失常，故脘痞食少、呕吐、便溏；舌淡苔白润，口不渴，脉沉细或沉迟无力皆为虚寒之象。治宜温中祛寒，益气健脾。方中干姜为君，大辛大热，温脾阳，祛寒邪，扶阳抑阴。人参为臣，性味甘温，补气健脾。君臣相配，温中健脾。脾为湿土，虚则易生湿浊，故用甘温苦燥之白术为佐，健脾燥湿。甘草与诸药等量，寓意有三：一为合人参、白术以助益气健脾；二为缓急止痛；三为调和药性，是佐药而兼使药之用。纵观全方，温补并用，以温为主，温中阳，益脾气，助运化，故曰"理中"。

阳虚失血，无论吐、衄或便血、崩漏，但见面色㿠白、气短神疲、脉细或虚大无力，是阳气虚弱，脾不统血所致，以本方加减治疗。

胸痹一病，总由上焦阳气不足，阴寒之邪上乘，胸中之气痹阻所致。若心中痞坚，逆气上冲心胸，是中焦阳虚，又有痰饮上犯所致。可用本方温中祛寒，益气健脾，使中焦气旺，则上焦之气开发，逆气可平，胸痹可愈。

病后多生涎唾，久久不已，是脾气虚寒，不能摄津，津上溢于口所致。以本方丸剂缓治，亦可徐徐收功。

小儿慢惊，总由先天不足，后天失调，或过服寒凉之品，或大病后调理不善，戕害脾胃阳气所致。若形气羸瘦、手足不温、呕吐泄泻、神疲食少、舌淡苔白、脉细迟或沉细缓弱者，纯属中焦虚寒，亦可用本方治疗。

综观本方，治病虽多，究其病机，总属中焦虚寒，可以异病同治。本方在《金匮要略》中做汤剂，称"人参汤"。理中丸方后亦有"然不及汤"四字。盖汤剂较丸剂作用力强而迅速，临床可视病情之缓急酌定使用剂型。

【运用】1. **辨证要点**　本方是治疗中焦脾胃虚寒证的基础方。临床应用以脘腹绵绵作痛、呕吐便溏、畏寒肢冷、舌淡、苔白、脉沉细为辨证要点。

2. **加减变化**　若虚寒甚者，可加附子、肉桂以增强温阳祛寒之力；呕吐甚者，可加生姜、半夏降逆和胃止呕；下利甚者，可加茯苓、白扁豆健脾渗湿止泻；阳虚失血者，可将干姜易为炮姜，加艾叶、灶心土温涩止血；胸痹，可加薤白、桂枝、枳实振奋胸阳，舒畅气机。

3. **现代运用** 本方常用于急慢性胃肠炎、胃及十二指肠溃疡、胃痉挛、胃下垂、胃扩张、慢性结肠炎等属脾胃虚寒者。

4. **使用注意** 湿热内蕴中焦或脾胃阴虚者禁用。

【附方】1. **附子理中丸**（《太平惠民和剂局方》） 附子三两（9克）（炮，去皮、脐），人参三两（9克）（去芦），干姜三两（9克）（炮），甘草三两（9克），炙白术三两（9克）。上为细末，炼蜜为丸，每两做十丸。每服一丸（6克），以水一盏，化开，煎至七分，稍热服之，空心食前。功效：温阳祛寒，补气健脾。主治：脾胃虚寒较甚，或脾肾阳虚证。脘腹疼痛，下利清谷，恶心呕吐，畏寒肢冷，或霍乱吐利转筋等。

2. **桂枝人参汤**（《伤寒杂病论》） 桂枝四两（12克）（别切），甘草四两（12克）（炙），白术三两（9克），人参三两（9克），干姜三两（9克）。上五味，以水九升，先煮四味，取五升，纳桂更煮，取三升，去滓，温服一升，日再，夜一服。功效：温阳健脾，解表散寒。主治：脾胃虚寒，复感风寒表证。恶寒发热，头身疼痛，腹痛，下利便溏，口不渴，舌淡苔白滑，脉浮虚者。

附子理中丸、桂枝人参汤均是在理中丸的基础上加味而成。其中附子理中丸是在理中丸的基础上加用大辛大热之附子，其温中散寒之力更强，且能温肾，适用于脾胃虚寒之重证或脾肾阳虚者。桂枝人参汤即人参汤加桂枝，温阳健脾，兼解表寒，表里同治，适用于脾胃虚寒而外兼风寒表证者。

【文献摘要】1. **原书主治** 《伤寒杂病论·辨霍乱病脉证并治》："霍乱，头痛发热，身疼痛，热多欲饮水者，五苓散主之；寒多不用水者，理中丸主之。"《伤寒杂病论·辨阴阳易差后劳复病脉证并治》："大病差后，喜唾，久不了了，胸上有寒，当以丸药温之，宜理中丸。"

2. **方论选录** 《成方便读》卷二："此脾阳虚而寒邪伤内也。夫脾阳不足，则失其健运之常，因之寒凝湿聚。然必其为太阴寒湿，方可用此方法，否则自利呕痛等症，亦有火邪为患者。故医者当望闻问切四者合参，庶无差之毫厘，谬以千里之失。若表里寒热虚实既分，又当明其病之标本。如以上诸病，虽系寒凝湿聚，皆因脾阳不足而来，则阳衰为本，寒湿为标。是以方中但用参、术、甘草，大补脾元，加炮姜之温中守而不走者，以复其阳和，自然阳长阴消，正旺邪除耳。"

【临床报道】费氏用理中丸加味茯苓、丁香、小茴香、藿香、荔枝核等制成冲剂，治疗浅表性胃炎60例。其中男性32例，女性28例；轻度胃痛6例，中度32例，重度22例。全部病例均口服给药，每次1包（6克），每日3次，重度胃痛可加1包，饭前服用，2周为1个疗程，服1～3个疗程。结果：基本治愈9例，显效25例，有效21例，无效5例，总有效率91.67%。[费占洋. 理中汤方证和临床研究 [D]. 北京：北京中医药大学，2011.]

小建中汤

【出处】《伤寒杂病论》

【组成】桂枝三两（9克）（去皮），甘草二两（6克）（炙），大枣十二枚（6枚）（擘），白芍六两（18克），生姜三两（9克）（切），胶饴一升（30克）。

【用法】上六味，以水七升，煮取三升，去渣，内饴，更上微火消解。温服一升，日三服（现代用法：水煎取汁，兑入饴糖，小火加热溶化，分2次温服）。

【功效】温中补虚，和里缓急。

【主治】中焦虚寒，肝脾不和证。腹中拘急疼痛，喜温喜按，神疲乏力，虚怯少气；或心中悸动，虚烦不宁，面色无华；或伴四肢酸楚，手足烦热，咽干口燥。舌淡苔白，脉细弦。

【方解】本方病证因中焦虚寒、肝脾失和、化源不足所致。中焦虚寒，肝木乘土，故腹中拘急疼痛、喜温喜按。脾胃为气血生化之源，中焦虚寒，化源匮乏，气血俱虚，故见心悸、面色无华、发热、口燥咽干等。症虽不同，病本则一，总由中焦虚寒所致。治当温中补虚而兼养阴，和里缓急而能止痛。方中重用甘温质润之饴糖为君，温补中焦，缓急止痛。臣以辛温之桂枝温阳气，祛寒邪；酸甘之白芍养营阴，缓肝急，止腹痛。佐以生姜温胃散寒，大枣补脾益气。炙甘草益气和中，调和诸药，是为佐使之用。其中饴糖配桂枝，辛甘化阳，温中焦而补脾虚；芍药配甘草，酸甘化阴，缓肝急而止腹痛。六药合用，温中补虚缓急之中，蕴有柔肝理脾，益阴和阳之意，用之可使中气强健，阴阳气血生化有源，故以"建中"名之。

【运用】1. 辨证要点　本方既是温中补虚，缓急止痛之剂，又为调和阴阳，柔肝理脾之常用方。临床应用以腹中拘急疼痛、喜温喜按、舌淡、脉细弦为辨证要点。

2. 加减变化　若中焦寒重者，可加干姜以增强温中散寒之力；若兼有气滞者，可加木香行气止痛；便溏者，可加白术健脾燥湿止泻；面色萎黄、短气神疲者，可加人参、黄芪、当归以补养气血。

3. 现代应用　本方常用于胃及十二指肠溃疡、慢性肝炎、慢性胃炎、神经衰弱、再生障碍性贫血、功能性发热等属中焦虚寒、肝脾不和者。

4. 使用注意　呕吐或中满者不宜使用；阴虚火旺之胃脘疼痛忌用。

【附方】1. 黄芪建中汤（《金匮要略》）　桂枝三两（9克）（去皮），甘草二两（6克）（炙），大枣十二枚（6枚）（擘），白芍六两（18克），生姜三两（9克）（切），胶饴一升（30克），黄芪一两半（5克）。煎服法同小建中汤。功效：温中补气，和里缓急。主治：阴阳气血俱虚证。里急腹痛，喜温喜按，形体羸瘦，面色无华，心悸气短，自汗盗汗。

2. 当归建中汤（《千金翼方》）　当归四两（12克），桂枝三两（9克），甘草二两（6克）（炙），白芍六两（18克），生姜三两（9克），大枣12枚（6枚）（擘）。上六味㕮咀，以水一斗，煮取三升，分为三服，一日令尽。若大虚，加饴糖六两（18克）做汤成，内之于火上暖，令饴糖消。功效：温补气血，缓急止痛。主治：产后虚羸不足，腹中疗痛不已，吸吸少气，或小腹拘急挛痛引腰背，不能饮食者。

3. 大建中汤（《金匮要略》）　川椒二合（6克）（去汗），生姜四两（12克），人参二两（6克）。上三味，以水四升，煮取二升，去滓，内胶饴一升（30克），微火煮取一升半，分温再服，如一炊顷，可饮粥二升，后更服，当一日食糜，温覆之。功效：温中补虚，降逆止痛。主治：中阳衰弱，阴寒内盛之脘腹剧痛证。腹痛连及胸脘，痛势剧烈，其痛上下走窜无定处，或腹部时见块状物上下攻撑作痛，呕吐剧烈，不能饮食，手足厥冷，舌质淡，苔白滑，脉沉伏而迟。

　　小建中汤、黄芪建中汤、当归建中汤、大建中汤四方均属温中补虚之剂。但小建中汤以辛甘为主，佐以大量芍药，又有酸甘化阴之意，宜于中阳虚而营阴亦有不足之证；黄芪建中汤于小建中汤内加黄芪，是增强益气建中之力，阳生阴长，诸虚不足之证自除；当归建中汤治产后虚羸，以产后百脉空虚，加苦辛甘温，补血和血之当归。两方若与小建中汤相比较，则小建中虽阴阳并补，但以温阳为主；黄芪建中汤则侧重于甘温益气；当归建中汤乃偏重和血止痛。大建中汤则纯用辛甘之品温建中阳，其补虚散寒之力远较小建中汤为峻，且有降逆止呕作用，故名大建中，用治中阳衰弱，阴寒内盛之腹痛呕逆。

　　【文献摘要】1. 原书主治　《伤寒杂病论·辨太阳病脉证并治》："伤寒，阳脉涩，阴脉弦，法当腹中急痛。先与小建中汤，不差者，小柴胡汤主之。"《金匮要略·血痹虚劳病脉证并治》："虚劳里急，悸，衄，腹中痛，梦失精，四肢酸痛，手足烦热，咽干口燥，小建中汤主之。"

　　2. 方论选录　《绛雪园古方选注》卷上："建中者，建中气也。名之曰小者，酸甘缓中，仅能建中焦营气也。前桂枝汤是芍药佐桂枝，今建中汤是桂枝佐芍药，义偏重于酸甘，专和血脉之阴。芍药、甘草有戊己相须之妙，胶饴为稼穑之甘，桂枝为阳木，有甲。己化土之义。使以姜、枣助脾与胃行津液者，血脉中之柔阳，皆出于胃也。"

　　【临床报道】胡氏等探讨脾胃虚寒型消化性溃疡采用小建中汤的临床疗效。结果：研究组总有效率显著高于对照组（$P < 0.05$）。治疗后，研究组胃脘痛、全身疲乏、大便溏稀、舌苔薄白证候积分均显著低于对照组（$P < 0.05$）。两组不良反应发生率对比无明显差异（$P > 0.05$）。结论：在脾胃虚寒型消化性溃疡治疗中采用小建中汤具有良好的临床疗效，建议推广。[胡佳元，汤蓓，沈红卫，等. 脾胃虚寒型消化性溃疡行小建中汤治疗的临床效果 [J]. 沈阳药科大学学报，2021，38（S2）：64-67.]

　　【实验研究】沈氏等报道了小建中汤的抗炎免疫作用。方法：以二甲苯所致小鼠耳郭肿胀及醋酸诱发小鼠血管通透性增高的炎症模型研究小建中汤的抗炎作用；采用小鼠炭粒廓清实验和溶血空斑生成，观察小建中汤对免疫系统的作用。结果：小建中汤对二甲苯所致小鼠耳郭肿胀、醋酸诱发小鼠血管通透性增加有明显的抑制作用，给药组与模型组比较差异显著；能提高吞噬指数和溶血空斑 OD 值。结论：小建中汤具有抗炎、增强机体免疫力的作用，为其临床应用提供药理学实验基础。[沈祥春，陶玲，柏帅. 小建中汤抗炎免疫作用的实验研究 [J]. 时珍国医国药，2008（09）：2100-2101.]

　　吴茱萸汤

　　【出处】《伤寒杂病论》

　　【组成】吴茱萸一升（9 克）（洗），人参三两（9 克），生姜六两（18 克）（切），大枣十二枚（4 枚）（擘）。

　　【用法】上四味，以水七升，煮取二升，去滓。温服七合，日三服（现代用法：水煎服）。

　　【功效】温中补虚，降逆止呕。

　　【主治】肝胃虚寒，浊阴上逆证。食后泛泛欲呕，或呕吐酸水，或干呕，或吐清涎冷沫，胸满脘痛，巅顶头痛，畏寒肢凉，甚则伴手足逆冷，大便泄泻，烦躁不宁，舌淡苔白滑，脉沉弦或迟。

【方解】本方证乃肝胃虚寒、浊阴上逆所致。肝胃虚寒，胃失和降，浊阴上逆，故食后泛泛欲吐，或呕吐酸水，或干呕，或吐清涎冷沫；厥阴之脉夹胃属肝，上行与督脉会于头顶部，胃中浊阴循肝经上扰于头，故巅顶头痛；浊阴阻滞，气机不利，故胸满脘痛；肝胃虚寒，阳虚失温，故畏寒肢冷；脾胃同居中焦，胃病及脾，脾不升清，则大便泄泻；舌淡苔白滑，脉沉弦而迟等均为虚寒之象。治宜温中补虚，降逆止呕。方中吴茱萸味辛苦而性热，归肝、脾、胃、肾经。既能温胃暖肝以祛寒，又善和胃降逆以止呕，一药而两擅其功，是为君药。重用生姜温胃散寒，降逆止呕，用为臣药。吴茱萸与生姜相配，温降之力甚强。人参甘温，益气健脾，为佐药。大枣甘平，合人参以益脾气，合生姜以调脾胃，并能调和诸药，是佐使之药。四药配伍，温中与降逆并施，寓补益于温降之中，共奏温中补虚，降逆止呕之功。

【运用】1. **辨证要点**　本方是治疗肝胃虚寒，浊阴上逆的常用方。临床应用以食后欲吐，或巅顶头痛、干呕吐涎沫、畏寒肢凉、舌淡苔白滑、脉弦细而迟为辨证要点。

2. **加减变化**　若呕吐较甚者，可加半夏、陈皮、砂仁等以增强和胃止呕之力；头痛较甚者，可加川芎以加强止痛之功。肝胃虚寒重证，可加干姜、小茴香等温里祛寒。

3. **现代运用**　本方适用于慢性胃炎、妊娠呕吐、神经性呕吐、神经性头痛、耳源性眩晕等属肝胃虚寒者。

4. **使用注意**　胃热呕吐，阴虚呕吐，或肝阳上亢之头痛均禁用本方。

【文献摘要】1. **原书主治**　《伤寒杂病论·辨阳明病脉证并治》："食谷欲呕，属阳明也，吴茱萸汤主之。"《伤寒杂病论·辨厥阴病脉证并治》："干呕，吐涎沫，头痛者，吴茱萸汤主之。"

2. **方论选录**　《金镜内台方议》卷八："干呕，吐涎沫，头痛，厥阴之寒气上攻也。吐利，手足逆冷者，寒气内甚也；烦躁欲死者，阳气内争也；食谷欲呕者，胃寒不受食也；以此三者之证，共用此方者，以吴茱萸能下三阴之逆气为君，生姜能散气为臣，人参、大枣之甘缓，能和调诸气者也，故用之为佐使，以安其中也。"

附子猪肚丸

【出处】《三因极一病证方论》

【组成】附子一两（30克）（炮，去皮脐），槟榔一两（30克）（不焙），鳖甲一两半（45克）（醋煮），当归半两（15克），知母半两（15克），木香半两（15克）（炮），川楝子半两（15克）（锉，炒），秦艽半两（15克）（去苗土），大黄半两（15克）（酒蒸），龙胆草半两（15克），白芍半两（15克），补骨脂半两（15克）（酒浸，炒），枳壳半两（15克）（麸炒，去瓤）。

【用法】上为末。分作三份，将二份入猪肚内，缝定，加蜜酒三升，童子小便五升同入砂钵内，熬干烂，研细，入一份末同为丸，如梧桐子大。每服五十丸温酒米汤送下。（现代用法：上为末，分3份，把其中2份纳入猪肚内缝定，以酒3000毫升、童子小便5000毫升，同入砂锅内熬干研烂细，再入1份药末，同捣为丸。每日3次，一次9～15克，温酒米汤送服。）

【功效】温阳理气，滋肾泄热。

【主治】消中，多因外伤瘴热，内积忧思，喜啖咸食及面，致脾胃干燥，饮食倍常，大便反坚，小便无度。临床上常用于治疗糖尿病。

【方解】方中附子补火助阳、祛风散寒除湿；猪肚补虚损，健脾胃；二药合用，共奏温阳健脾补虚之功，为君药。臣以当归补血活血，补骨脂补肾壮阳，固精缩尿，温脾止泻，纳气平喘，白芍养血敛阴、柔肝止痛，助君药温阳补虚。方中大黄清热泻火；知母苦寒而不燥，上能清肺，中能凉胃，下能泻肾火；龙胆草燥湿清热、泻肝胆之火，鳖甲滋阴潜阳、退热除蒸；此四药同用，中和附子大辛大热之性。木香行气止痛，健脾消食；川楝子疏肝泄热，行气止痛；枳壳，理气宽中，行滞消胀；槟榔消积，行气；四药合用，理气健脾消食，使全方补而不滞，共为佐药。全方合用，共奏温阳理气、滋肾泄热之功。

【文献摘要】《世医得效方》："附子猪肚丸。附子炮，去皮脐，槟榔焙，各一两。鳖甲醋煮，七钱半。当归，知母，木香，川楝子去核锉，秦艽去苗土，大黄酒蒸，龙胆草，白芍，补骨脂酒浸，炒枳壳麸炒去穰，各半两。上为末；分作三分，将二分入猪肚内，缝定，用蜜、酒三升，童子小便五升，同入砂钵内熬干烂，研细。人一分末，同搜捣为丸，梧桐子大。每服五十丸，温酒、米汤任下。"

四君子汤

【出处】《太平惠民和剂局方》

【组成】人参9克（去芦），白术9克，茯苓9克（去皮），甘草6克（炙）。

【用法】上为细末。每服二钱（6克），水一盏，煎至七分，通口服，不拘时候；入盐少许，白汤点亦得（现代用法：水煎服）。

【功效】益气健脾。

【主治】脾胃气虚证。面色萎白，语声低微，气短乏力，食少便溏，舌淡苔白，脉虚弱。

【方解】本方证由脾胃气虚，运化乏力所致。脾胃为后天之本，气血生化之源，脾胃气虚，受纳与健运乏力，则饮食减少；湿浊内生，故大便溏薄；脾主肌肉，脾胃气虚，四肢肌肉无所禀受，故四肢乏力；气血生化不足；血不足不荣于面，而见面色萎白；脾为肺之母，脾胃一虚，肺气先绝，故见气短、语声低微；舌淡苔白，脉虚弱皆为气虚之象。正如《医方考》所说："夫面色萎白，则望之而知其气虚矣；言语轻微，则闻之而知其气虚矣；四肢无力，则问之而知其气虚矣；脉来虚弱，则切之而知其气虚矣。"治宜补益脾胃之气，以复其运化受纳之功。方中人参为君，甘温益气，健脾养胃。臣以苦温之白术，健脾燥湿，加强益气助运之力；佐以甘淡茯苓，健脾渗湿，茯苓、白术相配，则健脾祛湿之功益著。使以炙甘草，益气和中，调和诸药。四药配伍，共奏益气健脾之功。

本方与理中丸比较，两方均用人参、白术、炙甘草以补益中气，仅一药之别，而功能相异。四君子汤配茯苓，功用以益气健脾为主，主治脾胃气虚证；理中丸用干姜，功用以温中祛寒为主，适用于中焦虚寒证。

【运用】1. **辨证要点** 本方为治疗脾胃气虚证的基础方，后世众多补脾益气方剂多从此方衍化而来。临床应用以面白食少、气短乏力、舌淡苔白、脉虚弱为辨证要点。

2. 加减变化　若呕吐者，加半夏以降逆止呕；胸膈痞满者，加枳壳、陈皮以行气宽胸；心悸失眠者，加酸枣仁以宁心安神；兼畏寒肢冷、脘腹疼痛者，加干姜、附子以温中祛寒。

3. 现代运用　本方常用于慢性胃炎、胃及十二指肠溃疡等属脾气虚者。

【附方】1. **异功散**（《小儿药证直诀》）　人参6克（切，去顶），茯苓6克（去皮），白术6克，陈皮6克（锉），甘草6克。上为细末，每服二钱（6克），水一盏，加生姜五片，大枣二枚，同煎至七分，食前温服，量多少与之。功效：益气健脾，行气化滞。主治：脾胃气虚兼气滞证。饮食减少，大便溏薄，胸脘痞闷不舒，或呕吐泄泻等。

2. **六君子汤**（《医学正传》）　即四君子汤加陈皮一钱（3克），半夏一钱五分（4.5克）。上为细末，作一服，加大枣二枚，生姜三片，新汲水煎服。功效：益气健脾，燥湿化痰。主治：脾胃气虚兼痰湿证。食少便溏，胸脘痞闷，呕逆等。

3. **香砂六君子汤**（《古今名医方论》）　人参一钱（3克），茯苓二钱（6克），白术二钱（6克），甘草七分（2克），陈皮八分（2.5克），半夏一钱（3克），砂仁八分（2.5克），木香一分（0.3克），上加生姜二钱（6克），水煎服。功效：益气健脾，行气化痰。主治：脾胃气虚，痰阻滞证。呕吐痞闷，不思饮食，脘腹胀痛，消瘦倦怠，或气虚肿满。

4. **保元汤**（《博爱心鉴》）　黄芪三钱（9克），人参一钱（3克），炙甘草一钱（3克），肉桂五分（1.5克）。（原书无用量，今据《景岳全书》补）上加生姜一片，水煎，不拘时服。功效：益气温阳。主治：虚损劳怯，元气不足证。倦怠乏力，少气畏寒；以及小儿痘疮，阳虚顶陷，不能发起灌浆者。

以上前三方均为四君子汤加味而成，皆有益气健脾之功。异功散中加陈皮，功兼行气化滞，适用于脾胃气虚兼气滞证；六君子汤配半夏、陈皮，功兼和胃燥湿，适用于脾胃气虚兼有痰湿证；香砂六君子汤伍半夏、陈皮、木香、砂仁，功在益气和胃，行气化痰，适用于脾胃气虚，痰阻滞证。保元汤以补气药为主，配伍少量肉桂以助阳，功能益气温阳，适用于小儿元气不足之证。

【文献摘要】1. **原书主治**　《太平惠民和剂局方》卷三："荣卫气虚，脏腑怯弱。心腹胀满，全不思食，肠鸣泄泻，呕哕吐逆，大宜服之。"

2. **方论选录**　《医方集解·补养之剂》："此手足太阴、足阳明药也。人参甘温，大补元气为君。白术苦温，燥脾补气为臣。茯苓甘淡，渗湿泄热为佐。甘草甘平，和中益土为使也。气足脾运，饮食倍进，则余脏受荫，而色泽身强矣。再加陈皮以理气散逆，半夏以燥湿除痰，名曰六君，以其皆中和之品，故曰君子也。"

【实验研究】高氏等探讨加味四君子汤延缓小鼠脾脏组织衰老作用及其可能机制，得出加味四君子汤高剂量组和低剂量组脾脏组织形态病理改变程度较模型组轻，加味四君子汤高剂量组脾脏指数、血清 IgG 水平均高于模型组（P 均 < 0.05），且加味四君子汤低剂量组和高剂量组脾脏组织中 PI3K、p70S6K mRNA 表达水平均低于模型组（P 均 < 0.05）。结论：加味四君子汤能够改善小鼠脾脏组织衰老性退化，其机制可能与抑制 mTOR 信号通路有关。[高啸，张璇，葛晓真，等 . 加味四君子汤通过 mTOR 信号

通路延缓小鼠脾脏组织衰老 [J]. 第二军医大学学报，2020，41（12）：1410-1413.]

补中益气汤

【出处】《内外伤辨惑论》

【组成】黄芪一钱（18克）（病甚、劳役热甚者），甘草五分（9克）（炙），人参三分（6克）（去芦），当归二分（3克）（酒焙干或晒干），陈皮二分或三分（4克或6克）（不去白），升麻二分或三分（4克或6克），柴胡二分或三分（4克或6克），白术三分（9克）。

【用法】上㕮咀，都作一服，水二盏，煎至一盏，去滓，食远稍热服（现代用法：水煎服。或做丸剂，每服10~15克，每日2~3次，温开水或姜汤下）。

【功效】补中益气，升阳举陷。

【主治】1. **脾虚气陷证** 饮食减少，体倦肢软，少气懒言，面色萎黄，大便稀溏，舌淡脉虚；以及脱肛，子宫脱垂，久泻久痢，崩漏等。

2. **气虚发热证** 身热自汗，渴喜热饮，气短乏力，舌淡，脉虚大无力。

【方解】本方治证系因饮食劳倦，损伤脾胃，以致脾胃气虚、清阳下陷所致。脾胃为营卫气血生化之源，脾胃气虚，纳运乏力，故饮食减少、少气懒言、大便稀薄；脾主升清，脾虚则清阳不升，中气下陷，故见脱肛、子宫下垂等；清阳陷于下焦，郁遏不达则发热，因非实火，故其热不甚，病程较长。时发时止、手心热甚于手背，与外感发热之热甚不休、手背热甚于手心者不同。气虚腠理不固，阴液外泄则自汗。治宜补益脾胃中气，升阳举陷。方中重用黄芪，味甘微温，入脾、肺经，补中益气，升阳固表，为君药。配伍人参、炙甘草、白术补气健脾为臣，与黄芪合用，以增强其补益中气之功。血为气之母，气虚时久，营血亦亏，故用当归养血和营，协人参、黄芪以补气养血；陈皮理气和胃，使诸药补而不滞，共为佐药。并以少量升麻、柴胡升阳举陷，协助君药以升提下陷之中气，《本草纲目》谓："升麻引阳明清气上升，柴胡引少阳清气上行，此乃禀赋虚弱，元气虚馁，及劳役饥饱，生冷内伤，脾胃引经最要药也"，共为佐使。炙甘草调和诸药，亦为使药。诸药合用，使气虚得补，气陷得升则诸症自愈。气虚发热者，亦借甘温益气而除之。

关于用本方治疗气虚发热的理论依据，李东垣说："是热也，非表伤寒邪皮毛间发热也，乃肾间脾胃下流之湿气闷塞其下，致阴火上冲，作蒸蒸燥热。"又说："既脾胃虚衰，元气不足，而心火独盛。心火者，阴火也，起于下焦，其系于心，心不主令，相火代之；相火，下焦包络之火，元气之贼也。火与元气不两立，一胜则一负。"（《内外伤辨惑论》卷中）可见这种发热在李东垣看来，就是"阴火"。其实质主要是脾胃元气虚馁，升降失常，清阳下陷，脾湿下流，下焦阳气郁而生热上冲，加之化源不足，"中焦取汁"不足以化赤生血，则心血不足以养心而致心火独亢而出现的热象。治疗这种发热，"唯当以甘温之剂，补其中，升其阳，甘寒以泻其火则愈。""盖温能除大热，大忌苦寒之药泻胃土耳！今立补中益气汤。"（《内外伤辨惑论》）综上李氏创立"温能除大热"的理论，对区别外感与内伤发热的辨证、病机、治则、治法以及使用的宜忌等均有阐发，对深入理解本方意义和指导临床运用均有裨益。

【运用】1. **辨证要点** 本方为补气升阳，甘温除热的代表方。临床应用以体倦乏力、少气懒言、面色萎黄、脉虚软无力为辨证要点。

2. 加减变化　若兼腹中痛者，加白芍以柔肝止痛；头痛者，加蔓荆子、川芎；头顶痛者，加藁本、细辛以疏风止痛；咳嗽者，加五味子、麦门冬以敛肺止咳；兼气滞者，加木香、枳壳以理气解郁。本方亦可用于虚人感冒，加苏叶少许以增辛散之力。

3. 现代运用　本方常用于内脏下垂、久泻、久痢、脱肛、重症肌无力、乳糜尿、慢性肝炎等；妇科之子宫脱垂、妊娠及产后癃闭、胎动不安、月经过多；眼科之眼睑下垂、麻痹性斜视等属脾胃气虚或中气下陷者。

4. 使用注意　阴虚发热及内热炽盛者忌用。

【附方】1. **升阳益胃汤**（《内外伤辨惑论》）　黄芪二两（30克），半夏一两（15克）（汤洗），人参一两（15克）（去芦），甘草一两（15克）（炙），独活五钱（9克），防风五钱（9克），白芍五钱（9克），羌活五钱（9克），陈皮四钱（6克），茯苓三钱（5克），柴胡三钱（5克），泽泻三钱（5克），白术三钱（5克），黄连一钱（1.5克）。上㕮咀，每服三钱至五钱（5～9克），加生姜五片，大枣二枚，用水三盏，煎至一盏，去滓，早饭后温服。功效：益气升阳，清热除湿。主治：脾胃气虚，湿郁生热证。怠惰嗜卧，四肢不收，肢体重痛，口苦舌干，饮食无味，食不消化，大便不调。

2. **升陷汤**（《医学衷中参西录》）　生黄芪六钱（18克），知母三钱（9克），柴胡一钱五分（4.5克），桔梗一钱五分（4.5克），升麻一钱（3克）。水煎服。功效：益气升陷。主治：大气下陷证。气短不足以息，或努力呼吸，有似乎喘，或气息将停，危在顷刻，脉沉迟微弱，或叁伍不调。

3. **举元煎**（《景岳全书》）　人参三钱至五钱（10～20克），黄芪三钱至五钱（10～20克）（炙），炙甘草一钱至二钱（3～6克），升麻五分至七分（1.5～2.1克），白术一钱至二钱（3～6克），水一盅半，煎七八分，温服。如兼阳气虚寒者，肉桂、附子、干姜俱宜佐用；如兼滑脱者，加乌梅一个，或文蛤七八分。功效：益气升提。主治：气虚下陷、血崩血脱、亡阳垂危等。

以上三方与补中益气汤立意有相同之处，即重用补脾益气药物，配伍举陷升提之品。其中升阳益胃汤重用黄芪，并配伍人参、白术、甘草补气养胃；柴胡、防风、羌活、独活升举清阳，祛风除湿；半夏、陈皮、茯苓、泽泻、黄连除湿清热；白芍养血和营。适用于脾胃气虚、清阳不升、湿郁生热之证。升陷汤重用黄芪配伍升麻、柴胡以升阳举陷；并以知母之凉润，以制黄芪之温；桔梗载药上行，用为向导，主治胸中大气下陷之证。对脾肺虚极者，可酌加人参以加强益气之力，或更加山茱萸以收敛气分之耗散。举元煎用人参、黄芪、白术、甘草益气补中，摄血固脱，辅以升麻升阳举陷，适用于中气下陷，血失统摄之血崩、血脱证。

【文献摘要】1. **原书主治**　《内外伤辨惑论》卷中："气高而喘，身热而烦，其脉洪大而头痛，或渴不止，其皮肤不任风寒而生寒热。"

2. **方论选录**　《古今名医方论》卷一："凡脾胃一虚，肺气先绝，故用黄芪护皮毛而闭腠理，不令自汗；元气不足，懒言气喘，人参以补之；炙甘草之甘以泻心火而除烦，补脾胃而生气。此三味，除烦热之圣药也。佐白术以健脾；当归以和血；气乱于胸，清浊相干，用陈皮以理之，且以散诸甘药之滞；胃中清气下沉，用升麻、柴胡气之轻而味之薄者，引胃气以上腾，复其本位，便能升浮以行生长之令矣。补中之剂，得发表之品而中自安；益气之剂，赖清气之品而气益倍，此用药有相须之妙也。"

【临床报道】高氏等探讨补中益气汤加减联合温针灸治疗脾胃虚寒型胃痛的临床研究。对照组有效率 83.33%（40/48）低于观察组 95.83%（46/48），有统计学意义（$P <$ 0.05）。与治疗前比较，两组患者治疗后胃部隐痛、反酸嗳气、胃胀恶心呕吐积分降低；与对照组比较，观察组患者治疗后胃部隐痛、反酸嗳气、胃胀、恶心呕吐积分较低，有统计学意义（$P < 0.05$）。治疗期间无不良反应出现。结论：补中益气汤加减联合温针灸治疗脾胃虚寒型胃痛的临床疗效确切，有助于改善中医证候，且安全性高，值得推广。[高先正，杨巧宁.温针灸联合补中益气汤治疗脾胃虚弱型胃痛的临床效果 [J].临床医学研究与实践，2022，7（06）：154-157.]

【实验研究】梁氏等报道了补中益气汤对气虚发热大鼠体液免疫能力的影响，初步探讨了补中益气汤治疗气虚发热证的机制。与模型组比较，补中益气汤高、中、低剂量组均有降温作用（$P < 0.05$），低剂量组表现出较强的解热作用。与正常对照组比较，模型组大鼠血清 IgM、IgG 水平均显著下降（$P < 0.05$），C3 水平差异无统计学意义。与模型组比较，补中益气汤组大鼠血清中 IgM、IgG 水平显著提升（$P < 0.05$），其中低剂量组变化最为显著。结论：补中益气汤具有一定的提高气虚发热机体体液免疫功能的作用。[梁丽萍，梁一彪，李锦灵，等.补中益气汤对气虚发热大鼠体液免疫能力的影响 [J].中国医院药学杂志，2017，37（13）：1224-1227.]

川贝雪梨膏

【出处】《中华人民共和国药典》

【组成】梨清膏 400 克，川贝母 50 克，麦门冬 100 克，百合 50 克，款冬花 25 克。

【用法】以上五味，梨清膏系取鲜梨，洗净，压榨取汁，梨渣加水煎煮 2 小时，滤过，滤液与上述梨汁合并，静置 24 小时，取上清液，浓缩至相对密度为 1.30（90℃）的清膏；川贝母粉碎成粗粉，照流浸膏剂与浸膏剂项下的渗漉法，用 70% 乙醇做溶剂，浸渍 48 小时后进行渗漉，收集漉液，回收乙醇，备用；药渣与其余麦门冬等三味加水煎煮 2 次，第 1 次 4 小时，第 2 次 3 小时，合并煎液，滤过，滤液静置 12 小时，取上清液浓缩至适量，加入上述川贝母漉液及梨清膏，浓缩至相对密度为 1.30（90℃）的清膏。每 100 克清膏取蔗糖 400 克，制成转化糖，加入上述清膏中，混匀，浓缩至规定的相对密度，即得。口服，每次 15 克，每日 2 次。

【功效】润肺止咳，生津利咽。

【主治】用于阴虚肺热，咳嗽，喘促，口燥咽干。

【方解】方中雪梨养阴清肺，生津润燥；百合、麦门冬养阴润肺为臣；款冬花、川贝母降气化痰，润肺止咳。诸药合用，以奏养阴润肺止咳之功。

补髓丹

【出处】《百一选方》

【组成】杜仲 300 克（去粗皮，炒黑色），补骨脂 300 克（用芝麻 150 克同炒，候芝麻黑色、无声为度，筛去芝麻），鹿茸 60 克（燎去毛，酒炙），没药 30 克（别研）。

【用法】上将杜仲、补骨脂、鹿茸一处为细末，入没药和匀，再用胡桃肉 30 个，汤浸去皮，杵为膏，入面少许，酒煮糊为丸，如梧桐子大，焙干。每服 100 粒，空腹时用米饮或温酒送下，盐汤亦得，每日 2 次。

【功效】补髓生精，和血顺气。

【主治】老年肾虚，腰痛，臂痛，不可屈伸者。

【方解】杜仲补肝肾、强筋骨、调冲任，补骨脂补肾壮阳，固精缩尿，本方重用杜仲、补骨脂为君药，补肾固精，强筋壮；鹿茸补肾阳，益精血，强筋骨，调冲任，托疮毒，本方以鹿茸为臣药，增强君药补肾强筋作用的同时，又增加了益精血之功；没药活血止痛，消肿生肌，为佐药，补血的同时活血，使补而不滞。诸药合用，共奏补髓生精、和血顺气之功。

四物汤

【出处】《仙授理伤续断秘方》

【组成】当归 9 克（去芦，酒浸炒），川芎 6 克，白芍 9 克，熟地 12 克，生地 12 克（酒蒸）。

【用法】上为粗末。每服三钱（15 克），水一盏半，煎至八分，去渣，空心食前热服（现代用法：做汤剂，水煎服）。

【功效】补血调血。

【主治】营血虚滞证。头晕目眩，心悸失眠，面色无华，妇人月经不调，量少或经闭不行，脐腹作痛，甚或瘕块硬结，舌淡，口唇、爪甲色淡，脉细弦或细涩。

【方解】本方是补血调经的主方，是从《金匮要略》中的芎归胶艾汤减去阿胶、艾叶、甘草而成。本方治证由营血亏虚，血行不畅，冲任虚损所致。血虚与心、肝两脏关系最为密切。肝藏血，血虚则肝失所养，无以上荣，故头晕目眩；心主血，藏神，血虚则心神失养，故心悸失眠；营血亏虚，则面部、唇舌、爪甲等失于濡养，故色淡无华；冲为血海，任主胞胎，冲任虚损，肝血不足，加之血行不畅，则月经不调，可见月经量少、色淡，或前或后，甚或经闭不行等症；血虚则血脉无以充盈，血行不畅易致血瘀，可见脐腹疼痛，甚或瘕块硬结；脉细涩或细弦为营血亏虚，血行不畅之象。治宜补养营血为主，辅以调畅血脉。方中熟地甘温味厚质润，入肝、肾经，长于滋养阴血，补肾填精，为补血要药，故为君药。当归甘辛温，归肝、心、脾经，为补血良药，兼具活血作用，且为养血调经要药，用为臣药。佐以白芍养血益阴；川芎活血行气。四药配伍，共奏补血调血之功。

本方的配伍特点是以熟地、白芍阴柔补血之品（血中血药）与辛香之当归、川芎（血中气药）相配，动静相宜，补血而不滞血，行血而不伤血，温而不燥，滋而不腻，成为补血调血之良方。

本方在《仙授理伤续断秘方》中治外伤瘀血作痛，宋代《太平惠民和剂局方》用于妇人诸疾。

【运用】1. **辨证要点**　本方是补血调经的基础方。临床应用以面色无华、唇甲色淡、舌淡、脉细为辨证要点。

2. **加减变化**　若兼气虚者，加人参、黄芪，以补气生血；以血滞为主者，加桃仁、红花，白芍易为赤芍，以加强活血祛瘀之力；血虚有寒者，加肉桂、炮姜、吴萸，以温通血脉；血虚有热者，加黄芩、牡丹皮，熟地易为生地，以清热凉血；妊娠胎漏者，加阿胶、艾叶，以止血安胎。

3. **现代运用** 本方常用于妇女月经不调、胎产疾病、荨麻疹以及过敏性紫癜等属营血虚滞者。

4. **使用注意** 对于阴虚发热，以及血崩气脱之证，则非所宜。

【附方】1. 桃红四物汤（《医垒元戎》，录自《玉机微义》原名"加味四物汤"） 即四物汤加桃仁9克，红花6克。水煎服。功效：养血活血。主治：血虚兼血瘀证。妇女经期超前，而多有块，色紫稠黏，腹痛等。

2. 胶艾汤（又名芎归胶艾汤《金匮要略》） 川芎二两（6克），阿胶二两（6克），甘草二两（6克），艾叶三两（9克），当归三两（9克），白芍四两（12克），干地黄六两（18克）。以水五升，清酒三升，合煮，取三升，去滓，内胶令消尽，温服一升，日三服。不瘥更作。功效：养血止血，调经安胎。主治：妇人冲任虚损，血虚有寒证。崩漏下血，月经过多，淋漓不止，产后或流产损伤冲任，下血不绝；或妊娠胞阻，胎漏下血，腹中疼痛。

3. 圣愈汤（《医宗金鉴》） 熟地七钱五分（20克），白芍七钱五分（20克）（酒拌），川芎七钱五分（20克），人参七钱五分（20克）（一般用潞党参），当归五钱（15克）（酒洗），黄芪五钱（15克）（炙）。水煎服。功效：补气，补血，摄血。主治：气血虚弱，气不摄血证。月经先期而至，量多色淡，四肢乏力，体倦神衰。

以上三方在组成中均含有四物汤。胶艾汤多阿胶、艾叶、甘草，侧重于养血止血，兼以调经安胎，是标本兼顾之方，故既可用于冲任虚损，血虚有寒的月经过多，产后下血不止，又可用治妊娠胎漏下向。桃红四物汤多桃仁、红花，因此偏重于活血化瘀，适用于血瘀所致的月经不调、痛经等。圣愈汤则加用人参、黄芪以补气摄血，故适用于气血两虚而血失所统的月经先期量多等。

【文献摘要】1. **原书主治** 《仙授理伤续断秘方》："伤重，肠内有瘀血者。"

2. **方论选录** 《成方便读》卷一："夫人之所赖以生者，血与气耳，而医家之所以补偏救弊者，亦唯血与气耳。故一切补气诸方，皆从四君化出；一切补血诸方，又当从此四物而化也。补气者，当求之脾肺；补血者，当求之肝肾。地黄入肾，壮水补阴；白芍入肝，敛阴益血，二味为补血之正药。然血虚多滞，经脉隧道不能滑利通畅，又恐地、芍纯阴之性，无温养流动之机，故必加以当归、川芎，辛香温润，能养血而行血中之气者以流动之。总之，此方乃调理一切血证，是其所长。若纯属阴虚血少，宜静不宜动者，则归、芎之走窜行散，又非所宜也。"

【临床报道】黄氏等观察四物汤配方颗粒汤剂治疗血虚证的临床疗效，比较其与传统汤剂的疗效。方法：血虚证患者61例，将其随机分为2组。治疗组32例采用四物汤配方颗粒治疗，对照组29例采用四物汤汤剂治疗。观察治疗前后患者临床证候积分，判断其临床疗效。结果：治疗组的有效率为96.88%，对照组的有效率为96.55%，治疗组与对照组临床疗效相当（$P > 0.05$）。结论：四物汤配方颗粒治疗血虚证有确切临床疗效，且与传统中药饮片汤剂疗效相当，值得推广应用。[黄琪，雷鹏，李新中，等. 四物汤配方颗粒汤剂治疗血虚证临床疗效观察 [J]. 时珍国医国药，2015，26（01）：127-128.]

【实验研究】李氏等报道采用因子分析综合评价多维药效学指标下的四物汤补血作用。通过环磷酰胺联合乙酰苯肼建立小鼠血虚模型，以小鼠脏器指数，全血中白细胞、红细胞、血红蛋白、血小板数及血清中粒细胞 – 巨噬细胞集落刺激因子、巨噬细胞集落刺激因子、促红细胞生成素、白细胞介素 –3 和白细胞介素 –6 为指标表征四物汤补血作用；综合得分表明，四物水煎液补血效果最好，与模型组相比有显著疗效（$P < 0.01$），四物醇沉沉淀效果有一定下降。该研究表明四物汤补血效果最好的为水煎液，其次是醇沉上清液与传统汤液，醇沉沉淀疗效最差。［李杰，江华娟，何瑶，等 . 基于因子分析的四物汤补血作用多维指标药效学研究 [J]. 中国中药杂志，2019，44（20）：4454-4459.］

归脾汤

【出处】《正体类要》

【组成】白术一钱（3 克），当归一钱（3 克），茯苓一钱（3 克），黄芪一钱（3 克）（炒），远志一钱（3 克），龙眼肉一钱（3 克），酸枣仁一钱（3 克）（炒），人参一钱（3克），木香五分（1.5 克），甘草三分（1 克）（炙）。

【用法】加生姜、大枣，水煎服。

【功效】益气补血，健脾养心。

【主治】1. 心脾气血两虚证　心悸怔忡，健忘失眠，盗汗，体倦食少，面色萎黄，舌淡，苔薄白，脉细弱。

2. 脾不统血证　便血，皮下紫癜，妇女崩漏，月经超前，量多色淡，或淋漓不止，舌淡，脉细弱。

【方解】本方证因思虑过度，劳伤心脾，气血亏虚所致。心藏神而主血，脾主思而统血，思虑过度，面色萎黄，脾气亏虚则体倦、食少；心血不足则见惊悸、怔忡、健忘、不寐、盗汗；面色萎黄、舌质淡，苔薄白，脉细缓均属气血不足之象。上述诸症虽属心脾两虚，却是以脾虚为核心，气血亏虚为基础。脾为营卫气血生化之源，《灵枢·决气》曰："中焦受气取汁，变化而赤是为血。"故方中以参、芪、术、草大队甘温之品补脾益气以生血，使气血旺而血生；当归、龙眼肉甘温补血养心；茯苓（多用茯神）、酸枣仁、远志宁心安神；木香辛香而散，理气醒脾，与大量益气健脾药配伍、枣调和脾胃，以资化源。全方共奏益气补血、健脾养心之功，为治疗思虑过度、劳伤心脾、气血两虚之良方。

本方的配伍特点：一是心脾同治，重点在脾，使脾旺则气血生化有源，方名归脾，意在于此；二是气血并补，但重在补气，意即气为血之帅，气旺则自生，血足则心有所养；三是补气养血药中佐以木香理气醒脾，补而不滞。故张璐说："此方滋养心脾，鼓动少火，妙以木香调畅诸气。世以木香性燥不用，服之多致痞闷，或泄泻，减食者，以其纯阴无阳，不能输化药力故耳。"（《古今名医方论》）

本方原载宋代严用和《济生方》，但方中无当归、远志，至明代薛已补此二味，使养血宁神之效尤彰。本方的试用范围，随着后世医家的临床实践，不断有所扩充，原治思虑过度、劳伤心脾之健忘、怔忡。元代危亦林在《世医得效方》中增加治疗脾不统血之吐血、下血。明代薛已《内科摘要》增补了治疗惊悸、盗汗、嗜卧少食、月经不调、赤白带下等症。

归脾汤与补中益气汤同用参、芪、术、草以益气补脾。前者以补气药配伍养心安神药，意在心脾双补，复二脏生血、统血之职，主治心脾气血两虚之心悸怔忡、健忘失眠、体倦食少，以及脾不统血之便血、崩漏等。后者是补气药配伍升阳举陷药，意在补气升提，复脾胃升清降浊之能，主治脾胃气虚、气陷之少气懒言、发热及脏器下垂等。

【运用】1. **辨证要点**　本方是治疗心脾气血两虚证的常用方。临床应用以心悸失眠、体倦食少、便血或崩漏、舌淡、脉细弱为辨证要点。

2. **加减变化**　崩漏下血偏寒者，可加艾叶炭、炮姜炭，以温经止血；偏热者，加生地炭、阿胶珠、棕榈炭，以清热止血。

3. **现代运用**　本方常用于胃及十二指肠溃疡出血、功能性子宫出血、再生障碍性贫血、血小板减少性紫癜、神经衰弱、心脏病等属心脾气血两虚及脾不统血者。

【文献摘要】1. **原书主治**　《正体类要》卷下："跌仆等症，气血损伤；或思虑伤脾，血虚火动，寤而不寐；或心脾作痛，怠惰嗜卧，怔忡惊悸，自汗，大便不调；或血上下妄行。"

2. **方论选录**　《医方集解·补养之剂》："此手少阴、足太阴药也。血不归脾则妄行，参、术、黄芪、甘草之甘温，所以补脾；茯神、远志、枣仁、龙眼之甘温酸苦，所以补心，心者，脾之母也。当归滋阴而养血，木香行气而舒脾，既以行血中之滞，又以助参、芪而补气。气壮则能摄血，血自归经，而诸症悉除矣。"

【临床报道】朱氏等探讨归脾汤与氟西汀治疗心脾两虚型抑郁症的疗效比较。归脾汤可显著提高心脾两虚型抑郁症患者的 HAMD 量表及中医症状量表减分率，与氟西汀治疗比较疗效相当，但比服用氟西汀后的不良反应少，起效更早。服用归脾汤是治疗心脾两虚型抑郁症安全有效的方法。［朱晨军，李侠，曲淼. 归脾汤治疗心脾两虚型抑郁症 30 例 [J]. 中国实验方剂学杂志，2014，20（16）：209-213.］

【实验研究】李氏等观察归脾汤对 ITP 模型小鼠脾中协同刺激分子 CD80 及 CD86 的影响。得出归脾汤治疗 ITP 的作用机制可能包括通过降低脾脏中 CD80 与 CD86 的表达，抑制 B 淋巴细胞的活化，减少血小板自身抗体的产生，进而保护血小板。［李杨，姜开运，马贤德. 归脾汤对血小板减少性紫癜模型小鼠脾中 CD80 及 CD86 表达的影响 [J]. 中华中医药学刊，2018，36（12）：2888-2890+3096.］

全鹿丸

【出处】《古今医统大全》

【组成】中鹿（一只），人参一斤（500克），黄芪一斤（500克），白术一斤（500克），茯苓一斤（500克），当归一斤（500克），川芎一斤（500克），生地一斤（500克），熟地一斤（500克），天门冬一斤（500克），麦门冬一斤（500克），陈皮一斤（500克），炙甘草一斤（500克），补骨脂一斤（500克），川续断一斤（500克），杜仲一斤（500克），川牛膝一斤（500克），枸杞子一斤（500克），巴戟天一斤（500克），胡卢巴一斤（500克），山药一斤（500克），芡实一斤（500克），菟丝子一斤（500克），五味子一斤（500克），覆盆子一斤（500克），楮实子一斤（500克），锁阳一斤（500克），肉苁蓉一斤（500克），秋石一斤（500克），川椒半斤（250克），小茴香半斤（250克），青盐半斤（250克），沉香半斤（250克）。

【用法】上各药精制为末，各称分两，和匀一处。候鹿制胶成就，和为丸。空心临卧时，姜汤、盐汤、沸汤任下，冬月温酒送下。

【功效】补肾填精，健脾益气。

【主治】老年阳衰，精髓空虚，神疲形瘦，步履不便，手足麻木，阳痿遗尿。

【方解】全鹿丸中用全鹿，为血肉有情之品，补肾壮阳，益精养血；黄芪、山药、四君子辈大补元气；当归、川芎、二地、二冬滋阴养血；杜仲、枸杞子、川牛膝、锁阳、菟丝子、肉苁蓉、补骨脂、胡卢巴、巴戟天、川续断温补肾阳，强筋壮骨；陈皮、川椒、小茴香、沉香行气温中；芡实、五味子、覆盆子、楮实子、秋石补肾涩精；青盐味成入肾。全方以阴阳并补，脾肾并治、温敛并用，主要用于治疗脾肾亏虚、阳气不足引起的诸虚百损、五劳七伤。

【运用】凡胸闷纳呆、口腻口苦等，属湿热未净者，以及阴虚火旺、咽干口燥者，均需慎用。

八珍汤（八珍散）

【出处】《瑞竹堂经验方》

【组成】人参一两（30克），白术一两（30克），白茯苓一两（30克），当归一两（30克），川芎一两（30克），白芍一两（30克），熟地一两（30克），甘草一两（30克）（炙）。

【用法】上㕮咀，每服三钱（9克），水一盏半，加生姜五片，大枣一枚，煎至七分，去滓，不拘时候，通口服（现代用法：或做汤剂，加生姜3片，大枣5枚，水煎服，用量根据病情酌定）。

【功效】益气补血。

【主治】气血两虚证。面色苍白或萎黄，头晕目眩，四肢倦怠，气短懒言，心悸怔忡，饮食减少，舌淡苔薄白，脉细弱或虚大无力。

【方解】本方所治气血两虚证多由久病失治，或病后失调，或失血过多而致，病在心、脾、肝三脏。心主血，肝藏血，心肝血虚，故见面色苍白、头晕目眩、心悸怔忡、舌淡脉细；脾主运化而化生气血，脾气虚，故面黄肢倦、气短懒言、饮食减少、脉虚无力。治宜益气与养血并重。方中人参与熟地相配，益气养血，共为君药。白术、茯苓健脾渗湿，助人参益气补脾，当归、白芍养血和营，助熟地滋养心肝，均为臣药。川芎为佐，活血行气，使熟地、当归、白芍补而不滞。炙甘草为使，益气和中，调和诸药。全方八药，实为四君子汤和四物汤的复方。用法中加入姜、枣为引，调和脾胃，以资生化气血，亦为佐使之药。

【运用】1. 辨证要点　本方是治疗气血两虚证的常用方。临床应用以气短乏力、心悸眩晕、舌淡、脉细无力为辨证要点。

2. 加减变化　若以血虚为主，眩晕心悸明显者，可加大地、芍用量；以气虚为主，气短乏力明显者，可加大参、术用量；兼见不寐者，可加酸枣仁、五味子。

3. 现代运用　本方常用于病后虚弱、各种慢性病，以及妇女月经不调等属气血两虚者。

【附方】1. 十全大补汤（《太平惠民和剂局方》）人参6克（去芦），肉桂3克（去皮），川芎 6 克，熟地 12 克，茯苓 9 克，白术 9 克，甘草 3 克（炒），黄芪 12 克，当归 9 克（去芦），白芍 9 克。上为细末，每服二大钱（9 克），用水一盏，加生姜三片、大枣二枚，同煎至七分，不拘时候温服。功效：温补气血。主治：气血两虚证。面色萎黄，倦怠食少，头晕目眩，神疲气短，心悸征忡，自汗盗汗，四肢不温，舌淡，脉细弱；以及妇女崩漏，月经不调，疮疡不敛等。

2. **人参养荣汤**（原名养荣汤《三因极一病证方论》） 黄芪一两（30 克），当归一两（30 克），桂枝一两（30 克），甘草一两（30 克）（炙），陈皮一两（30 克），白术一两（30 克），人参一两（30 克），白芍三两（90 克），熟地三钱（9 克），五味子三分（4 克），茯苓三分（4 克），远志半两（15 克）（去心，炒）。上锉为散，每服四大钱（12 克），用水一盏半，加生姜三片，大枣二枚，煎至七分，去滓，空腹服。功效：益气补血，养心安神。主治：心脾气血两虚证。倦怠无力，食少无味，惊悸健忘，夜寐不安，虚热自汗，咽干唇燥，形体消瘦，皮肤干枯，咳嗽气短，动则喘甚；或疮疡溃后气血不足，寒热不退，疮口久不收敛。

3. **泰山磐石散**（《古今医统大全》） 人参一钱（3 克），黄芪一钱（6 克），白术二钱（6 克），炙甘草五分（1.5 克），当归二钱（6 克），川芎八分（2.4 克），白芍八分（2.4 克），熟地八分（2.4 克），川续断一钱（3 克），糯米一撮（6 克），黄芩一钱（3 克），砂仁五分（1.5 克）。上用水一盅半，煎至七分，食远服。但觉有孕，三五日常用一服，四月之后，方无虑也。功效：益气健脾，养血安胎。主治：气血虚弱所致的堕胎、滑胎。胎动不安，或屡有堕胎宿疾，面色淡白，倦怠乏力，不思饮食，舌淡苔薄白，脉滑无力。

以上三方均由八珍汤加减而成，皆具益气补血作用而主治气血两虚之证。其中十全大补汤较之八珍汤多芪、桂，偏于温补；人参养荣汤较之八珍汤多远志、陈皮、五味子，并去川芎之辛窜，复增静养血分、宁心安神之功；泰山磐石散系八珍汤减去茯苓之渗利，而加续断补肝肾、益冲任，黄芪益气升阳以固胎元，黄芩、糯米、砂仁清热养胃安胎，成为颐养胎元之专方。

【文献摘要】 1. **原书主治** 《瑞竹堂经验方》卷四："脐腹疼痛，全不思食，脏腑怯弱，泄泻，小腹坚痛，时作寒热。"

2. **方论选录** 《医方考》卷三："血气俱虚者，此方主之。人之身，气血而已。气者百骸之父，血者百骸之母，不可使其失养者也。是方也，人参、白术、茯苓、甘草，甘温之品也，所以补气；当归、川芎、芍药、地黄，质润之品也，所以补血。气旺则百骸资之以生，血旺则百骸资之以养。形体既充，则百邪不入，故人乐有药饵焉。"

【临床报道】 陈氏等探讨加味八珍汤联合放化疗对气血亏虚型鼻咽癌晚期患者的临床疗效。方法：98 例患者随机分为对照组和观察组，每组 49 例，对照组给予放化疗，观察组在对照组基础上加用加味八珍汤，疗程 7 周。检测临床疗效、VEGF、TSP-1、VEGFR-2、免疫功能指标（CD_4^+、CD_8^+、CD_4^+/CD_8^+）、IL-6、NLR、KPS 评分、总症状评分、不良反应发生率变化。结果：观察组总有效率高于对照组（$P < 0.05$），不良反应发生率更低（$P < 0.05$）。治疗后，2 组 VEGF、VEGFR-2、CD_8^+、IL-6、NLR、总症状评分降低（$P < 0.05$），TSP-1、CD_4^+、CD_4^+/CD_8^+、KPS 评分升高（$P < 0.05$），以观察

组更明显（$P < 0.05$）。结论：加味八珍汤联合放化疗可安全有效地调节气血亏虚型鼻咽癌晚期患者免疫功能，抑制血管新生，促进肿瘤细胞凋亡。[陈学武，姜靖雯，张永杰，等.加味八珍汤联合放化疗对气血亏虚型鼻咽癌晚期患者的临床疗效 [J]. 中成药，2021，43（08）：2053-2057.]

【实验研究】田氏等比较四物汤、四君子汤和八珍汤对贫血（血虚证）大鼠的治疗作用和可能机制，初步探索补血、补气和气血双补方剂对中医血虚证型的疗效差异与作用机制。方法：将 SD 大鼠随机分为正常组、模型组、八珍汤组、四物汤组和四君子汤组，每组 8 只。除正常组外，其他 4 组按大鼠体重 150 毫克 / 千克尾静脉注射 5-氟尿嘧啶（5-FU）造模，观察 3 种方剂对贫血大鼠的外观体征，脾指数和胸腺指数，血红细胞（RBC）、血红蛋白（HGB）、血小板（PLT）、白细胞（WBC）数量，网织红细胞和骨髓象的影响，并应用 RT-PCR 技术检测肝肾中促红细胞生成素（EPO）mRNA 含量。结果：与正常组比较，模型组脾指数和胸腺指数明显降低，RBC、HGB、PLT、WBC 数量明显降低（$P < 0.01$），骨髓增殖能力降低，EPO mRNA 的表达降低；与模型组比较，八珍汤与四物汤组明显改善贫血大鼠外观、提高脾指数和胸腺指数，升高 RBC、HGB、PLT、WBC 数量（$P < 0.05$，$P < 0.01$），提高骨髓增殖能力，并上调 EPO mRNA 的表达。结论：三方中，气血双补方剂（八珍汤）疗效最好，补血方剂（四物汤）疗效优于单纯补气（四君子汤）组，实验结果为补气、补血、气血双补治疗血虚疾病提供了实验依据，一定程度上说明了临床治疗贫血症（血虚证）辨证施治理论的合理性。[田宇楠，向玉珂，王涛，等.三类传统方剂治疗 5-氟尿嘧啶所致大鼠贫血的研究 [J]. 中国实验方剂学杂志，2015，21（23）：139-144.]

炙甘草汤

【出处】《伤寒杂病论》

【组成】甘草四两（12 克）（炙），生姜三两（9 克）（切），桂枝三两（9 克）（去皮），人参二两（6 克），生地一斤（50 克），阿胶二两（6 克），麦门冬半升（10 克）（去心），麻子仁半升（10 克），大枣三十枚（10 枚）（擘）。

【用法】上以清酒七升，水八升，先煮八味，取三升，去滓，内胶烊消尽，温服一升，日三服。（现代用法：水煎服，阿胶烊化，冲服。）

【功效】益气滋阴，通阳复脉。

【主治】1. **阴血阳气虚弱，心脉失养证**　脉结代，心动悸，虚羸少气，舌光少苔，或质干而瘦小者。

2. **虚劳肺痿**　干咳无痰，或咳吐涎沫，量少，形瘦短气，虚烦不眠，自汗盗汗，咽干舌燥，大便干结，脉虚数。

【方解】本方是《伤寒杂病论》治疗心动悸、脉结代的名方。其证是由伤寒汗、吐、下或失血后，或杂病阴血不足，阳气不振所致。阴血不足，血脉无以充盈，加之阳气不振，无力鼓动血脉，脉气不相接续，故脉结代；阴血不足，心体失养，或心阳虚弱，不能温养心脉，故心动悸。治宜滋心阴，养心血，益心气，温心阳，以复脉定悸。方中重用生地滋阴养血为君，《名医别录》谓生地"补五脏内伤不足，通血脉，益气力"。配伍炙甘草、人参、大枣益心气，补脾气，以资气血生化之源，阿胶、麦门冬、麻子仁滋心阴，养心血，充血脉，共为臣药。佐以桂枝、生姜辛行温通，温心阳，通血脉，诸厚味滋腻之品得生姜、桂枝则滋而不腻。用法中加清酒煎服，以清酒辛热，可温通血脉，以行药力，是为使药。诸药合用，滋而不腻，温而不燥，使气血充足、阴阳调和，则心动悸、脉结代，皆得其平；虚劳肺痿属气阴两伤者，使用本方，是用其益气滋阴而补肺，但对阴伤肺燥较甚者，方中生姜、桂枝、清酒减少用量或不用，因为温药毕竟有耗伤阴液之弊，故应慎用。

本方与生脉散均有补肺气、养肺阴之功，可治疗肺之气阴两虚，久咳不已。但本方益气养阴作用较强，敛肺止咳之力不足，重在治本，且偏于温补，阴虚肺燥较著或兼内热者不宜；而生脉散益气养阴之力虽不及本方，因配伍了收敛的五味子，标本兼顾，故止咳之功甚于炙甘草汤，且偏于清补，临证之时可斟酌选用。

【运用】1. **辨证要点**　本方为阴阳气血并补之剂。临床应用以脉结代，心动悸，虚羸少气，舌光色淡少苔为辨证要点。

2. **加减变化**　方中可加酸枣仁、柏子仁以增强养心安神定悸之力，或加龙齿、磁石重镇安神；偏于心气不足者，重用炙甘草、人参；偏于阴血虚者重用生地、麦门冬；心阳偏虚者，易桂枝为肉桂，加附子以增强温心阳之力；阴虚而内热较盛者，易人参为南沙参，并减去桂枝、生姜、大枣、清酒，酌加知母、黄柏，则滋阴液降虚火之力更强。

3. **现代运用**　本方常用于功能性心律不齐、期外收缩、冠心病、风湿性心脏病、病毒性心肌炎、甲状腺功能亢进等而有心悸、气短、脉结代等属阴血不足，阳气虚弱者。

【附方】加减复脉汤（《温病条辨》）　炙甘草六钱（18克），干地黄六钱（18克），生白芍六钱（18克），麦门冬五钱（15克）（不去心），阿胶三钱（9克），麻子仁三钱（9克）。上以水8杯，煮取3杯，分3次服。功效：滋阴养血，生津润燥。主治：温热病后期，邪热久羁，阴液亏虚证。身热面赤，口干舌燥，脉虚大，手足心热甚于手足背者。

本方是由炙甘草汤（复脉汤）加减衍化而成。因温病后期，热灼阴伤，故本方去益气温阳之人参、大枣、桂枝、生姜，加养血敛阴之白芍，变阴阳气血并补之剂为滋阴养液之方。

【文献摘要】1. **原书主治**　《伤寒杂病论·辨太阳病脉证并治》："伤寒脉结代，心动悸，炙甘草汤主之。"

2. **方论选录**　《古今名医方论》卷一录柯琴："仲景于脉弱者，用芍药以滋阴，桂枝以通血，甚则加人参以生脉；未有地黄、麦门冬者，岂以伤寒之法，义重护阳乎？抑阴无骤补之法与？此以心虚脉代结，用生地为君，麦门冬为臣，峻补真阴，开后学滋阴之路。地黄、麦门冬味虽甘而气大寒，非发陈蕃莠之品，必得人参、桂枝以通脉，生姜、大枣以和营，阿胶补血，酸枣安神，甘草之缓不使速下，清酒之猛捷于上行，内外调和，悸可宁而脉可复矣。酒七升，水八升，只取三升者，久煎之则气不峻，此虚家用酒之法，且知地黄、麦门冬得酒良。"

【临床报道】桑氏报道了炙甘草汤加减治疗冠心病合并心律失常的有效性和安全性，为该疾病的临床治疗提供中药治疗用药依据。方法：采用医学样本勘验对比法，选取 2015 年 2 月—2019 年 2 月医院收治的 90 例冠心病合并心律失常患者，按照治疗路径方法差异，等分为对照组和观察组。给予对照组常规西药治疗，观察组炙甘草汤加减治疗，临床观察两组患者治疗有效性。结果：观察组和对照组在临床有效性上数值对比为 100%（45/45）和 80.00%（36/45），有统计学意义（$P < 0.05$）。对照组和观察组在 LVEDV、LVESD、LVEF 数值上，分别为（41.6 ± 1.5）、（36.3 ± 1.2）、（55.4 ± 2.1）和（49.1 ± 2.3）、（42.1 ± 0.3）、（48.6 ± 0.2），有统计学意义（$P < 0.05$）。结论：甘草泻心汤加减治疗冠心病合并心律失常的临床有效性确切，并具有极高的安全性，突出表现在提升患者心功能指标上，值得临床用药中大加采用。［桑燕舞 . 炙甘草汤加减治疗冠心病合并心律失常的有效性和安全性研究 [J]. 沈阳药科大学学报，2021，38（S1）：53.］

【实验研究】刘氏等探讨炙甘草汤对慢性疲劳综合征（CFS）大鼠行为学和血清 IL-1β、IL-2、IL-6、IL-12 表达水平的影响。通过慢性束缚法加冷水游泳法建立慢性疲劳综合征大鼠模型（4 周），将 30 只造模成功大鼠随机分为模型组（2 毫升 / 千克）和炙甘草汤组（12 克 / 千克），15 只未造模大鼠为对照组（2 毫升 / 千克）。共灌胃 2 周。观察各组大鼠旷场试验、力竭游泳试验、体质量的变化，并检测各组大鼠血清 IL-1β、IL-2、IL-6、IL-12 的水平。结果表明，与对照组比较，模型组力竭游泳时间、穿格次数、直立次数、体质量明显减少（$P < 0.05$），血清 IL-1β、IL-6 水平显著升高（$P < 0.05$），IL-2、IL-12 的水平显著降低（$P < 0.05$）；与模型组比较，炙甘草汤组力竭游泳时间、穿格次数、直立次数、体质量显著升高（$P < 0.05$），血清 IL-1β、IL-6 水平显著降低（$P < 0.05$），IL-2、IL-12 的水平显著升高（$P < 0.05$）。说明炙甘草汤可能通过抑制血清 IL-1β、IL-6 的表达，促进 IL-2、IL-12 的表达，调节免疫功能，减轻疲劳症状，发挥治疗慢性疲劳综合征的作用。［刘伟成，黎杰轩，郭永宁，等 . 炙甘草汤对慢性疲劳综合征大鼠行为和 4 种白介素水平的影响 [J]. 动物医学进展，2018，39（07）：70–73.］

六味地黄丸（地黄丸）

【出自】《小儿药证直诀》

【组成】熟地八钱（24 克），山茱萸四钱（12 克），山药四钱（12 克），泽泻三钱（9 克），牡丹皮三钱（9 克），茯苓三钱（9 克）（去皮）。

【用法】上为末，炼蜜为丸，如梧桐子大。空心温水化下三丸。（现代用法：亦可不煎服。）

【功效】滋补肝肾。

【主治】肝肾阴虚证。腰膝酸软，头晕目眩，耳鸣耳聋，盗汗，遗精，消渴，骨蒸潮热，手足心热，口燥咽干，牙齿动摇，足跟作痛，小便淋沥，以及小儿囟门不合，舌红少苔，脉沉细数。

【方解】肾藏精，为先天之本，肝为藏血之脏，精血互可转化，肝肾阴血不足又常可相互影响。腰为肾之府，膝为筋之府，肾主骨生髓，齿为骨之余，肾阴不足则骨髓不充，故腰膝酸软无力、牙齿动摇、小儿囟门不合；脑为髓海，肾阴不足，不能生髓充脑，肝血不足，不能上荣头目，故头晕目眩；肾开窍于耳，肾阴不足，精不上承，或虚热生内热，甚者虚火上炎，故骨蒸潮热、消渴、盗汗、小便淋沥、舌红少苔、脉沉细数。治宜滋补肝肾为主，适当配伍清虚热、泻湿浊之品。方中重用熟地滋阴补肾，填精益髓，为君药。山茱萸补养肝肾，并能涩精，取"肝肾同源"之意；山药补益脾阴，亦能固肾，共为臣药。三药配合，肾肝脾三阴并补，是为"三补"，但熟地用量是山茱萸与山药之和，故仍以补肾为主。泽泻利湿而泄肾浊，并能减熟地之滋腻；茯苓淡渗脾湿，并助山药之健运，与泽泻共泻肾浊，助真阴得复其位；牡丹皮清泄虚热，并制山茱萸之温涩。三药称为"三泻"，均为佐药。六味合用，三补三泻，其中补药用量重于"泻药"，是以补为主；肝、脾、肾三阴并补，以补肾阴为主，这是本方的配伍特点。

六味地黄丸系宋代钱乙从《金匮要略》的肾气丸减去桂枝、附子而成，原名"地黄丸"，用治肾怯诸证。《小儿药证直诀笺正》说："仲阳意中，谓小儿阳气甚盛，因去桂附而创立此丸，以为幼科补肾专药。"

【运用】 1. 辨证要点 本方是治疗肝肾阴虚证的基础方。临床应用以腰膝酸软、头晕目眩、口燥咽干、舌红少苔、脉沉细数为辨证要点。

2. 加减变化 若虚火明显者，加知母、玄参、黄柏等以加强清热降火之功；兼脾虚气滞者，加白术、砂仁、陈皮等以健脾和胃。

3. 现代运用 本方常用于慢性肾炎、原发性高血压、糖尿病、肺结核、肾结核、甲状腺功能亢进、中心性视网膜炎及无排卵性功能性子宫出血、更年期综合征等属肾阴虚弱为主者。

4. 使用注意 脾虚泄泻者慎用。

【附方】 1. 知柏地黄丸（《医方考》又名六味地黄丸加黄柏知母方） 即六味地黄丸加知母一钱（6克）（盐炒），黄柏一钱（6克）（盐炒）。上为细末，炼蜜为丸，如梧桐子大，每服二钱（12克），温开水送下。功效：滋阴降火。主治：肝肾阴虚，虚火上炎证。头目昏眩，耳鸣耳聋，虚火牙痛，五心烦热，腰膝酸痛，血淋尿痛，遗精梦泄，骨蒸潮热，盗汗颧红，咽干口燥，舌质红，脉细数。

2. 杞菊地黄丸（《麻疹全书》） 即六味地黄丸加枸杞子三钱（9克），菊花三钱（9克）。上为细末，炼蜜为丸，如梧桐子大，每服三钱（9克），空腹服。功效：滋肾养肝明目。主治：肝肾阴虚证。两目昏花，视物模糊，或眼睛干涩，迎风流泪等。

3. 麦味地黄丸（原名八味地黄丸《医部全录》引《体仁汇编》） 即六味地黄丸加麦门冬五钱（15克），五味子五钱（15克）。上为细末，炼蜜为丸，如梧桐子大，每服三钱（9克），空腹时用白汤送下。功效：滋补肺肾。主治：肺肾阴虚证。虚烦劳热，咳嗽吐血，潮热盗汗。

4. 都气丸（《症因脉治》） 即六味地黄丸加五味子二钱（6克）。上为细末，炼蜜为丸，如梧桐子大，每服三钱（9克），空腹服。功效：滋肾纳气。主治：肺肾两虚证。咳嗽气喘，呃逆滑精，腰痛。

以上四方均由六味地黄丸加味而成，皆具滋阴补肾之功。其中知柏地黄丸偏于滋阴降火，适用于阴虚火旺、骨蒸潮热、遗精盗汗之证；杞菊地黄丸偏于养肝明目，适用于肝肾阴虚、两目昏花、视物模糊之证；麦味地黄丸偏于滋肾敛肺，适用于肺肾阴虚之喘嗽；都气丸偏于滋肾纳气，适用于肾虚喘逆。

【文献摘要】 1. 原书主治 《小儿药证直诀》卷下："地黄丸，治肾怯失音，囟开不合，神不足，目中白睛多，面色㿠白等症。"

2. **方论选录**　《医方论》卷一："此方非但治肝肾不足，实三阴并治之剂。有熟地黄之腻补肾水，即有泽泻之宣泄肾浊以济之；有萸肉之温涩肝经，即有丹皮之清泻肝火以佐之；有山药之收摄脾经，即有茯苓之淡渗脾湿以和之。药止六味，而大开大合，三阴并治，洵补方之正鹄也。"

【临床报道】张氏等观察加替沙星加服六味地黄丸治疗尿路感染的疗效，及对血清和尿可溶性白细胞介素 -2 受体（SIL-2R）、白细胞介素 -8（IL-8）和疗效的影响。方法：选取濮阳市中医院泌尿科尿路感染患者 104 例为研究对象，分为治疗组和对照组，各 52 例。两组均口服加替沙星，每日 1 次。治疗组在此基础上加服六味地黄丸，每日 3 次。疗程均为 14 日。应用酶联免疫吸附法检出两组患者血清和尿 SIL-2R、IL-8，并记录两组疗效和不良反应发生率。结果：治疗组患者疗效优于对照组（$P=0.021$）；治疗组治疗后血清和尿 SIL-2R、IL-8 分别为（114.26 ± 32.56）皮克 / 毫升、（66.41 ± 22.16）皮克 / 毫升和（65.58 ± 9.34）皮克 / 毫升、（113.28 ± 12.21）皮克 / 毫升低于对照组（$P < 0.05$）；未发现严重不良反应。结论：加替沙星加服六味地黄丸治疗尿路感染的效果较好，且可以显著改善血清和尿 SIL-2R、IL-8 水平。［张琰，管晓静，李俊玲，等 . 加替沙星加服六味地黄丸对尿路感染患者血清和尿 SIL-2R 与 IL-8 的影响 [J]. 中华医院感染学杂志，2020，30（11）：1704-1707.］

【实验研究】陆氏等从炎症角度探讨六味地黄丸对糖尿病伴肝损伤的保护机制。方法：选取自发性 2 型糖尿病动物模型雄性小鼠 18 只，按空腹血糖随机分模型组、六味地黄丸组、白藜芦醇组；12 只同窝野生型小鼠，按 FBG 随机分正常组和六味地黄丸对照组，正常组和模型组等量蒸馏水灌胃，各组给药 16 周后内眦静脉取血后处死小鼠，检测 FBG、甘油三酯（TG）和丙氨酸氨基转移酶（ALT）等变化，苏木素 - 伊红（HE）染色观察肝组织病理改变，蛋白免疫印迹法检测肝组织沉默信息调节因子 6（SIRT6）、核转录因子 -κB p65（NF-κB p65）、单核细胞趋化蛋白 -1（MCP-1）、血管细胞黏附因子 -1（VCAM-1）和细胞间黏附因子 -1（ICAM-1）蛋白表达。结果：与正常组比较，模型组小鼠 FBG，TG 和 ALT 显著升高（$P < 0.01$），NF-κB p65、MCP-1、VCAM-1和 ICAM-1 蛋白表达显著升高（$P < 0.01$），SIRT6 蛋白表达显著降低（$P < 0.01$）；与模型组比较，六味地黄丸组和白藜芦醇组血 FBG，TG 显著降低（$P < 0.01$），NF-κB p65、MCP-1 和 VCAM-1 蛋白表达明显降低（$P < 0.05$，$P < 0.01$），SIRT6 蛋白表达明显升高（$P < 0.05$），改善小鼠肝组织的肝细胞脂肪变性及炎细胞浸润。结论：六味地黄丸对糖尿病小鼠伴肝脏损伤有保护作用，其机制与调节血脂代谢，抑制炎症反应有关。［陆海英，李志杰，舒适，等 . 六味地黄丸基于 SIRT6/NF-κB 信号通路对糖尿病伴肝损伤的保护作用 [J]. 中国实验方剂学杂志，2019，25（12）：28-34.］

左归丸

【出处】《景岳全书》

【组成】熟地八两（240 克），山药四两（120 克）（炒），枸杞子四两（120 克），山茱萸四两（120 克），川牛膝三两（90 克）（酒洗蒸熟），鹿角胶四两（120 克）（敲碎，炒珠），龟板胶四两（120 克）（切碎，炒珠），菟丝子四两（120 克）（制）。

【用法】上为末，炼蜜为丸，如梧桐子大。每食前用滚汤或淡盐汤送下百余丸（9克）。（现代用法：亦可水煎服，用量按原方比例酌减。）

【功效】滋阴补肾，填精益髓。

【主治】真阴不足证。头晕目眩，腰酸腿软，遗精滑泄，自汗盗汗，口燥舌干，舌红少苔，脉细。

【方解】本方证为真阴不足、精髓亏损所致。肾藏精，主骨生髓，肾阴亏损，精髓不充，封藏失职，故头晕目眩、腰酸腿软、遗精滑泄；阴虚则阳亢，迫津外泄，故自汗盗汗；阴虚则津不上承，故口燥舌干、舌红少苔；脉细为真阴不足之象。治宜壮水之主，培补卜真阴。方中重用熟地滋肾填精，大补真阴，为君药。山茱萸养肝滋肾，涩精敛汗；山药补脾益阴，滋肾固精；枸杞子补肾益精，养肝明目；龟、鹿二胶，为血肉有情之品，峻补精髓，龟板胶偏于补阴，鹿角胶偏于补阳，在补阴之中配伍补阳药，取"阳中求阴"之义，均为臣药。菟丝子、川牛膝益肝肾，强腰膝，健筋骨，俱为佐药。诸药合用，共奏滋阴补肾、填精益髓之效。

左归丸是张介宾由六味地黄丸化裁而成。他认为："补阴不利水，利水不补阴，而补阴之法不宜渗"（《景岳全书·新方八略》）之义。本方纯补无泻、阳中求阴是其配伍特点。

左归丸与六味地黄丸均为滋阴补肾之剂，但立法和主治均有不同。六味地黄丸以补肾阴为主，寓泻于补，补力平和，适用于肾虚不著而兼内热之证；左归丸纯甘壮水，补而无泻，补力较峻，适用于真阴不足，精髓亏损之证。故《王旭高医书六种·医方证治汇编歌诀》中说："左归是育阴以涵阳，不是壮水以制火。"

【运用】1. 辨证要点　本方为治疗真阴不足证的常用方。临床应用以头目眩晕、腰酸腿软、舌光少苔、脉细为辨证要点。

2. 加减变化　若真阴不足，虚火上炎，去枸杞子、鹿角胶，加女贞子、麦门冬以养阴清热；火烁肺金，干咳少痰，加百合以润肺止咳；夜热骨蒸，加地骨皮以清热除蒸；小便不利、不清，加茯苓以利水渗湿；大便燥结，去菟丝子，加肉苁蓉以润肠通便；兼气虚者可加人参以补气。

3. 现代运用　本方常用于老年性痴呆、更年期综合征、老年骨质疏松症、闭经、月经量少等属于肾阴不足，精髓亏虚者。

4. 使用注意　方中组成药物以阴柔滋润为主，久服常服，每易滞脾碍胃，故脾虚泄泻者慎用。

【附方】左归饮（《景岳全书》）　熟地二三钱，或加之一二两（9~30克），山药二钱（6克），枸杞子二钱（6克），炙甘草一钱（3克），茯苓一钱半（4.5克），山茱萸一钱至二钱（3~6克）（畏酸者少用之）。以水二盅，煎至七分，食远服。功效：补益肾阴。主治：真阴不足证。腰酸遗泄，盗汗，口燥咽干，口渴欲饮，舌尖红，脉细数。

左归饮与左归丸均为纯补之剂，同治肾阴不足之证。然左归饮皆以纯甘壮水之品滋阴填精，补力较缓，故用饮以取其急治，适宜于肾阴不足较轻之证；左归丸则在滋阴之中又配以血肉有情之味及助阳之品，补力较峻，常用于肾阴亏损较重者，意在以丸剂缓图之。

【文献摘要】1. 原书主治　《景岳全书》卷五十一："治真阴肾水不足，不能滋养营卫，渐至衰弱，或虚热往来，自汗盗汗，或神不守舍，血不归原，或虚损伤阴，或遗淋不禁，或气虚昏晕，或眼花耳聋，或口燥舌干，或腰酸腿软。凡精髓内亏、津液枯涸等证，俱速宜壮水之主，以培左肾之元阴，而精血自充矣。宜此方主之。"

2. **方论选录**　《医学举要》卷五："左归宗钱仲阳六味丸，减去丹皮者，以丹皮过于动汗。阴虚必多自汗、盗汗也；减去茯苓、泽泻者，意在峻补，不宜于淡渗也。方用熟地之补肾为君；山药之补脾，山茱萸之补肝为臣；配以枸杞子补精，川牛膝补血，菟丝子补肾中之气，鹿胶、龟胶补督任之元。虽曰左归，其实三阴并补，水火交济之方也。"

【临床报道】张氏等观察左归丸联合碳酸钙 D_3 片治疗肾阴虚型老年性骨质疏松的疗效。方法：筛选 180 例肾阴虚型老年性骨质疏松患者为研究对象，随机等分为对照组和左归丸组。对照组采用碳酸钙 D_3 片治疗，左归丸组在对照组同等治疗基础上加用左归丸，治疗周期为 6 个月。观察疼痛积分（VAS）、骨密度（BMD）、25 羟维生素 D_3[25（OH）D_3]、甲状旁腺素（PTH）、Ⅰ 型胶原羧基端肽 β 特殊序列（β-CTX）变化、中医证候积分和治疗有效率变化。结果：治疗后左归丸组较对照组能显著改善患者 BMD，减轻患者疼痛 VAS 积分及中医证候积分，提高 25（OH）D_3 含量及治疗总有效率，降低 PTH 含量（$P < 0.01$），而 β-CTX 无明显变化。结论：左归丸联合碳酸钙 D_3 片治疗肾阴虚型老年性骨质疏松临床疗效好，安全性高，值得推荐。［张宁，王大伟，郑晨颖，等. 左归丸联合碳酸钙 D_3 片治疗肾阴虚型老年性骨质疏松的疗效观察 [J]. 中华中医药杂志，2021，36（04）：2411-2414.］

【实验研究】李氏等报道了左归丸对雌激素剥夺诱导的骨质疏松症模型小鼠骨代谢的机制。方法：通过卵巢摘除剥夺雌激素的方法建立骨质疏松症小鼠模型，成膜后采用左归丸干预治疗。采用免疫组织化学法测定各组小鼠胫骨近心端 ERα、ERβ 的表达，Western blot 法测定小鼠股骨中 ERα、ERβ 的蛋白表达情况。并通过雌激素受体阻断剂 ICI182780 验证左归丸通过增加雌激素受体表达调节骨代谢。结果：免疫组化实验显示，与模型组比较，左归丸高、中剂量组的小鼠 ERα 表达均升高（$P < 0.05$），左归丸高剂量组小鼠 ERβ 的表达升高（$P < 0.01$）。Western blot 实验显示，与模型组比较，左归丸高、中、低剂量组均可使 ERα 表达量升高（$P < 0.05$，$P < 0.01$）；左归丸各剂量组对 ERβ 的影响均没有显著差异（$P > 0.05$）；ICI182780 可阻断左归丸对骨代谢的影响。结论：左归丸不能增加骨质疏松症模型小鼠体内的雌激素水平，但能通过增加雌激素受体的表达进而影响骨代谢。［李微，徐红丹，宋肖，等. 左归丸对卵巢切除骨质疏松症模型小鼠骨代谢的机制 [J]. 中成药，2021，43（12）：3455-3459.］

大补阴丸（大补丸）

【出处】《丹溪心法》

【组成】熟地六两（180 克）（酒蒸），龟板六两（180 克）（酥炙），黄柏四两（120 克）（炒褐色），知母四两（120 克）（酒浸，炒）。

【用法】上为末，猪脊髓蒸熟，炼蜜为丸。每服七十丸（6～9 克）空心盐白汤送下。（现代用法：上为细末，猪脊髓适量蒸熟，捣如泥状；炼蜜，混合拌匀和药粉为丸，每丸约重 15 克，每日早晚各服 1 丸，淡盐水送服；或做汤剂，水煎服，用量按原方比例酌减）。

【功效】滋阴降火。

【主治】阴虚火旺证。骨蒸潮热，盗汗遗精，咳嗽咯血，心烦易怒，足膝疼热，舌红少苔，尺脉数而有力。

【方解】本方证是由肝肾亏虚，真阴不足，虚火上炎所致。肾为水火之脏，本应既济以并存，真阴亏虚，则相火亢盛而生虚火、虚热之证，故骨蒸潮热、盗汗遗精、足膝疼热；虚火上炎，灼伤肺金，损伤肺络，故咳嗽咯血；虚火上扰心神，则心烦易怒。治宜大补真阴以治本，佐以降火以治标，标本兼治。本方以滋阴降火为法，以"阴常不足，阳常有余，宜常养其阴，阴与阳齐，则水能制火。"(《医宗金鉴·删补名医方论》)为理论依据，方中重用熟地、龟板滋阴潜阳，壮水制火，即所谓培其本，共为君药。继以黄柏苦寒泻相火以坚阴；知母苦寒而润，上能清润肺金，下能滋清肾水，与黄柏相须为用，苦寒降火，保存阴液，平抑亢阳，即所谓清其源，均为臣药。应用猪脊髓、蜂蜜为丸，此乃血肉甘润之品，填精益髓，既能助熟地、龟板以滋阴，又能制黄柏之苦燥，俱为佐使。本证若仅滋阴则虚火难清，单清热则犹恐复萌，故须培本清源，使阴复阳潜，虚火降而诸症悉除。正如《删补名医方论》中说："是方能骤补真阴，以制相火，较之六味功效尤捷。"

本方的配伍特点是：滋阴药与清热降火药相配，培本清源，两相兼顾。其中龟板、熟地用量较重，与知、柏的比例为3：2，表明本方以滋阴培本为主，降火清源为辅。

大补阴丸与六味地黄丸虽均能滋阴降火，但后者偏于补养肾阴，而清热之力不足；前者则滋阴与降火之力较强，故对阴虚而火旺明显者，选用该方为宜。

【运用】1. 辨证要点　本方为治疗阴虚火旺证的基础方，又是体现朱丹溪补阴学派学术思想及其滋阴降火治法的代表方。临床应用以骨蒸潮热、舌红少苔、尺脉数而有力为辨证要点。

2. 加减变化　若阴虚较重者，可加天门冬、麦门冬以润燥养阴；阴虚盗汗者，可加地骨皮以退热除蒸；咯血、吐血者，加仙鹤草、旱莲草、白茅根以凉血止血；遗精者，加金樱子、芡实、桑螵蛸、山茱萸以固精止遗。

3. 现代运用　本方常用于甲状腺功能亢进、肾结核、骨结核、糖尿病等属阴虚火旺者。

4. 使用注意　若脾胃虚弱、食少便溏，以及火热属于实证者不宜使用。

【附方】虎潜丸（《丹溪心法》）黄柏半斤（250克）（酒炒），龟板四两（120克）（酒炙），知母二两（60克）（酒炒），熟地二两（60克），陈皮二两（60克），白芍二两（60克），锁阳一两半（45克），虎骨一两（30克）（炙）（用狗骨代），干姜半两（15克）。（《医方集解》所载虎潜丸尚多当归、牛膝、羊肉三味）。上为末，酒糊丸，一方加金箔一片，一方用生地，懒言者加山药。（现代用法：上为细末，炼蜜为丸，每丸重9克，每次1丸，日服2次，淡盐水或温开水送下。亦可水煎服，用量按原方比例酌减）功效：滋阴降火，强壮筋骨。主治：肝肾不足，阴虚内热之痿证。腰膝酸软，筋骨痿弱，腿足消瘦，步履乏力，或眩晕，耳鸣，遗精，遗尿，舌红少苔，脉细弱。

本方与大补阴丸均有熟地、龟板、黄柏、知母，有滋补肝肾之阴、清降虚火之功，用于肝肾阴虚火旺证。大补阴丸以猪脊髓、蜂蜜为丸，故滋补精血之功略胜；本方尚有锁阳、虎骨、白芍、干姜、陈皮，故补血养肝之力较佳，并有很好的强筋壮骨作用，且补而不滞，为治痿证的专方。

【文献摘要】1. **原书主治**　《丹溪心法》卷三："大补阴丸降阴火，补肾水。"

2. **方论选录**　《医宗金鉴·删补名医方论》卷二："是方能骤补真阴，承制相火，较之六味功效尤捷。盖因此时以六味补水，水不能遽生；以生脉保金，金不免犹燥；唯急以黄柏之苦以坚肾，则能制龙家之火，继以知母之清以凉肺，则能全破伤之金。若不顾其本，即使病去犹恐复来，故又以熟地、龟板大补其阴，是谓培其本，清其源矣。虽有是证，若食少便溏，则为胃虚，不可轻用。"

【临床报道】张氏等观察活血补阴、祛风湿类中药配伍治疗类风湿关节炎的疗效。方法：采用大补阴丸加味汤（熟地、龟板、知母、黄柏、白芍、黄芪、当归、川芎、炒杜仲、淫羊藿、桑寄生、肉桂）治疗类风湿性关节炎 21 例，同时对于关节肿痛明显者配合乳没二黄仙方（乳香、没药、姜黄、大黄、附子、桂枝、伸筋草、威灵仙）熏洗关节。结果：总有效率为 90.48%，缓显率为 76.19%。提示：本方法对本病具有补阴活血，祛风通络，消肿止痛的功效。[张治祥，王艳，马宏秀.大补阴丸加味汤治疗类风湿关节炎 21 例 [J]. 陕西中医，2005（08）：769–770.]

【实验研究】程氏等研究大补阴丸对雌性大鼠真性性早熟的治疗作用，并探讨其可能的作用机制。方法：26 日龄 SD 雌性大鼠于每日 14：00 和 16：00 皮下注射 N- 甲基 -DL- 天门冬氨酸（N-methyl-DL-aspartic acid，NMA）40 毫克 / 千克建立性早熟模型，同时给予大补阴丸进行干预，通过肉眼观察大鼠阴门开启时间；阴道涂片法观察第 1 个发情间期出现的时间；取卵巢、子宫称重计算脏器系数；制作常规组织病理切片观察子宫、卵巢的组织形态并计算子宫壁厚度和卵巢黄体个数；检测血清中的 E2 水平等对大补阴丸对 NMA 性早熟大鼠的治疗作用进行判定，并通过半定量 RT-PCR 法检测下丘脑促性腺激素释放激素（GnRH）、G 蛋白偶联受体 54（GPR54）和 Kiss-1 mRNA 的表达，探讨大补阴丸的可能作用机制。结果：大补阴丸 1.62 克 / 千克、3.24 克 / 千克剂量能明显减轻性早熟大鼠的子宫系数（$P < 0.05$），减少动物阴道开口数（$P < 0.01$），对子宫壁厚度和黄体生成数均有一定的降低作用（$P < 0.05$），且能明显下调下丘脑 GnRH、GPR54、Kiss-1 mRNA 的表达水平（$P < 0.05$），而对血清 E2 水平无明显影响。结论：大补阴丸可能通过下调下丘脑 Kiss-1/GPR54 mRNA 的表达，抑制下丘脑 GnRH 的合成和释放，从而抑制下丘脑 - 垂体 - 性腺轴的启动，达到治疗真性性早熟的目的。[程敏，叶小弟，缪云萍，等.大补阴丸治疗雌性大鼠真性性早熟的实验研究 [J]. 中国中药杂志，2013，38（03）：386–390.]

肾气丸

【出处】《金匮要略》

【组成】干地黄八两（240 克），山药四两（120 克），山茱萸四两（120 克），泽泻三两（90 克），茯苓三两（90 克），牡丹皮三两（90 克），桂枝一两（30 克），附子一两（30 克）（炮）。

【用法】上为细末，炼蜜和丸，如梧桐子大，酒下十五丸（6 克），日再服。

【功效】补肾助阳。

【主治】肾阳不足证。腰痛腿软，身半以下常有冷感；少腹拘急，小便不利；或小便反多，入夜尤甚，阳痿早泄，舌淡而胖，脉虚弱，尺部沉细，以及痰饮，水肿，消渴，脚气，转胞等。

【方解】本方证皆由肾阳不足所致。腰为肾府，肾阳不足，故腰痛腿软、身半以下常有冷感、少腹拘急；肾阳虚弱，不能化气利水，水停于内，则小便不利，甚或转胞；肾阳亏虚，水液直趋下焦，津不上承，故消渴、小便反多；肾主水，肾阳虚弱，气化失常，水液失调，留滞为患，可发为水肿、痰饮、脚气等。病症虽多，病机均为肾阳亏虚，所以异病同治，治宜补肾助阳为法，即王冰所谓："益火之源，以消阴翳"之理。方中附子大辛大热，为温阳诸药之首；桂枝辛甘而温，乃温通阳气要药；二药相合，补肾阳之虚，助气化之复，共为君药。然肾为水火之脏，内寓元阴元阳，阴阳一方的偏衰必将导致阴损及阳或阳损及阴，而且肾阳虚一般病程较久，多可由肾阴虚发展而来，若单补阳而不顾阴，则阳无以附，无从发挥温升之能，正如张介宾说："善补阳者，必于阴中求阳，则阳得阴助，而生化无穷"（《类经》卷十四），故重用干地黄滋阴补肾；配伍山茱萸、山药补肝脾而益精血，共为臣药。君臣相伍，补肾填精，温肾助阳，不仅可借阴中求阳而增补阳之力，而且阳药得阴药之柔润则温而不燥，阴药得阳药之温通则滋而不腻，两者相得益彰。方中补阳之品药少量轻而滋阴之品药多量重，可见其立方之旨，并非峻补元阳，乃在微微生火，鼓舞肾气，即取"少火生气"之义。正如柯琴所云："此肾气丸纳桂、附于滋阴剂中十倍之一，意不在补火，而在微微生火，即生肾气也"（《医宗金鉴·删补名医方论》）。再以泽泻、茯苓利水渗湿，配桂枝又善温化痰饮；丹皮苦辛而寒，擅入血分，合桂枝则可调血分之滞，三药寓泻于补，俾邪去而补药得力，为制诸阴药可能助湿碍邪之虞。诸药合用，助阳之弱以化水，滋阴之虚以生气，使肾阳振奋，气化复常，则诸症自除。

本方配伍特点有二：一是补阳之中配伍滋阴之品，阴中求阳，使阳有所化；二是少量补阳药与大队滋阴药为伍，旨在微微生火，少火生气。由于本方功用主要在于温补肾气，且作丸内服，故名之"肾气丸"。

【运用】1. 辨证要点　本方为补肾助阳的常用方。临床应用以腰痛腿软、小便不利或反多、舌淡而胖、脉虚弱而尺部沉细为辨证要点。

2. 加减变化　方中干地黄，现多用熟地；桂枝改用肉桂，如此效果更好；若夜尿多者，宜肾气丸加五味子；小便数多，色白体羸，为真阳亏虚，宜加补骨脂、鹿茸等，加强温阳之力；若用于阳痿，证属命门火衰者，酌加淫羊藿、补骨脂、巴戟天等以助壮阳起痿之力。

3. 现代运用　本方常用于慢性肾炎、糖尿病、醛固酮增多症、甲状腺功能低下、神经衰弱、肾上腺皮质功能减退、慢性支气管哮喘、更年期综合征等属肾阳不足者。

4. 使用注意　若咽干口燥、舌红少苔属肾阴不足，虚火上炎者，不宜应用。此外，肾阳虚而小便正常者，为纯虚无邪，不宜使用本方。吴仪洛称："此亦为虚中夹邪滞而设尔，若纯虚之证，而兼以渗利，未免减去药力，当用右归丸或右归饮。"（《成方切用》）。

【附方】1. 加味肾气丸（《济生方》）　附子二枚（15克）（炮），白茯苓一两（30克）（去皮），泽泻一两（30克），山茱萸一两（30克）（取肉），山药一两（30克）（炒），车前子一两（30克）（酒蒸），牡丹皮一两（30克）（去木），肉桂半两（15克）（不见火），川牛膝半两（15克）（去芦，酒浸），熟地半两（15克），上为细末，炼蜜为丸，如梧桐子大，每服七十丸（9克），空心米饮送下。功效：温肾化气，利水消肿。主治：肾（阳）虚水肿。腰重脚肿，小便不利。

2. **十补丸**（《济生方》）附子二两（60克）（炮，去皮、脐），五味子二两（60克），山茱萸二两（60克）（取肉），山药二两（60克）（锉，炒），牡丹皮二两（60克）（去木），鹿茸一钱（3克）（去毛，酒蒸），熟地二两（60克）（洗，酒蒸），肉桂一钱（3克）（去皮，不见火），茯苓一两（30克）（去皮），泽泻一两（30克）。上为细末，炼蜜为丸，如梧桐子大，每服七十丸（9克），空心盐酒、盐汤任下。功效：补肾阳，益精血。主治：肾阳虚损，精血不足证。面色黧黑，足冷足肿，耳鸣耳聋，肢体羸瘦，足膝软弱，小便不利，腰脊疼痛。上二方，均由肾气丸加味而成，皆具温补肾阳之功。加味肾气丸增入牛膝、车前子，温肾利水以消肿，常用于肾阳虚损的水肿、小便不利；十补丸则加鹿茸、五味子温肾壮阳，补养精血，适用于肾阳虚损、精血不足之证。

【文献摘要】1. **原书主治**　《金匮要略·消渴小便不利淋病脉证并治》：“男子消渴，小便反多，以饮一斗，小便一斗，肾气丸主之。”《金匮要略·血痹虚劳病脉证并治》：“虚劳腰痛，少腹拘急，小便不利者，八味肾气丸主之。”

2. **方论选录**　《医宗金鉴·删补名医方论》卷二录柯琴：“命门之火，乃水中之阳。夫水体本静，而川流不息者，气之动，火之用也，非指有形者言也。然少火则生气，火壮则食气，故火不可亢，亦不可衰。所云火生土者，即肾家之少火游行其间，以息相吹耳。若命门火衰，少火几于熄矣。欲暖脾胃之阳，必先温命门之火，此肾气丸纳桂、附于滋阴剂中十倍之一，意不在补火，而在微微生火，即生肾气也。故不曰温肾，而名肾气，斯知肾以气为主，肾得气而土自生也。且形不足者，温之以气，则脾胃因虚寒而致病者固痊，即虚火不归其原者，亦纳之而归封蛰之本矣。”

【临床报道】廖氏等观察金匮肾气丸治疗老年前列腺增生的临床效果。方法：纳入2014年12月—2015年12月深圳市南山人民医院收治的前列腺增生的老年患者85例，按随机数字表法分为观察组42例和对照组43例，对照组患者给予非那雄胺进行治疗，观察组患者在对照组基础上加用中药金匮肾气丸治疗，记录并分析治疗后两组患者国际前列腺症状评分、生活质量评分、残余尿流量、最大尿流率、夜尿次数、前列腺体积、血睾酮（TSTO）和血雌二醇（E2）以及治疗疗效。结果：观察组治疗后IPSS、QOL评分均明显优于对照组；观察组治疗后残余尿流量、最大尿流率分别明显优于对照组；观察组治疗后总有效率为92.86%，显著高于对照组74.42%。结论：金匮肾气丸可有效改善老年前列腺增生患者的临床症状，提高患者的生活质量，具有良好的治疗效果。［廖茜珣，侯伯南，罗晓光，等.金匮肾气丸治疗老年前列腺增生的临床效果观察[J].中药药理与临床，2016，32（05）：96-98.］

右归丸

【出处】《景岳全书》

【组成】熟地八两（240克），山药四两（120克）（炒），山茱萸三两（90克）（微炒），枸杞子三两（90克）（微炒），菟丝子四两（120克）（制），鹿角胶四两（120克）（炒珠），杜仲四两（120克）（姜汁炒），肉桂二两（60克），当归三两（90克），制附子二两，渐可加至五两至六两（150～180克）。

【用法】上先将熟地蒸烂杵膏，加炼蜜为丸，如梧桐子大。每服百余丸（6～9克），食前用滚汤或淡盐汤送下；或丸如弹子大，每嚼服二丸至三丸（6～9克），以滚白汤送下。（现代用法：亦可水煎服，用量按原方比例酌减。）

【功效】温补肾阳，填精益髓。

【主治】肾阳不足，命门火衰证。年老或久病气衰神疲，畏寒肢冷，腰膝软弱，阳痿遗精，或阳衰无子，或饮食减少，大便不实，或小便自遗，舌淡苔白，脉沉而迟。

【方解】本方所治之证为肾阳虚弱，命门火衰所致。肾为水火之脏，内寄命门之火，为元阳之根本。肾阳不足，命门火衰，失于温煦，甚则火不生土，影响脾胃纳运，故见气衰神疲、畏寒肢冷、腰膝软弱，或饮食减少、大便不实；肾主天癸而藏精，肾阳虚则天癸衰少，封藏失职，精关不固，宗筋失养，故见阳痿、遗精、不育或小便自遗。治宜"益火之源，以培右肾之元阳"（《景岳全书》）。方中附子、肉桂、鹿角胶培补肾中元阳，温里祛寒，为君药。熟地、山茱萸、枸杞子、山药滋阴益肾，养肝补脾，填精补髓，取"阴中求阳"之义，为臣药。再用菟丝子、杜仲补肝肾，强腰膝，配以当归养血和血，共补肝肾精血，为佐药。诸药合用，以温肾阳为主而阴阳兼顾，肝脾肾并补，妙在阴中求阳，使元阳得以归原，故名"右归丸"。

本方系由《金匮要略》肾气丸减去"三泻"（泽泻、牡丹皮、茯苓），加鹿角胶、菟丝子、杜仲、枸杞子、当归而成，增强补阳作用，不用泻法，保全补益之力，使药效专于温补。本方配伍特点：一是补阳药与补阴药相配，则"阳得阴助，生化无穷"，体现了"阴中求阳"的治疗法则；二是本方纯补无泻，集温补药与滋补药于一方，则益火源之功尤著。

【运用】1. **辨证要点**　为治肾阳不足，命门火衰的常用方。临床应用以神疲乏力、畏寒肢冷、腰膝酸软、脉沉迟为辨证要点。

2. **加减变化**　若阳衰气虚，加人参以补之；阳虚精滑或带浊、便溏，加补骨脂以补肾固精止泻；肾泄不止，加五味子、肉豆蔻以涩肠止泻；饮食减少或不易消化，或呕恶吞酸，加干姜以温中散寒；腹痛不止，加吴茱萸（炒）以散寒止痛；腰膝酸痛者，加胡桃肉以补肾助阳，益髓强腰；阳痿者，加巴戟天、肉苁蓉以补肾壮阳。

3. **现代运用**　本方可用于肾病综合征、老年骨质疏松症、精少不育症，以及贫血、白细胞减少症等属肾阳不足者。

4. **使用注意**　本方纯补无泻，故对肾虚兼有湿浊者，不宜使用。

【附方】右归饮（《景岳全书》）　熟地二三钱或加至一二两（9～30克），山药二钱（6克）（炒），枸杞子二钱（6克），山茱萸一钱（3克），甘草一钱至二钱（3～6克）（炙），肉桂一钱至二钱（3～6克），杜仲二钱（6克）（姜制），制附子一钱至三钱（3～9克）。上以水二盅，煎至七分，食远温服。功效：温补肾阳，填精补血。主治：肾阳不足证。气怯神疲，腹痛腰酸，手足不温，阳痿遗精，大便溏薄，小便频多，舌淡苔薄，脉来虚细者；或阴盛格阳，真寒假热之证。

本方与右归丸均为张介宾创制的温补肾阳名方，但右归丸较右归饮多出鹿角胶、菟丝子、当归，而不用甘草，故其温补肾阳，填精补血之力更强。

【文献摘要】1. 原书主治　《景岳全书》卷五十一："治元阳不足，或先天禀衰，或劳伤过度，以致命门火衰，不能生土，而为脾胃虚寒，饮食少进，或呕恶膨胀，或反胃噎膈，或怯寒畏冷，或脐腹多痛，或大便不实，泻痢频作，或小水自遗，虚淋寒疝，或寒侵谿谷，而肢节痹痛，或寒在下焦而水邪水肿。总之，真阳不足者，必神疲气怯，或心跳不宁，或四体不收，或眼见邪祟，或阳衰无子等证，俱速宜益火之源，以培右肾之元阳，而神气自强矣，此方主之。"

2. 方论选录　《医略六书》卷十八："肾脏阳衰，火反发越于上，遂成上热下寒之证，故宜引火归原法。熟地补肾脏，萸肉涩精气，山药补脾，当归养血，杜仲强腰膝，菟丝子补肾脏，鹿角胶温补精血以壮阳，枸杞子甘滋精髓以填肾也。附子、肉桂补火回阳，专以引火归原，而虚阳无不敛藏于肾命，安有阳衰火发之患哉？此补肾回阳之剂，为阳虚火发之专方。"

【临床报道】张氏等观察右归丸对肾阳虚型老年膝骨性关节炎患者的近远期疗效，通过检测血清肿瘤坏死因子 α、白介素 -6（IL-6）的水平，探讨右归丸对 KOA 患者的抗炎作用。方法：纳入 2017 年 1 月—2019 年 11 月肾阳虚型 KOA 老年患者 143 例，按随机数字表法分两组，对照组 69 例采用硫酸氨基葡萄糖治疗；观察组 74 例采用右归丸加减治疗，每次 1 丸，每日 2 次。治疗结束后评价患者的近、远期疗效，记录血清 TNF-α、IL-6 及数字评分法（NRS）、西安大略和麦马斯特大学骨关节炎评分（WOMAC）、日常生活能力评分（ADL）、中医证候总分。结果：对照组的近期有效率 85.51%（59/69）低于观察组 95.95%（71/74）（P < 0.05），差异有统计学意义。对照组的远期有效率 78.26%（54/69）低于观察组 90.54%（67/74）（P < 0.05），差异有统计学意义。与对照组相比，观察组治疗 4 周后血清 IL-6、TNF-α 水平和 NRS 评分、WOMAC 评分、中医证候总分均显著降低（P < 0.05），ADL 评分显著升高（P < 0.05），差异有统计学意义。结论：右归丸对肾阳虚型 KOA 老年患者的近远期疗效确切，降低炎症因子，改善 KOA 症状。[张宇，任艳玲，郑曲，等.右归丸对肾阳虚型老年膝骨性关节炎近远期疗效影响 [J].中华中医药学刊，2021，39（08）：195-198.]

【实验研究】安氏等观察右归丸及其拆方对肾阳虚大鼠肝线粒体能量代谢变化的影响。方法：将大鼠随机分为模型组、右归丸组、滋阴组、补阳组，每组 12 只，空白对照组 8 只。除空白组外大鼠皮下注射氢化可的松造模（25 毫克 / 千克）。右归丸组、滋阴组、补阳组分别按生药 10.26 毫克 / 千克、6.21 毫克 / 千克、4.05 毫克 / 千克剂量灌胃，1 次 / 日，连续 28 日，灌胃体积 7.5 毫升 / 千克；空白对照组、模型组给予等体积 0.9% 氯化钠灌胃。检测大鼠肝线粒体琥珀酸脱氢酶（SDH）、Na^+-K^+-ATPase、细胞色素 C 氧化酶（CCO）和乳酸脱氢酶（LDH）活性及 ATP 含量，观察肝线粒体超微结构。结果：与空白对照组比较，模型组大鼠肝线粒体 SDH、Na^+-K^+-ATPase、CCO 和 LDH 活性及 ATP 水平均下降（P < 0.01），肝线粒体超微结构损伤严重。与模型组比较，右归丸组上述酶的活性及 ATP 水平均升高，肝线粒体超微结构的病理变化改善；补阳组 SDH 和 LDH 活性及 ATP 水平上升，但与右归丸组比较略低，线粒体外膜有轻微改善。滋阴组药物对肾阳虚证能量代谢障碍无调节作用。结论：干预肝线粒体能量代谢障碍可能是右归丸"阴中求阳"治疗肾阳虚证的作用机制。[安冬，梁永林，李璐，等.右归丸及其拆方

对肾阳虚大鼠肝线粒体能量代谢变化的影响 [J]. 中成药，2022，44（03）：948-951.]

地黄饮子（地黄饮）

【出处】《圣济总录》

【组成】熟地 12 克（焙），巴戟天半两（15 克）（去心），山茱萸半两（15 克）（炒），石斛半两（15 克）（去根），肉苁蓉半两（15 克）（酒浸，切焙），附子半两（15 克）（炮裂，去皮脐），五味子半两（15 克）（炒），肉桂半两（15 克）（去粗皮），茯苓半两（15 克）（去黑皮），麦门冬半两（15 克）（去心，焙），石菖蒲半两（15 克），远志半两（15 克）（去心）。

【用法】上为粗末，每服三钱匕（9~15 克），水一盏，加生姜三片，大枣二枚，擘破，同煎七分，去滓，食前温服（现代用法：加姜枣水煎服）。

【功效】滋肾阴，补肾阳，开窍化痰。

【主治】下元虚衰，痰浊上泛之喑痱证。舌强不能言，足废不能用，口干不欲饮，足冷面赤，脉沉细弱。

【方解】"喑痱"是由于下元虚衰、阴阳两亏、虚阳上浮、痰浊随之上泛、堵塞窍道所致。"喑"是指舌强不能言语，"痱"是指足废不能行走。肾藏精主骨，下元虚衰，包括肾之阴阳两虚，致使筋骨失养，故见筋骨痿软无力，甚则足废不能用；足少阴肾脉夹舌本，肾虚则精气不能上承，痰浊随虚阳上泛堵塞窍道，故舌强而不能言；阴虚内热，故口干不欲饮，虚阳上浮，故面赤；肾阳亏虚，不能温煦于下，故足冷；脉沉细数是阴阳两虚之象。此类病证常见年老及重病之后，治宜补养下元为主，摄纳浮阳，佐以开窍化痰。方用熟地、山茱萸滋补肾阴，肉苁蓉、巴戟天温壮肾阳，四味共为君药。配伍附子、肉桂之辛热，以助温养下元，摄纳浮阳，引火归原；石斛、麦门冬、五味子滋养肺肾，金水相生，壮水以济火，均为臣药。石菖蒲与远志、茯苓合用，是开窍化痰，交通心肾的常用组合，是为佐药。生姜、大枣和中调药，功兼佐使。综观全方，标本兼治；阴阳并补，滋阴药与温阳药的药味及用量相当，补阴与补阳并重，上下同治，而以治本治下为主。诸药合用，使下元得以补养，浮阳得以摄纳，水火既济，痰化窍开则"喑痱"可愈。本方原名地黄饮，《黄帝素问宣明论方》在原方基础上加少许薄荷，名"地黄饮子"，薄荷疏郁而轻清上行，清利咽喉窍道，对痰阻窍道更为适合。

【运用】1. 辨证要点　本方为治疗肾虚喑痱的常用方。临床应用以舌喑不语、足废不用、足冷面赤、脉沉细弱为辨证要点。

2. 加减变化　若属痱而无喑者，减去石菖蒲、远志等宣通开窍之品；喑痱以阴虚为主，痰火偏盛者，去附子、肉桂，酌加川贝母、竹沥、胆南星、天竺黄等以清化痰热；兼有气虚者，酌加黄芪、人参以益气。

3. 现代运用　本方常用于晚期原发性高血压、脑动脉硬化、中风后遗症、脊髓炎等慢性疾病过程中出现的阴阳两虚者。

4. 使用注意　本方偏于温补，故对气火上升，肝阳偏亢而阳热之象明显者，不宜应用。

【文献摘要】1. 原书主治　《圣济总录》卷五十一："肾气虚厥，语声不出，足废不用。"

2. 方论选录　《成方便读》卷二："夫中风一证，有真中，有类中。真中者，真为风邪所中也。类中者，不离阴虚、阳虚两条。如肾中真阳虚者，多痰多湿；真阴虚者，多火多热。阳虚者，多暴脱之证；阴虚者，多火盛之证。其神昏不语，击仆偏枯等证，与真中风似是而实非，学者不得不详审而施治也。此方所云少阴气厥不至，气者，阳也，其为肾脏阳虚无疑矣。故方中熟地、巴戟、山萸、苁蓉之类，大补肾脏之不足，而以桂、附之辛热，协四味以温养真阳；但真阳下虚，必有浮阳上僭，故以石斛、麦门冬清之；火载痰升，故以茯苓渗之；然痰火上浮，必多堵塞窍道，菖蒲、远志能交通上下而宣窍辟邪；五味以收其耗散之气，使正有所归；薄荷以搜其不尽之邪，使风无留着；用姜、枣者，和其营卫，匡正除邪耳。"

【临床报道】李氏等观察地黄饮子辅助治疗肾虚髓减型 2 型糖尿病（T2DM）合并轻度认知功能障碍（MCI）患者的临床疗效观察。方法：将 64 例肾虚髓减型 T2DM 合并 MCI 患者随机分为地黄饮子辅助组和多奈哌齐组。根据病情制定整体式降糖方案，多奈哌齐组给予口服盐酸多奈哌齐片治疗，地黄饮子辅助组在此基础上予以地黄饮子辅助治疗，4 周 1 个疗程，共治疗 2 个疗程。治疗后，比较两组患者血糖相关指标、MMSE 评分、MoCA 评分以及中医证候积分的变化，并对比两组疗效。结果：2 个疗程后，两组血糖相关指标与治疗前比较明显降低（$P < 0.05$），组间对比显示 FBG、2hPBG、HbA1C 均无统计学差异（$P > 0.05$）；两组患者 MMSE、MoCA 量表评分均明显改善（$P < 0.05$），且两组比较地黄饮子辅助组具有明显统计学意义（$P < 0.05$）。地黄饮子辅助组治疗后中医证候积分显著降低（$P < 0.01$）。地黄饮子辅助组总有效率 90.63%，优于多奈哌齐组的 71.88%（$P < 0.05$）。结论：地黄饮子辅助治疗肾虚髓减型 2 型糖尿病合并轻度认知功能障碍临床疗效显著，能在稳定血糖基础上有效改善患者的认知功能障碍，且安全性良好。［李全，贾斯婷，关慧波．地黄饮子辅助治疗肾虚髓减型 2 型糖尿病合并轻度认知功能障碍的临床疗效观察 [J]. 时珍国医国药，2022，33（02）：410-412.］

【实验研究】路氏等探讨地黄饮子对肾虚证帕金森病小鼠肠道菌群的影响。方法：采用 C57BL/6 雄性小鼠，灌胃鱼藤酮结合劳倦过度、房事不节制造肾虚证帕金森病病证结合模型；将小鼠分为对照组（D）、肾虚证帕金森病模型组（F）、地黄饮子治疗组（E），给予地黄饮子干预 4 周；观察小鼠一般状态指标，测定胸腺、睾丸指数，行为学指标，采用 Western Blot、RT-PCR 测定其海马、纹状体、中脑黑质中 α–syn 的相对含量及其 mRNA 的含量，于超净台上收集无污染粪便进行 16S rRNA 测序分析。结果：与模型组比较，干预组小鼠毛色有光泽，活动量增加，胸腺指数显著性升高（$P < 0.01$），转圈圈数减少（$P < 0.01$），纹状体和中脑黑质中 α–syn 相对含量及其 mRNA 的含量均降低（$P < 0.05$）；肠道菌群分析结果显示 Bacteroidetes、Firmicutes、Proteobacteria 为门水平的优势菌群，地黄饮子干预组主要对 Firmicutes 下各属水平的菌群影响较大。结论：地黄饮子治疗肾虚证帕金森病可能是通过调节小鼠的 α–syn 的表达，改善其运动障碍，同时对肠道菌群组成结构具有一定影响。［路晓娟，李会芳，李东明，等．地黄饮子对肾虚证帕金森病小鼠的肠道菌群调节作用研究 [J]. 时珍国医国药，2021，32（06）：1316-1320.］

二至丸

【出处】《医便》卷一

【组成】女贞子（冬至日采，不拘多少，阴干，蜜酒拌蒸，过一夜，粗袋擦去皮，晒干为末，瓶收贮，或先熬干，旱莲草膏旋配用），旱莲草（夏至日采，不拘多少，捣汁熬膏，和前药为丸）。

【用法】1. 古代用法　临卧酒服。

2. 现代用法　女贞子不定量，蒸熟阴干，碾细筛净，将旱莲草不拘量水煮3次、取汁煎熬，浓缩成流浸膏，加适量蜂蜜搅匀；或加桑葚干与旱莲草混合煎熬，如上法浓缩成膏，仍适量加蜂蜜搅匀，女贞子粉末拌入和为丸，每丸约重15克，置玻璃缸中备用。早、晚各服1丸，开水送下。

【功效】补肾养肝。

【主治】肝肾阴虚，口苦咽干，头昏眼花，失眠多梦，腰膝酸软，下肢痿软，遗精，须发早白等。

【方解】方中女贞子，甘苦性凉，善能滋补肝肾之阴；旱莲草甘酸而寒，补养肝肾之阴，又凉血止血。二药性皆平和，补养肝肾，而不滋腻，故成平补肝肾之剂。一方加桑葚干，则增益滋阴补血之力、合而用之，共成滋补肝肾、益阴止血之功。

【运用】1. 辨证要点　本方乃平补肝肾之剂。应用以肝肾虚损较轻、腰膝酸软、眩晕耳鸣、须发早白为要点。

2. 加减变化　应用中除一方加桑葚，增益滋阴补血之功外，亦可加枸杞子等，仍不失平补之旨。

3. 现代运用　常用于神经衰弱、妇女月经病等证属肝肾阴虚者。

4. 使用注意　脾胃虚寒，大便溏薄者忌。

【文献摘要】《医方集解》："此足少阴药也，女贞甘平，少阴之精，隆冬不凋，其色青黑，益肝补肾；旱莲甘寒，汁黑入肾补精，故能益下而荣上，强阴而黑发也。"

老君益寿散

【出处】《太平圣惠方》

【组成】天门冬五两（150克）（去心，焙），白术四两（120克），防风一两（30克）（去芦头），干姜一两半（45克）（炮裂，锉），熟地二两（60克），细辛一分，桔梗一两（30克）（去芦头），天雄半两（15克）（炮裂，去皮脐），远志一两（30克）（去心），肉苁蓉一两（30克）（酒浸，去皱皮），泽泻一两（30克），石斛半两（15克）（去根，锉），桂枝半两（15克），柏子仁半两（15克），云母粉半两（15克），石韦半两（15克）（去毛），杜仲半两（15克）（去粗皮，锉），牛膝半两（15克）（去苗），茯苓半两（15克），石菖蒲半两（15克），五味子半两（15克），蛇床子半两（15克），菊花半两（15克），山茱萸半两（15克），附子一两半（45克）（炮裂，去皮）。

【用法】上为散。每服三钱（9克）平旦酒下。冬月日三服，夏平旦一服，春秋平旦，日暮各一服（每晨服9克，温酒下。冬月日三服，夏天日一服，春秋早晚各一服）。

【功效】驻颜益寿，补肝肾，强腰膝，温脾胃，养心神。

【主治】肝肾不足，脾胃虚寒，腰膝酸痛，头晕乏力，心悸健忘，少寐，饮食减少，大便不实，脘腹隐痛。

【运用】临床上用于中老年人肝肾虚、脾阳衰、心神不宁、腰膝软弱者。

【文献摘要】《医方类聚》："老君益寿散方：天门冬五两，去心、焙；白术四两；

防风一两，去芦头；熟地黄二两；乾姜一两，炮裂；细辛三分；桔梗一两，去芦头；天雄半两，炮裂、去皮脐远志一两，去心；肉苁蓉一两，酒，去皮；泽泻一两；石斛半两，去根，锉；桂心半两；柏实半两；云母粉半两；石韦半两，去毛；杜仲半两，去粗皮；牛膝半两，去苗；白茯苓半两；菖蒲半两；五味子半两；蛇床子半两；甘菊花半两；山茱萸半两；附子一两半，炮裂、去皮脐。右件药，捣细罗为散，平旦，酒服三钱，冬月日三服，夏平旦一服，春秋平旦、日暮各一服，服药后，十日知效，二十日所苦觉减，三十日气力盛，四十日诸病除，六十日身轻如飞，七十日面光泽，八十日神通，九十日精神非常，一百日已上不复老也。若能断房，长生矣。"

七宝美髯丹

【出处】《积善堂方》

【组成】赤何首乌一斤（500 克），白何首乌一斤（500 克）（米泔水浸 3 ~ 4 日，瓷片刮去皮，用淘净黑豆二升，以砂锅木甑，铺豆及首乌，重重铺盖，蒸之。豆熟取出，去豆晒干，换豆再蒸，如此九次，晒干，为末），茯苓一斤（500 克），白茯苓一斤（500 克）（去皮，研末，以水淘去筋膜及浮者取沉者捻块，以人乳十碗浸匀，晒干，研末），牛膝八两（250 克）（去苗，同何首乌第七次蒸之，至第九次止，晒干），当归八两（250 克）（酒浸，晒），枸杞子八两（250 克）（酒浸，晒），菟丝子八两（250 克）（酒浸生芽，研烂，晒），补骨脂四两（120 克）（以黑芝麻炒香）。

【用法】上为末，炼蜜为丸，如弹子大，共 150 丸，清晨温酒送下，午时姜汤送下，卧时盐汤送下。（现代用法：碾细，炼蜜丸，每丸重 10 克，早晚各服 1 丸，淡盐开水送服。）

【功效】补益肝肾，乌发壮骨。

【主治】肝肾不足证。须发早白，脱发，齿牙动摇，腰膝酸软，梦遗滑精，肾虚不育等。

【方解】本方何首乌以君，滋补肝肾，生精乌发；菟丝子、补骨脂为臣补肾助阳固精；以枸杞子、当归为佐，补肝养血，茯苓补脾渗湿；牛膝为使，强壮筋骨且能引药入肾。诸药合用，共奏滋养肝肾、乌须黑发之功。

【临床报道】张氏等观察七宝美髯丹加减方治疗肾虚排卵障碍性不孕的临床疗效，并探讨其作用机制。方法：将 62 例肾虚排卵障碍性不孕症患者随机分为治疗组（31 例）和对照组（31 例），通过观察子宫内膜厚度及卵泡成熟排出情况，对比两组周期排卵率、周期妊娠率及总妊娠率。结果：治疗组较对照组患者子宫内膜明显增厚，排卵率、总妊娠率、周期妊娠率显著高于对照组。结论：七宝美髯丹加减方可改善患者子宫内膜对胚胎的接受性，协调内分泌环境，促进卵泡发育，为妊娠准备条件，提高妊娠成功率。［张晓芬，张慧珍. 七宝美髯丹加减治疗肾虚排卵障碍性不孕 [J]. 中国实验方剂学杂志，2011，17（17）：241-243.］

天王补心丹

【出处】《校注妇人良方》

【组成】人参五钱（15 克）（去芦），茯苓五钱（15 克），玄参五钱（15 克），丹参五钱（15 克），桔梗五钱（15 克），远志五钱（15 克），当归一两（30 克）（酒浸），五味子一两（30克），麦门冬一两（30克）（去心），天门冬一两（30克），柏子仁一两（30克），酸枣仁一两（30克）（炒），生地四两（120克）。

【用法】上为末，炼蜜为丸，如梧桐子大，用朱砂为衣，每服二三十丸（6~9克），临卧，竹叶煎汤送下。（现代用法：上药共为细末，炼蜜为小丸，用朱砂水飞9~15克为衣，每服6~9克，温开水送下，或用桂圆肉煎汤送服；亦可改为汤剂，用量按原方比例酌减。）

【功效】滋阴清热，养血安神。

【主治】阴虚血少，神志不安证。心悸怔忡，虚烦失眠，神疲健忘，或梦遗，手足心热，口舌生疮，大便干结。

【方解】本方证多由忧愁思虑太过，暗耗阴血，使心肾两亏，阴虚血少，虚火内扰所致。阴虚血少，心失所养，故心悸失眠、神疲健忘；阴虚生内热，虚火内扰，则手足心热、虚烦、遗精、口舌生疮；舌红少苔，脉细数是阴虚内热之征。治当滋阴清热，养血安神。方中重用甘寒之生地，入心能养血，入肾能滋阴，故能滋阴养血，壮水以制虚火，为君药。天门冬、麦门冬滋阴清热，酸枣仁、柏子仁养心安神，当归补血润燥，共助生地滋阴补血，并养心安神，俱为臣药。玄参滋阴降火；茯苓、远志养心安神；人参补气以生血，并能安神益智；五味子之酸以敛心气，安心神；丹参清心活血，合补血药使补而不滞，则心血易生；朱砂镇心安神，以治其标，以上共为佐药。桔梗为舟楫，载药上行以使药力缓留于上部心经，为使药。本方配伍，滋阴补血以治本，养心安神以治标，标本兼治，心肾两顾，但以补心治本为主，共奏滋阴养血、补心安神之功。

【运用】1. **辨证要点**　本方为治疗心肾阴血亏虚所致神志不安的常用方。应用以心悸失眠、手足心热为辨证要点。

2. **加减变化**　失眠重者，可酌加龙骨、磁石以重镇安神；心悸怔忡甚者，可酌加龙眼肉、夜交藤以增强养心安神之功；遗精者，可酌加金樱子、煅牡蛎以固肾涩精。

3. **现代运用**　本方常用于神经衰弱、冠心病、精神分裂症、甲状腺功能亢进等所致的失眠、心悸，以及复发性口疮等属于心肾阴虚血少者。

4. **使用注意**　本方滋阴之品较多，对脾胃虚弱、纳食欠佳、大便不实者，不宜长期服用。

【临床报道】谭氏等选取2018年2月—2019年11月医院收治的46例心肾阴虚型失眠患者，随机数字表法分成治疗组和对照组，治疗组采用天王补心丹汤剂，每日1剂，300毫升/剂，早晚服。配合按摩背部的督脉，膀胱经取背俞穴、心俞、脾俞、肾俞、百会、印堂、太阳、安眠穴、神门、三阴交等点按。对照组用艾司唑仑。每次1~2毫克，每日1次，睡前1小时口服。2组失眠病例的治疗时长均为1个月。结果对照组总有效率（74.00%）低于治疗组总有效率（91.00%），差异有统计学意义。治疗前，2组PSQI评分比较，差异无统计学意义（$P > 0.05$）；治疗后，治疗组各项PSQI评分低于本组治疗前和同期对照组，差异有统计学意义（$P < 0.05$），治疗组没有不良反应的发生，对照组发生2例头晕，2例全身无力，1例恶心呕吐食欲差，3例日间嗜睡，不良反应发生率为35.00%，2组比较，差异有统计学意义（$P=0.010$）。通过使用天王补心丹联合穴位按摩治疗心肾阴虚型失眠，不良反应小，疗效确切，在临床治疗中值得推荐。

［谭喜云，黄飞.天王补心丹联合穴位按摩治疗阴虚型失眠的疗效观察 [J].实用医技杂志，2021，28（10）：1254-1256.］

枸杞煎

【出处】《备急千金要方》

【组成】枸杞子一升（九月采）。

【用法】上以清酒六升，煮五沸，取出研之熟，滤取汁，令其子极净，晒子令干，捣为末，和前汁微火煎，令可丸。每服二方寸匕，每日二次，加至三匕，酒调下。亦可丸服，每服五十丸。

【功效】补虚羸，久服轻身不老。

【文献摘要】《备急千金要方》："枸杞煎，对于虚弱羸瘦症状有疗效。长期服用可使身体轻健。具有长生不老之神效。取生湿枸杞子（九月十日最好）一升，加六升清酒熬五沸，取出研碎，过滤，存汁，将子实暴晒至干后捣为末，再与汁一起在微火上熬到可以制成丸药状。以酒送服二方寸匕，逐渐至三匕，日服两次，或者制成丸药，每次服五十丸。"

四倍丸

【出处】《圣济总录》卷一八六

【组成】川椒一两（30克）（去目并合口，炒出汗），菟丝子二两（60克）（酒浸三宿，别捣），萆薢四两（120克）（洗，焙），牛膝八两（240克）（酒浸二宿，焙）。

【用法】上细为末，炼蜜为丸，如梧桐子大。每服三十至五十丸，早、晚温酒或盐汤送下。

【功效】补肝肾，壮腰脚。

【主治】年老体弱，肝肾不足，腰酸腿痛，关节屈伸不利、疼痛。

【方解】方中蜀椒，纯阳之物，其味辛而麻，其气温以热，善补命门，温脾胃，通三焦，解郁结，消宿食；加用菟丝子补阳益阴，温肾固精；牛膝补肝肾，益精血强筋骨；萆薢舒筋活络。诸药相合，共奏补肝肾、壮筋骨之效。

覆盆子丸

【出处】《圣济总录》卷一八七

【组成】覆盆子三两半（105克）（拣去梗萼杆），巴戟天二两（60克）（穿心紫者，去心），肉苁蓉二两（60克）（酒浸，去皱皮，去皮切片，焙干），远志二两（60克）（去心），牛膝二两（60克）（酒浸一宿，焙干），五味子二两（60克）（洗净，焙干），续断二两（60克），山茱萸一两（30克）（去核，焙干）。

【用法】上为末，炼蜜为丸，如梧桐子大。每服五十丸，空心温酒送下。渐加至百丸。

【功效】补肝益肾，平养心气，耳聪目明。

【主治】肝肾不足之腰膝酸软，耳鸣目涩，阳痿，遗精。可作为中老年人的滋补保健品长期服用。

【方解】方中覆盆子既能补益肝肾，又能收敛固精，还有助阳、明目之功效，为本方之主要。配巴戟天、肉苁蓉、续断温肾阳；山茱萸滋补肾阴，以求阴生阳长之效；加用牛膝补肝肾，强筋骨；远志、五味子养心安神。诸药相合，共奏温肾、益肝、益心之效。

平补鹿茸丸

【出处】《圣济总录》卷八十

【组成】鹿茸一两（30克）（酥炙，去毛），肉苁蓉一两（30克）（酒浸，去皱皮，焙干），干地黄一两（30克）（焙），柏子仁一两（30克）（研），菟丝子一两（30克）（酒浸一宿，焙），黄芪半两（15克）（锉细），茯苓半两（15克）（去黑皮），肉桂半两（15克）（去粗皮），防风半两（15克）（去叉），远志半两（15克）（去心），车前子半两（15克），五味子半两（15克）。

【用法】上为细末。炼蜜为丸，如梧桐子大。每服四十丸，空心米饮送下。

【功效】补肝肾，益气力，安心神。

【主治】用于肝肾不足之腰膝酸软，心悸失眠，多梦健忘。

【方解】本方以鹿茸为主药，补肾阳，益精血，强筋骨；配肉苁蓉、菟丝子、肉桂温补肾阳；干地黄既能滋补肾阴，以求阴生阳长，又能制约壮阳药的温热之性；柏子仁、远志、五味子、茯苓等养心安神；黄芪补一身之气。诸药相伍，平补五脏，且无寒热之偏颇，故为养生保健之佳品。久服可防衰防老，延年益寿。

五补汤

【出处】《医方类聚》卷十二

【组成】莲子、枸杞子、山药、锁阳各等分。

【用法】上为末。沸汤调服，加酥尤妙。

【功效】补心肝脾肺肾。

【主治】五脏虚损。见肢倦乏力，面黄肌瘦，食欲欠佳，心烦失眠。

【方解】方中莲子益肾健脾，交心肾，厚肠胃，固精气，强筋骨，补虚损；枸杞子甘平，归肝、肾、肺经，可滋补肝肾，润肺；山药甘平，为平补三焦之要药；锁阳补肾助阳。综观全方，多为补益之品，且甘平无毒，制作工艺简单，服用方便，无毒副作用，故为日常滋补之佳品。另外，病后、产后等身体虚弱者亦可服用。

牛胆散

【出处】《摄生众妙方》卷七

【组成】何首乌二两（30克），茯苓二两（30克），槐角子二两（30克），生地一两（15克），当归一两（15克）。

【用法】上为末，装入黑牛胆内，连汁挂在背阴处，至九日取出，研为末。每服二钱或三钱，温酒调下。

【功效】明目清心，乌须发，补养下元，生髓去风湿，壮精。

【主治】肝肾阴虚之潮热盗汗，心烦失眠，筋脉不舒。

【方解】方中牛胆为清肝明目、健胃理肠、苦补苦泻之品，为主药；配以何首乌、生地养阴填精，当归养血活血，槐角润肝明目。本方可用于中年之后的养生保健，但肾阳亏虚、命门火衰者禁用。

正禅方

【出处】《备急千金要方》卷十二

【组成】春桑耳、夏桑子、秋桑叶各等分。

【用法】上为末。以水一斗，煮小豆一升，令大熟，以桑末一升和煮微沸，着盐豉服之，每日三次。饱服无妨，三日外稍去小豆。

【功效】补肝益肾，明目增智。

【主治】肝肾不足之腰膝酸软，耳鸣耳聋，两目干涩，爪甲干枯无泽。

【方解】方中桑耳黑者达肾，赤者走肝，可血气破血；桑子补肝益肾，滋阴养血；桑叶利五脏，凉血明目。三味相伍，补中寓泻，泻中寓补，共奏补肝肾、祛邪浊之功效。本方可用于正常人的滋补保健。

七禽食方

【出处】《医心方》卷二十六

【组成】泽泻（七月七日采）、柏子仁（八月朔日采）、蒺藜（七月七日采）、菴芦（八月采）、车前子（八月采）、蔓荆子（九月采）、白蒿（十一月采）各等分。

【用法】皆阴干，盛瓦器中，封涂勿令泄气，正月治合下筛。姜、枣三倍诸草，置革囊中无令泄。以三指撮，至食后为饮服之。

【功效】聪耳明目，延年益寿。

【主治】肝肾不足，湿热内侵。体虚乏力，头目昏蒙，食欲减退。

【方解】本方攻补兼施，标本兼治，重在聪耳明目。其中泽泻渗湿泄热明目，蒺藜补肾平肝明目，车前子清肝明目，蔓荆子清利头目，均以祛邪明目为主，以治其标。"五脏六腑之精气皆上注于目而为之精""精明五色者，气之华也"，故再加菴芦益气，柏子仁养心安神，白蒿补中益气，以养一身之气，以治其本。本方适宜于肝胆郁热，头目昏蒙，气虚乏力者。久服可耳目聪明，夜视有光，气力自倍，筋骨坚强。

服菊方

【出处】《医心方》卷二十六

【组成】菊春三月采苗，夏三月采茎，秋三月采花，十月采实，十一月、十二月采根。

【用法】皆令阴干百日，各令二分（1克）治，合下筛，春，加实一分（0.5克），苗二分（1克）；夏，加茎三分（1.5克），根二分（1克）；秋，加实一分（0.5克），花二分（1克）；冬，加花三分（1.5克），根二分（1克）、用白松脂捣丸，如梧桐子大。每服七丸，日三次，饭后服。

【功效】聪耳明目，轻身益气。

【主治】肝肾阴亏。头目昏花、视力模糊，发脱齿落。

【方解】本方以菊花、菊苗、菊茎、菊实、菊根配制而成，具有益肝平肝、聪耳明目之效。据载，久服本方，可"祛百病，聪耳明目，轻身益气、颜色泽好气力百倍、白发变黑、齿落复生。"

巨胜丸

【出处】《太平圣惠方》卷九十四

【组成】巨胜子四两（120克），覆盆子二两（60克），巴戟二两（60克），天雄二两（60克）（炮裂，去皮脐），酸枣仁二两（60克），菊花二两（60克），白茯苓二两

（60 克），山药二两（60 克），桂枝二两（60 克），天门冬三分（0.9 克）（去心，焙），熟地三两（90 克）。

【用法】上为末，炼蜜为丸，如梧桐子大。每服 30 丸，空腹以温酒送下，任意加之。

【功效】延年益寿。

【主治】五脏亏虚。腰酸体乏，饮食欠佳，耳鸣耳聋，遗精尿频。

【方解】本方以补肝肾为主，兼及五脏。方中巨胜子补肝肾，益精血，润五脏，益气力，填脑髓，乌须发，明耳目，为本方之主药；配覆盆子、巴戟天、天雄、桂枝温补肾阳；熟地、天门冬、山药滋补肾阴；茯苓健脾益气；酸枣仁养心安神；菊花益肝明目。诸药相合，再加蜂蜜润肺和中，可五脏俱补，适宜于中老年人的滋补保健，以及久病体虚者的辅助治疗。本方作用和缓，宜于长期服用。

神仙服百花方

【出处】《太平圣惠方》卷九十四

【组成】桃花（三月三日采），蒺藜花（七月七日采），甘菊花（九月九日采），枸杞叶（春采），枸杞花（夏采），枸杞子（秋采），枸杞根（冬采）各等分。

【用法】上阴干为散，每服二钱，以水调下，每日三次，久服。

【功效】养阴活血，益肝明目，轻身长寿。

【主治】肝肾不足之腰膝酸软，两目干涩，毛发枯荣，视物昏花。

【方解】本方为补肝肾明目，活血而设。方中枸杞叶、枸杞花、枸杞子、枸杞根滋补肝肾之阴清阴中之伏火；蒺藜花疏肝平肝明目；甘菊花益肝明目；桃花活血利水通便，以祛体内之浊邪。本方可用于年高肝肾不足、视物昏花者。

神仙驻颜延年方

【出处】《太平圣惠方》卷九十四

【组成】枳实二斤（960 克），熟地二斤（960 克），甘菊花二斤（960 克），天门冬（去心焙）二斤（960 克）。

【用法】上为细散。每服三钱，空心温酒调下，每日二次。

【功效】滋补肝肾，身轻目明，颜色悦泽，延年益寿。

【主治】用于肝肾阴亏之腰膝酸软，耳鸣耳聋，视物昏花。

【方解】本方为滋补肝肾而设。方中熟地养血滋阴，补精益髓；配天门冬滋肾阴、通肾气，强骨髓；菊花益肝明目；再加枳实理气调中，以防补药之滞。本方适用于肝肾阴虚，症见腰膝酸软、耳鸣耳聋、视物昏花者，亦可用于正常人的滋补保健。久服益寿延年。

五精煎丸

【出处】《圣济总录》卷一八七

【组成】白茯苓四两（120 克）（去黑皮，别取末），甘菊花四两（120 克）（炊一复时，不住洒酒，晒干，别取末），石菖蒲（石上生者，酒浸三日，炊一日焙干，别取末）四两（120 克），桂枝四两（120 克）（去皮取心中好者，别取末），天门冬一斤（480 克）（去心，焙），白术一斤（480 克）（切作片子白者可用），人参一斤（480 克），牛膝一斤

（480 克）（捣碎，各以水并酒共一斗，浸药三日，绞取浓汁、滤去滓，于银器内慢火各熬成膏），生黄精五斤（2400 克），生地黄五斤（2400 克）（二味各捣取汁，于银器内慢火熬成膏）。

【用法】上十味，先将下六味逐味取汁，熬至半斤（240 克）可住火然后将膏六件共合成三斤，以前四味散药同和匀，晒干，再入膏和匀，再入臼中杵，为丸如梧桐子大。每服 30～40 丸、食前后清酒或米饮送下。久服自觉神效。

【功效】健脾胃，补肝肾，益寿延年。

【主治】肝肾亏损，脾胃气虚。腰膝酸软，面色萎黄，食欲不振，头晕目眩。

【方解】本方以补中益气为主，兼以补肝肾，聪耳明目。方中人参、茯苓、白术补中益气；牛膝补肝肾、壮腰膝，通经活络；黄精补脾益气，润肺滋阴；生地、天门冬滋补肾阴；桂心温通筋脉；石菖蒲化痰醒窍；菊花平肝明目。本方可用于脾胃气虚，肝肾亏损，症见食欲不振、面色萎黄、腰膝酸软、头晕目眩者。亦可用于正常人的滋补保健。

神妙六逸丸

【出处】《洪氏集验方》卷一

【组成】石菖蒲二两（60 克）（九节者），菟丝子二两（60 克），地骨皮二两（60 克），远志二两（60 克），生地二两（60 克），牛膝二两（60 克）。

【用法】上锉、用酒浸之，春、夏 5 日，秋、冬 7 日，慢火焙干，捣罗为末，炼蜜为丸，如梧桐子大。每服 30～50 丸，空心温酒送下。服至百日，老却少容；服至 1 年，发如漆；过 2 年，颜如童子；3 年骨髓坚实；4 年精神爽清。

【功效】滋补肝肾，养心安神，轻身强记，驻颜悦色，发白变黑，聪明耳目。

【主治】肝肾不足之腰膝酸软，耳鸣耳聋，头晕心悸。

【方解】本方为滋补肝肾，养心安神之剂。方中石菖蒲能开心孔，聪明耳目，益智不忘，出声音，治耳聋，高志不老；菟丝子补不足、益气力、坚筋骨，主口苦燥渴、久服轻身延年；地骨皮主五脏邪气、燥热消渴，裨益真气，久服轻身，坚筋骨，不老耐寒暑；远志补不足、除邪气、益精神，注智，聪明耳目去皮肤中热，久服轻身不老，好颜色，益心；生地填骨髓，长肌肉，去胃中宿食，补五脏通血脉，益气力，利耳目；牛膝能助人筋骨，偏治腰痛，益真气，变白发，久服轻身不老。本方可作为中老年人滋补保健品长期服用。

胡桃粥

【出处】《本草纲目》

【组成】胡桃肉一升。

【用法】细米煮浆粥一升，相和顿服。即瘥。

【功效】补肾益肺润肠。主石淋痛楚，便中有石子者；老年肾亏腰疼，腿脚软弱无力，肺虚久咳，气短喘促，慢性便秘，小便淋漓不爽，病后衰弱。

【运用】宜作早晚餐或点心服食；大便稀薄之老人不宜食用。

补肾桑葚膏

【出处】《饲鹤亭集方》

【**组成**】黑桑葚，黑大豆。

【**用法**】同熬成膏。每日三四钱，空心开水冲服。

【**功效**】大补腰肾，填精益气，和五脏，利关节，生津止渴，养血荣筋，聪耳明目，乌须黑发。

【**方解**】黑豆性温，味甘，有滋补养生肾脏、活血化瘀利湿、祛风祛毒等作用，可用以治疗肾成腰痛、产后风痛、风寒湿痹、脚气水肿等症。黑桑葚有益气养血补阴、滋补肾脏、祛湿气解痹等作用。桑葚配黑豆可以补肝肾、健脾胃、美白乌发、明目抗衰。

第二节　冬季养生药膳

冬季饮食对正常人来说，应当遵循"秋冬养阴""无扰乎阳"的原则，既不宜生冷，也不宜燥热，以食用滋阴潜阳、热量较高的膳食为宜。为避免维生素缺乏，应摄取新鲜蔬菜。从五味与五脏关系有之，则如《素问·藏气法时论》说："肾主冬……肾欲坚，急食苦以坚之，用苦补之，咸泻之。"这是因为冬季阳气衰微，腠理闭塞，很少出汗。减少食盐摄入量，可以减轻肾脏的负担，增加苦味可以坚肾养心。

人们在日常饮食中要遵循 3 个原则，即通过饮食可起到保温、御寒和防燥的作用。

一要注意多补充热源食物，增加热能的供给，以提高机体对低温的耐受力，这样的食物包括碳水化合物、脂肪、蛋白质，尤其应考虑补充富含优质蛋白质的食物，如瘦肉、鸡鸭肉、鸡蛋、鱼、牛奶、豆制品等。

二要多补充含蛋氨酸和无机盐的食物，以提高机体御寒能力。蛋氨酸通过转移作用可提供一系列耐寒适应所必需的氨基酸。寒冷气候使得人体尿液中的肌酸排出量增多，脂肪代谢加快，而合成肌酸及脂酸、磷脂在线粒体内氧化释放出热量都需要甲基。因此，在冬季应多摄取含蛋氨酸较多的食物，如芝麻、葵花籽、酵母、乳制品、叶类蔬菜等。另外，医学研究表明，人怕冷与饮食中无机盐缺少很有关系。所以冬季应多摄取含根茎的蔬菜，如胡萝卜、百合、山芋、藕及青菜、大白菜等，因为蔬菜的根茎里所含无机盐较多。钙在人体内含量的多少可直接影响人体心肌、血管及肌肉的伸缩性和兴奋性，补充钙也可提高机体御寒性。含钙较多的食物有：牛奶、豆制品、虾皮、海带、发菜、芝麻酱等。

三要多吃富含维生素 B_2、维生素 A、维生素 C 的食物，以防口角炎、唇炎、舌炎等疾病的发生。寒冷气候使人体氧化功能加强，机体维生素代谢也发生了明显变化，容易出现诸如皮肤干燥、皲裂和口角炎、唇炎等症。所以在饮食中要及时补充维生素 B_2，这主要存在于动物肝脏、鸡蛋、牛奶、豆类等食物中；富含维生素 A 的食物则包括动物肝脏、胡萝卜、南瓜、红薯等食物；维生素 C 主要存在于新鲜蔬菜和水果中。

冬季进补宜吃"黑"

冬天，食用什么食品最适宜人体？根据祖国医学"五行学说"和"天人相应"观点，在冬天就吃而言，最能发挥保健功效的莫过于"黑色食品"。

黑色食品如黑米、黑豆、黑芝麻、黑木耳、黑枣、黑菇、黑桑葚、乌骨鸡、乌贼鱼、甲鱼、海带、紫菜等，之所以适宜在冬天食用，是由天、地、人之间的关系所决定的。在与人体五脏配属中，内合于肾，在与自然界五色配属中，则归于黑，肾与冬相应，黑色入肾。祖国医学认为，肾主藏精，肾中精气为生命之源，是人体各种功能活动的物质基础，人体生长、发育、衰老以及免疫力、抗病力的强弱与肾中精气盛衰密切相关。"肾者主蛰，封藏之本"。因此，冬天补肾最合时宜。

现代研究表明，食品的颜色与营养的关系极为密切，食品随着它本身的天然色素由浅变深，其营养含量愈为丰富，结构愈为合理，而黑色食品可谓登峰造极。黑色独入肾经，食用黑色食品，能够益肾强肾，增强人体免疫功能，延缓衰老，在冬天进食则更具特色，黑色食品走进冬天最能显出"英雄本色"，可谓是冬天进补的佳肴和良药。

与羊肉、狗肉一类温肾壮阳食品不同的是，黑米、黑豆、黑芝麻等黑色食品不仅营养丰富，为诸食品之冠，而且大多性味平和，补而不腻，食而不燥，对肾气渐衰、体弱多病的老年人尤其有益。冬天不妨吃"黑"，让黑色食品进入你的餐桌，将会有意想不到的收获。

冬季饮食需注意

在冬季，人们的食欲有所增加，但并不意味着在冬季人体需要更多的热量，这是由于人体的"激素钟"在寒冷的气候下，运转有所改变造成的。

科学研究发现，冬天的寒冷影响着人体的内分泌系统，使人体的甲状腺素、肾上腺素等分泌增加，从而促进和加速蛋白质、脂肪、碳水化合物三大类热源营养素的分解，以增强机体的御寒能力，这样就造成人体热量散失过多。因此，冬天营养应以增加热能为主，可适当多摄入富含碳水化合物和脂肪的食物。

对于体弱而无严重疾病的人来说，可以根据自己的实际情况，适当选用一些药食两用的食品，如大枣、芡实、薏苡仁、花生仁、核桃仁、黑芝麻、莲子、山药、扁豆、桂圆、山楂、饴糖等，再配合营养丰富的食品，就可达到御寒进补的目的。

女人冬季宜常吃粗粮、杂粮和薯类。如玉米、荞麦、燕麦、红薯、土豆、羊奶、兔肉、动物肝、动物血、豆腐、芝麻酱、红糖、虾仁、虾皮以及带色叶菜都适于冬季进食。

此外，冬季进行御寒，调整饮食的同时，应进行耐寒力锻炼，从而增强适应能力。如忽略了人体本身的生理耐寒力，而一味依赖食物御寒，过多地食用高热能高脂肪的食物和酒类等，可造成和加重心血管疾病。而且，一冬下来，有可能多长出赘肉，会给原来就胖或心血管功能不佳者带来许多不利影响。因此，冬天应坚持适当的体育活动，如打太极拳、散步、打球等，这样可促进新陈代谢，加快全身血液循环，加强胃肠道对营养的消化吸收，真正达到食而受益的目的。

一、菜品

姜丝炒肉

【配方】猪肉200克，姜丝100克，植物油、盐各适量。

【制作】锅中放油烧热，下入姜丝爆香，放入猪肉丝翻炒变色后放入适量盐，翻炒均匀出锅食用。

【用法】每日1剂，温服。

【功效】温中散寒，益气解表。

【禁忌】阴虚内热，血热旺盛者，如有痈肿、痔疮、目赤肿烂等，应慎用。

姜橘椒鱼

【配方】生姜 30 克，陈皮 10 克，麻椒 3 克，鲜鲫鱼 500 克，啤酒、盐各适量。

【制作】将鲫鱼去鳞、去鳃、去内脏，洗净。生姜洗净切片，陈皮洗净切丝，与麻椒一起放入鱼腹中，加入盐、啤酒，微火慢炖，至熟即可。

【用法】每日 1 剂，温服。

【功效】温胃养胃，行气散寒。

【禁忌】阴虚内热，血热旺盛者，如有痈肿、痔疮、目赤肿烂等，应慎用。

姜丝猪脚

【配方】姜 50 克，葱 20 克，猪脚 2 个，花椒、八角、茴香、盐各适量。

【制作】将猪脚洗净去毛，入沸水微煮，捞出换水，加姜、葱、花椒、八角、茴香、盐等，炖至熟，即可食用。

【用法】每日 1 剂，温服。

【功效】散寒养胃，美容。

【禁忌】阴虚内热，血热旺盛者，如有痈肿、痔疮、目赤肿烂等，应慎用。

蜜汁梨球

【配方】梨 500 克，蜂蜜 100 克，鸡蛋清、淀粉、面粉、白糖各适量。

【制作】将梨洗净，去皮去核，切丝，与鸡蛋清、淀粉、面粉调匀，捏成球状，入油锅炸成金黄色捞出。锅加清水，入白糖慢火收汁，近黏稠时，入梨球、蜂蜜，稍搅拌后出锅、装盘。

【用法】每日 1 剂，温服。

【功效】润肺止咳，益气利脾。

【禁忌】（1）蜂蜜不宜用沸水冲服，更不宜煎煮食用，煎煮会破坏蜂蜜的营养成分。

（2）蜂蜜不宜与茶水同食，同食则会产生沉淀，有害健康。

（3）婴儿、糖尿病患者、对花粉过敏者应慎用蜂蜜。

鸡肉茯苓馄饨

【配方】面粉 200 克，鸡肉 120 克，茯苓末 10 克，盐适量。

【制作】鸡肉洗净剁成肉泥，拌入茯苓末做馅；面粉和匀做皮包馄饨。煮熟即可食用。

【用法】可随意服食。

【功效】健脾利湿、益气补血，常食可滋补养生。

人参菠菜饺

【配方】菠菜 1500 克，面粉 1000 克，瘦猪肉 500 克，人参 10 克。

【制作】将菠菜择净，去茎留叶做成菜泥，加适量水，用纱布挤出菜汁，待用。人参浸软后切薄片，烘脆研成细末待用。姜、葱洗净后切成姜末、葱花。猪肉用清水洗净，剁茸，加盐、酱油、花椒粉、姜末拌匀，加适量水搅拌成糊状，再放入葱花、人参粉、芝麻油拌匀成馅。将面粉用菠菜汁和好揉匀，再将面团做成 200 个剂子，擀成圆薄面皮，包成饺子。煮熟即可食用。

【用法】可随意服食。

【功效】补脾肺，益元气，生津，安神。对于脾虚食少、肺虚喘咳者常食有益。

梅枣杏仁饼

【配方】乌梅1枚（去核），大枣2枚（去核），杏仁7粒（去皮）。

【制作】将三物同捣，做成小圆饼，男子用酒，女子用醋食之，不拘时。

【用法】可随意服食。

【功效】缓急止痛，和血润燥，凡因胃气不足，失其和降而骤然挛急作痛（俗成"心口痛"）者，即可辅食此饼。

红烧狗肉

【配方】狗肉500克，狗鞭1具，调料适量。

【制作】将狗肉、狗鞭洗净，切块备用，锅中放麻油适量烧热后，下白糖炒至紫黑色，下狗肉、狗鞭煸炒，使白糖均匀黏附于上，而后倒入清汤适量，煮沸、调入葱、姜、花椒、盐、料酒等，小火炖至烂熟服食。

【用法】可随意服食。

【功效】补肾助阳，温暖脾胃。

芝麻兔

【配方】黑芝麻50克，兔肉1000克，葱白、花椒、盐、味精、麻油各适量。

【制作】黑芝麻炒香备用，兔肉入沸水汆去血水，与姜、葱、花椒、盐等共煮至熟，再入锅中，小火炖1小时后切成方块，入盘加香油、味精等调味，再撒上黑芝麻即成，佐餐食用。

【用法】可随意服食。

【功效】补血润燥、补中益气。适用于肝肾不足、消渴羸弱，须发早白、身倦乏力、纳谷不香、面色少华，以及老年人及心血管疾病、高脂血症患者。

苁蓉狗鞭鸡

【配方】肉苁蓉10克，狗鞭15克，公鸡1只，调料适量。

【制作】将狗鞭剖开、洗净；公鸡去毛杂、洗净，同加清水适量炖至鸡肉烂熟后，葱、姜、花椒、盐、味精、料酒等调味，煮沸即成。

【用法】每日1剂，温服。

【功效】温阳散寒，补肾益精。

虫草鹌鹑

【配方】鹌鹑6只，冬虫夏草12条，精盐3克，葱8克，姜8克，鸡汤300克，味精、胡椒粉各适量。

【制作】冬虫夏草用温水洗净，鹌鹑除去内脏、头、爪，洗净，再放入沸水里汆约1分钟，捞出晾凉。姜切片，葱切段。将每只鹌鹑的腹内放入冬虫夏草2条，然后逐只用线缠紧摆放在砂锅内，鸡汤用盐和胡椒粉调好倒入砂锅内，用湿棉纸封口，上屉蒸40分钟，取出砂锅，揭去棉纸即成。

【用法】可随意服食。

【功效】益肺肾，培中运脾。适宜于肺虚或肺肾两虚的咳嗽气短、劳嗽痰血、腰膝酸痛以及病后虚弱、神倦少食等症。

乾坤蒸狗

【配方】去骨连皮狗肉 2000 克，母鸡一只（约 1000 克），猪瘦肉 500 克，肘子 500 克，天门冬 10 克，生地 10 克，枸杞子 15 克，甘草 3 克，柠檬 25 克，葱 25 克，料酒 20 克，胡椒面 3 克，味精 1 克，香油 20 克，豆瓣 50 克。

【制作】将狗肉皮在火上燎黄，用水泡软，刮洗后用凉水浸泡，待肉质发胀时，用木棒在肉上轻轻反复捶敲。边捶边洗至血水排尽肉质松软，将狗肉切条，用凉水泡上，将天门冬、生地、枸杞子、甘草、柠檬洗净。鸡剔下胸脯肉，剩下的鸡肉和肘子各改成八块，姜切片，葱切节，鸡肉和肘子用姜、葱水泡上。把瘦猪肉和鸡脯肉分别用刀背剁茸，分别用姜、葱水泡上。炒锅置火上，放入清水，烧沸后放入一段柏木去臊气，再放狗肉、葱、姜、料酒，用中火煮透，将狗肉捞出冲洗漂凉，鸡肉、肘子用沸水氽透。锅内放入清水，放鸡肉、肘子、葱、姜，用大火烧沸，打净浮沫，移小火煮至肉熟时，下入狗肉。将天门冬、生地，甘草用纱布包好，连同狗肉等一起放入盛子内。把汤烧沸，下胡椒粉、料酒，冲入猪肉茸，待肉茸凝结时捞出肉末，将清好的汤滗入盛子内，用温棉纸封口，上笼蒸至肉熟、捞出药包不用，将汤倒入锅内烧沸，冲入鸡茸，用同样方法清好汤，加盐，味精调好味，倒入狗肉盛子内，加盖封严，覆笼大气蒸。将柠檬去皮、去瓤切成细丝，分成两碟。豆瓣用油酥香，分成两碟，与蒸好的狗肉同时上桌。

【用法】可随意服食。

【功效】补中益气，温肾助阳。

龙马童子鸡

【配方】虾仁 15 克，海马 10 克，子公鸡 1 只，料酒、食盐、生姜、葱、水淀粉、清汤各适量。

【制作】将子公鸡去毛及肠杂，洗净备用；将海马、虾仁用温水泡 10 分钟，分放在鸡肉上，加葱段、姜块、清汤、料酒，上笼蒸至熟烂。出笼后，除去姜块、葱段，放入味精、食盐，另用淀粉勾芡收汁后，浇在鸡面上即可。

【用法】佐餐食用。

【功效】温肾壮阳，补气益精。适用于性欲减退、阳痿、早泄、小便频数、耳鸣目眩、腰膝软弱无力或冷痛。

蛤蚧羊腰花

【配方】蛤蚧粉 1.5 克，胡桃肉 30 克，羊肾 1 只，姜、葱、盐、黄酒、生粉糊、豆油各适量。

【制作】羊肾去筋膜一剖为二，去其白色髓质。把胡桃肉及蛤蚧粉夹在羊肾剖面中，用线扎紧。姜切片，葱切段。把羊肾放在盛器内，葱、姜取一半放在羊肾四周，黄酒均匀洒在羊肾上，上笼用大火蒸 1 小时取出。割线取出胡桃肉，在羊肾表面划十字花刀，切成长 3 厘米、宽 1.5 厘米的小块。待锅中豆油烧至五六成熟时，倒入羊肾煸炒，加姜、葱、黄油、胡桃肉翻炒。后拣去葱、姜，加盐调味，用生粉糊勾芡即可。

【用法】每天 1 剂，分次佐餐食用。

【功效】补肾壮阳，益精补虚。适用于肾阳虚所致的阳痿、遗精、夜尿多或遗尿、腰膝冷痛或酸软、耳聋等症。

五味养生鸡

【配方】母鸡 1500 克，黄精 50 克，枸杞子 50 克，女贞子 50 克，何首乌 50 克，旱莲草 50 克，大葱 5 克，姜 10 克，黄酒 15 克，盐 5 克，味精 2 克。

【制作】将黄精、枸杞子、女贞子、何首乌、旱莲草洗净，切碎，装入纱布袋中，封口备用；将鸡宰杀，去毛去内脏；将鸡在沸水锅中焯去血水，漂净；葱切段，姜切片；锅中置清水 3000 毫升，放入药物袋小火煎煮 1 小时；再加入鸡，用旺火烧沸后移至小火煮 3 小时，且各部位均应在药煮汁中煎煮 1 小时以上；鸡酥烂后去药袋，加入葱段、姜片、黄酒、盐、味精，旺火煮沸即可。

【用法】可随意服食。

【功效】滋阴养肝，气血双补，乌发。

天麻炖猪脑

【配方】天麻 15 克，猪脑 1 个。

【制作】天麻洗净、切片，猪脑洗净。将猪脑、天麻片放入搪瓷盆内隔水炖熟。

【用法】早晚各食 1 次。

【功效】祛风开窍，通血脉，镇静，滋补。适宜于肝虚型高血压、动脉硬化、梅尼埃、神衰、头晕眼花及脑血管意外致半身不遂等症。

归地炖羊肉

【配方】羊肉 500 克，当归 15 克，生地 15 克，干姜 15 克，酱油 25 克，葱 10 克，姜 3 克，蒜 3 克，植物油 600 克（耗油 50 克），精盐、味精、料酒各适量。

【制作】当归、生地、干姜均切片，每种挑出外形完整美观的切片各 5 克，直接加入，剩余部分同煮提取混合浓缩汁 25 克。把羊肉切成长 4.5 厘米、宽 2 厘米的长方块。把锅置于旺火上，加入植物油，烧至油见烟时，把切好的羊肉块放入，煸 5～6 分钟，肉变金黄色时捞出。把砂锅放在微火上，加入煸好的羊肉块，加清水没过肉，再放进调料及当归等混合浓缩汁，一直煨到肉烂（一般约 2 小时左右）。在肉烂前 30 分钟，把当归等 3 种药材切片放在砂锅内共煨，煨好后再把当归等 3 种药材切片挑出。将肉倒入汤盘内，然后把 3 种药材切片整齐码放在盘边，作为点缀。

【用法】可随意服食。

【功效】益气补血，温中补虚。适宜于病后、产后体虚、贫血、肾虚的患者食用。

二、汤羹

羊脊汤

【配方】瘦羊肉 500 克，粳米 100 克，怀山药 50 克，肉苁蓉 20 克，菟丝子 10 克，羊脊骨一具，胡桃仁 2 个，葱白 3 根，姜 10 克，料酒 10 克，八角 3 克，花椒 2 克，盐 3 克，胡椒粉 2 克。

【制作】将羊脊骨砍成数块洗净，羊肉洗净，一起入沸水锅内余去血水，再洗净；将怀山药等药物用纱布装好扎口，姜、葱拍破，羊肉切成条块；将以上食物和药物同时下入砂锅内，加清水适量，置大火上烧沸，打去浮沫，放入花椒、八角、料酒，移小火上炖熟；将肉汤装碗，加胡椒粉、盐调味即成。

【用法】可随意服食。

【功效】温中暖下。

当归生姜羊肉汤

【配方】当归90克，生姜150克，羊肉500克。

【制作】上药以水800毫升，煮取300毫升。

【用法】分2次温服。

【功效】温中养血，祛寒止痛。

黑豆羊肉汤

【配方】羊肉500克，黑豆、白芸豆各适量，肉苁蓉2克，葱段、姜块、料酒各适量。

【制作】将黑豆、白芸豆拣去杂质，用清水浸泡过夜，备用。泡至涨发，可掐开豆皮为宜。羊肉洗净，切小块。葱姜略微拍，所有材料一同放入锅里，加入少许料酒。倒入泡黑豆的水。大火煮开撇去浮沫后转至小火慢煲。煲至6小时羊肉软烂即可。

【用法】可随意服食。

【功效】健脾利水，补肾养血，壮筋骨，乌发黑发，养颜养容。

麻黄附片羊肉汤

【配方】麻黄5克，附片10克，羊肉500克，生姜30克，调料各适量。

【制作】将羊肉洗净，切块，诸药布包，加清水适量同煮沸后，调入葱、花椒、料酒、辣椒粉、桂皮等，同炖至羊肉熟后，去药包，食盐、味精调服。

用法】每日1剂，温服。

【功效】温阳散寒，补肾益精。

参附牛肉汤

【配方】党参30克，附片10克，牛肉1000克，老姜30克，调料各适量。

【制作】将牛肉洗净、切块，诸药布包，加清水适量同煮沸后，调入葱、花椒、辣椒、料酒、桂皮、木香、草果等，同炖至羊肉烂熟后，去药包，食盐、味精调服。

【用法】可随意服食。

【功效】温中散寒，补肾助阳。

海参公鸡汤

【配方】海参100克，公鸡1只，调料各适量。

【制作】将海参洗净、切片；公鸡去毛杂，洗净、切块，同置锅中，加清水适量煮沸后，下葱、姜、花椒、桂皮等，同炖至鸡肉熟后，食盐、味精调服。

【用法】每日1剂，温服。

【功效】温阳补肾，助阳散寒。

杞鞭壮阳汤

【配方】黄牛鞭1000克，枸杞子15克，肉苁蓉50克，肥母鸡500克，花椒6克，猪油30克，绍酒20克，食盐10克，生姜20克。

【制作】先将黄牛鞭用热水发胀，5~6小时，中途换几次热水，以保持热度。然后顺尿道对剖成两块，刮洗干净，以冷水漂 30 分钟。母鸡肉（连骨）洗净待用。枸杞子拣除杂质，肉苁蓉先洗刷洁净，用适量的酒润透，蒸 2 小时取出漂洗干净，切片后用纱布包好，生姜洗净拍松待用。用砂锅注入清水约 8000 毫升，放入黄牛鞭烧开，撇去浮沫，放入姜、花椒、绍酒、母鸡肉、用旺火再烧开移小火上炖，每隔 1 小时翻动 1 次，以免粘锅。炖至六成熟时，用干净纱布滤去汤中的姜和花椒，再至旺火上烧开，加入用纱袋装好的枸杞子、肉苁蓉，移小火上炖，到黄牛鞭八成熟时，取出黄牛鞭切成 3 厘米的指条形仍放入锅内，直至熟烂为止。鸡肉取出作别用，药包取出不用，再加食盐、猪油调味即成。

【用法】每日 1 次。

【功效】本方中黄牛鞭有补肾气、益精血、祛湿痹的作用，《太平圣惠方》以之配伍阳起石、粳米煮粥服，名牛肾粥，用治劳损而见阳痿气乏之证。本方在此基础上，以枸杞子、肉苁蓉、易阳起石，不用粳米，而以血肉有情的母鸡炖断，加调味品而成。有补肝肾、益精血之功。适用于肝肾虚损，精血不足，而见腰膝酸软、头昏、耳鸣、阳痿、遗精等症。

鹿鞭壮阳汤

【配方】鹿鞭 2 支，猪蹄 800 克，枸杞子 15 克，肥母鸡 800 克，菟丝子 30 克，怀山药 50 克，狗鞭 100 克，黄酒 50 毫升，巴戟天 9 克，胡椒粉、味精、花椒、姜、盐、葱白各适量。

【制作】鹿鞭用温水发透，刮去粗皮杂质，剖成两半，再刮去里面的粗皮、杂质，洗净切成 2 厘米长的段；狗鞭用油炒，再用温水浸泡后刷洗干净；怀山药用水润软，切成 2 厘米厚的瓜子片；枸杞子去杂质和菟丝子、巴戟天一起放入纱布袋内。锅内放清水、姜、葱、黄酒和鹿鞭段，用大火烧 15 分钟捞出鹿鞭段，原汤不用。如此反复 2 次，去其膻味。在锅内放猪蹄、鸡块、鹿鞭段、狗鞭，加清水适量，用大火烧沸后，撇去浮沫，加黄酒、葱、姜、花椒，改用小火炖 1.5 小时，取出姜、葱、猪蹄另用，再将怀山药、枸杞子、菟丝子、盐、胡椒粉、味精放入锅内，改用大火炖怀山药至烂即可。取大汤碗 1 只，先捞出怀山药铺在碗底，再盛鸡肉块，最后再将鹿鞭段、枸杞子撒于周围，随后将原汤倒入即成（汤不宜多，以平鹿鞭段为宜）。

【用法】每日服食 1 次。

【功效】温肾壮阳，健脾补肺，填精补虚。适用于肾气不足所致的腰痛、阳痿早泄、脾虚纳差、咳嗽气虚等。

虫草枸杞甲鱼汤

【配方】冬虫夏草 10 克，枸杞子 15 克，甲鱼 1 只。

【制作】将甲鱼切成块，洗净，加入冬虫夏草、枸杞子、盐、葱、姜、料酒，煮至肉熟，趁热食之。

【用法】佐餐食用。

【功效】滋阴补肾，益精明目，适于体质虚弱、盗汗自汗、咳嗽低热、头晕目眩。冬虫夏草中所含的虫草素可提高人体的免疫能力，增强巨噬细胞的吞噬能力，从而具有防癌抗癌的效果。

壮阳狗肉汤

【配方】狗肉 2000 克，菟丝子 30 克，附片 15 克，食盐 5 克，味精 2 克，葱 20 克，姜 20 克。

【制作】狗肉整理干净，整块下入锅内焯透，捞入凉水内，洗净血沫，沥净水，切成 3 厘米长 2 厘米宽的块，姜、葱洗净，姜切成片，葱切成段。锅置火上下入狗肉、姜片煸炒，烹入绍酒炝锅，然后一起倒入大砂锅内。同时菟丝子、附片用纱布包好放入砂锅内，加清汤、食盐、味精、葱，大火烧沸，撇净浮沫，盖好，用小火炖约 2 小时，待狗肉熟烂，挑出姜、葱，调味装入汤碗内即成。

【用法】早晚各食 1 次。

【功效】狗肉性温，能暖脾胃，温肾阳。与温肾回阳、祛寒止痛的附片和补肾益精的菟丝子等配合，为富于营养的温脾暖肾之品。适用于脾肾阳虚的畏寒肢冷、尿频，或脘腹冷痛、大便溏泻，或寒湿偏盛的肢节酸痛等症。

参芪鹿肉汤

【配方】鹿肉 500 克（带骨），党参 3 克，黄芪 3 克，白术 1.5 克，枸杞子 1.5 克，白芍 1.5 克，怀山药 1.5 克，菟丝子 1.5 克，杜仲 1 克，芡实 1 克，茯苓 1 克，熟地 1 克，肉苁蓉 1 克，益智仁 1 克，仙茅 1 克，补骨脂 1 克，泽泻 1 克，酸枣仁 1 克，远志 1 克，当归 1 克，怀牛膝 1 克，淫羊藿 1 克，肉桂 0.5 克，葱白 25 克，生姜 10 克，胡椒粉适量。

【制作】将鹿肉洗净，剔下骨头，除去筋膜，入沸水锅内焯一下，捞出切块，骨头打碎。以上各味药物用纱布包好，用清水浸泡后同鹿肉、鹿骨一起置锅中，加入适量清水，姜、葱洗净拍破下锅，胡椒粉和食盐调匀装小碗内。先用大火将汤烧沸，去浮沫，再用小火煨炖 2 ~ 3 小时，待鹿肉熟烂即可分装入碗内，略用胡椒、食盐调味。

【用法】早晚各食 1 次。

【功效】补肾助阳，补益气血，健脾宁心。适用于肾阳不足、腰膝酸软、怕冷、阳痿、遗精等症。

杜仲猪腰汤

【配方】猪腰 1 副，猪肉（瘦）450 克，杜仲 30 克，芡实 30 克，茯苓 30 克，铁棍山药 2 根，甜玉米 1 根，食盐适量，白醋几滴，水适量，姜 1 片。

【制作】猪腰洗净，剔除筋膜后切成腰花，用开水汆烫后洗去浮沫。杜仲洗净，连同其他食材一同放入砂锅中，加入适量清水后用大火煮开，转小火煮成一碗浓汁后熄火。砂锅置火上，倒入适量清水，加葱段、姜片、腰花与杜仲药汁同煮 10 分钟，加盐调味即可。

【用法】早晚各食 1 次。

【功效】滋补肝肾，平肝潜阳。

熟地牛脊骨汤

【配方】熟地 30 ~ 50 克，牛脊骨 500 克切块，水适量。

【制作】煮汤。加食盐调味服用。

【用法】早晚各食 1 次。

【功效】补血，滋阴，强筋骨。可治疗贫血、四肢乏力等症。

芪归猪蹄汤

【配方】党参 30 克，当归 30 克，黄芪 30 克，通草 9 克，猪蹄 2 只，虾米 30 克。

【制作】将党参、当归、黄芪、通草装纱布袋中，与猪蹄、虾米同炖，小火煨至肉烂，去药袋。

【用法】食用时可加少许食盐调味，吃肉喝汤。

【功效】补气益血，通经下乳。适用于产后气血亏虚、乳汁不行。

海参羊肉汤

【配方】海参 100 克，羊肉 1500 克，老姜 30 克，调料适量。

【制作】将海参发开，切片；羊肉洗净，切块；老姜去皮、切片，同放锅中，加葱、花椒、料酒、桂皮等，小火炖熟后，食盐、味精调服。

【用法】可随意服食。

【功效】补益精血，温肾助阳。

当归羊肉羹

【配方】当归 15 克，黄芪 25 克，羊肉 500 克，葱、生姜、料酒、盐、味精各适量。

【制作】羊肉洗净，当归、黄芪、党参装入纱布袋内，扎好口，与葱、姜、盐、料酒一起放入铝锅，加水适量。置大火上烧沸，再用小火煨炖，直至羊肉熟烂即成。食用时加味精。

【用法】吃肉，喝汤。早晚各食 1 次。

【功效】养血补虚。用于血虚及病后、产后体弱，脘腹冷痛，血虚宫冷崩漏。

山药羊肉羹

【配方】山药 150 克，羊肉 50 克，油 20 毫升，葱 3 克，食盐 3 克，味精适量。

【制作】将山药切片，烘干，碾成细粉。将羊肉洗净，切片，放入锅内，加适量水，置大火上烧沸后改用小火炖熟 1~2 小时，下入葱、盐，并将山药粉边加边搅拌，待成糊羹状时，加入熟油、味精，拌匀。

【用法】每日 1 剂，温服。

【功效】健脾除湿，益肾补气。适用于脾虚泄泻、久痢、虚劳咳嗽、消渴、遗精带下、小便频数等症。

三、粥品

羊肉粥

【配方】瘦羊肉 250 克，粳米适量。

【制作】将新鲜精瘦羊肉切小块先煮烂，再合粳米同煮成粥。

【用法】每日 1 剂，温服。

【功效】适宜于虚寒型胃疼、中老年气虚亏损、阴气不足，恶寒怕冷，胃脘疼痛等症。

枸杞羊肉粥

【配方】枸杞叶 250 克，羊肾 1 具，羊肉 100 克，葱白 2 茎，粳米 100~150 克，细盐少许。

【制作】将新鲜羊肾剖洗干净，去内膜，切细；再把羊肉洗净切碎，枸杞叶煎汁去渣，同羊肾、羊肉、葱白、粳米一起煮粥。待粥成后加入细盐少许，稍煮即可。

【用法】每日 1～2 次，温热服。

【功效】滋肾阳，补肾气，壮元阳。适用于肾虚劳损、阳气衰败所致阳痿、腰脊疼痛、腿脚痿弱、头晕耳鸣、听力减退、尿频或遗尿等。

枸杞羊肾粥

【配方】枸杞叶 1 斤，羊肾 1 对（细切），葱白 1 茎，羊肉半斤（炒）。

【制作】将新鲜羊肾剖开，洗净，去内膜，细切；再把羊肉洗净，切碎。用枸杞叶煎汁，去滓，同羊肾、羊肉、葱白、粳米一起煮粥，待粥成后，加入细盐少许，稍煮即可。

【用法】每日 1 剂，温服。

【功效】益肾阴，补肾气，壮元阳。主肾虚劳损、阳气衰败、腰脊疼痛、腿脚痿弱、头晕脑鸣、听力减退或耳聋、阳痿、尿频或遗尿等。

【运用】以冬季食用为好，对阳盛发热，或性功能亢进者，不可选用。

狗肉粥

【配方】狗肉 100 克，粳米 150 克。

【制作】将狗肉洗净，切成碎末，粳米洗净，加水煮粥，待半熟时加入狗肉末，继续煮粥至熟。

【用法】每日 1 剂，温服。

【功效】补中益气，温肾助阳。适宜于遗精、遗尿、久病气虚、腰膝酸软、畏寒等。

羊骨粥

【配方】羊骨 1000 克左右，粳米 100 克，细盐、生姜、葱白各适量。

【制作】先将羊骨打碎，加水煎汤，然后取汤代水同米煮粥，待粥将成时，加入细盐、生姜、葱白，稍煮二三沸即可。

【用法】每日 1 剂，温服。

【功效】补肾气，强筋骨，健脾胃。

芝麻粥

【配方】黑芝麻 30 克，粳米 100 克。

【制作】先将黑芝麻晒干后炒熟研碎。再与粳米同煮做粥。

【用法】可随意服食。

【功效】补肝肾，润五脏。适用于身体虚弱、头发早白、大便干燥、头晕目眩、贫血等症。

海参粥

【配方】海参 30 克，粳米 100 克，五味子 5 克。

【制作】先将海参煮烂，细切，入粳米，加五味子，煮至米熟。

【用法】每日 1 剂，温服。

【功效】温下元，滋肾补阴，益精，养血，主痿。适用于精血亏损、体质虚弱、性功能减退、遗精、肾虚尿频。

龟肉粥

【配方】活龟1只，粳米150克，精盐、葱、姜、料酒、味精、胡椒粉各少许。

【制作】先将乌龟杀洗干净，切成小块，放入开水汆一下，再捞入冷水中，刮去皮膜，洗漂干净，装入盆内，加入料酒、葱、姜、精盐，上笼用旺火蒸烂，拣去葱、姜及龟骨，留下肉及汤。然后把洗净的粳米加入肉汤中，上火烧开后转小火熬煮。待粥快好时，调入味精、胡椒粉稍煮便可食用。

【用法】每日分1~2次食。

【功效】滋阴补血，补肾健骨。

栗子粥

【配方】粳米200克，鲜栗子150克，白糖适量。

【制作】将栗子用刀切开，加水烧开后取出，剥去外壳，把栗子肉切成丁块，粳米淘净。将粳米和栗子入锅，加水适量，旺火烧开后，再以小火煮至栗子酥烂，粥汤稠浓，加糖即好。

【用法】可随意服食。

【功效】补肾气，益腰脚，益气，厚肠胃。主一切风头风旋、手战、筋惊、肉瞤、恶心厌食、气虚嘈杂、风痹麻木不仁、偏枯。老年肾虚，腰酸腰痛，腿脚乏力，脾虚泄泻。

红薯粥

【配方】红薯250g，粳米100~150克，白糖适量。

【制作】将红薯（以红紫皮黄心者为最好）洗净，连皮切成小块，加水与粳米同煮稀粥，待粥将成时，加入白糖适量，再煮2~3沸即可。趁热服食。

【用法】可随意服食。

【功效】健脾养胃，益气通乳。适用于维生素A缺乏症、夜盲症、大便带血、便秘、湿热黄疸。

枸杞苁蓉鹿肾粥

【配方】枸杞子10克，肉苁蓉10克，鹿肾1对，大米100克，调料适量。

【制作】将鹿肾剖开，去筋膜，洗净、切细，先取肉苁蓉水煎取汁，加枸杞子、鹿肾、大米煮粥，待熟时调入葱、姜、花椒粉、盐，煮沸即成。

【用法】每日1剂，分2次早晚服。

【功效】补肾助阳，补益精血。

鹿胶鱼胶粥

【配方】鹿角胶10克，鱼胶10克，大米100克。

【制作】将大米淘净，煮粥，待沸后调入捣碎之二胶，煮至粥熟服食。

【用法】每日1剂，温服。

【功效】温阳益肾，补益精血。

胡桃羊肾粥

【配方】胡桃肉10克，羊肉100克，羊肾1对，大米100克，调料适量。

【制作】将羊肉洗净、切细；羊肾剖开，去筋，切细；先将大米煮沸后，下羊肉、羊肾，煮至粥熟后，葱、姜、花椒粉、盐调味服食。

【用法】每日 1 剂，温服。

【功效】补益肾精，温阳散寒。

大枣羊肉粥

【配方】大枣 10 克，枸杞子 10 克，羊肉 100 克，大米 100 克，调料适量。

【制作】将羊肉洗净、切细。先将大米煮沸后，下羊肉、大枣、枸杞子，煮至粥熟后，葱、姜、花椒粉、盐调味饮服。

【用法】每日 1 剂，温服。

【功效】益气补血，温阳散寒。

阿胶驴肉粥

【配方】驴肉 50 克，粳米 50 克，阿胶 10 克，淀粉、酱油、料酒、花椒粉、盐、味精各适量。

【制作】驴肉洗净，切细，拌入淀粉、酱油、料酒、花椒粉等，备用。粳米淘洗干净，放入锅中，加适量水煮粥；待沸后放入驴肉、阿胶，煮至粥熟，调入盐、味精，再煮一二沸即成。

【用法】每日 1 剂，温服。

【功效】补虚益损，补精益血。适用于遗精、手足心热等病症。

猪腰小米粥

【配方】小米 100 克，猪腰 50 克，盐 2 克，葱末 5 克，姜片 5 克。

【制作】小米洗净；猪腰除筋去膜，洗净，切片，用盐抓匀，用水冲净，反复 2 次。锅置火上，放入小米与适量清水，放入葱末、姜片，用大火煮沸后转小火，放入猪腰片，熬煮至粥熟，加盐调味。

【用法】每日 1 剂，温服。

【功效】猪腰能够起到养血、补肾、益气、补虚的效果；小米具有益肾气、补元气、益肾安眠的作用。此粥适合身体虚弱、腰痛失眠的患者冬季食用。

白果羊肾粥

【配方】白果 10 克，羊肾 1 个，羊肉 50 克，大米 50 克，葱白 20 克。

【制作】将羊肾处理干净，切细丁；葱白洗净切末；羊肉洗净切块；白果、大米淘净，大米浸泡 30 分钟；锅中加水，把所有食材一同放入锅内熬煮，待肉熟米烂即可。

【用法】每日 1 剂，温服。

【功效】白果能改善肾虚引起的气色差、精力不足等症状；羊肾、羊肉中维生素 A、锌含量较高，可以保护肾脏黏膜，提高性欲。三者搭配煮成粥喝，可以滋补肾脏、改善气色。

山药糯米枸杞粥

【配方】山药 100 克，糯米 50 克，枸杞子少许。

【制作】糯米淘洗干净，用清水浸泡 4 小时以上，放入沸水锅中大火煮沸，改小火熬煮；山药去皮、切丁，待粥熬成时放入粥中，熬煮软烂后，再加入洗净的枸杞子即可。

【用法】每日 1 剂，温服。

【功效】糯米味甘、性温，能够补养人体正气，食后会周身发热，起到御寒、滋补的作用，最适合在冬天食用。糯米与山药、枸杞子共煮粥，有健脾胃、益肺肾精气之功效。

四、酒剂

双鞭壮阳酒

【配方】母鸡肉 500 克，牛鞭 15 克，狗鞭 15 克，羊肉 30 克，枸杞子 15 克，菟丝子 15 克，肉苁蓉 30 克，老姜 15 克，花椒 15 克，黄酒 900 毫升。

【制作】将牛鞭（牛阴茎）泡水中发胀，去净表皮，顺尿道对剖成两半，用清水洗净，再用冷水漂洗 30 分钟，备用；将狗鞭（雄狗生殖器）用油炒酥，再用温水浸泡发胀，刷洗干净；将羊肉洗净，放进沸水中氽去血，捞起在冷水中漂洗待用；将牛鞭、狗鞭和羊肉放进砂锅，加水烧开，打去浮沫，放入花椒、生姜、母鸡肉，烧沸后，用干净纱布，滤过汤中的花椒和老姜。此时，将枸杞子、菟丝子、肉苁蓉以纱布袋装好，放入酒内，浸泡 49 日。

【用法】每天 2 次，早晚各饮 10 ~ 25 毫升。

【功效】兴阳起痿，益精补髓。主治肾虚精亏、阳痿不举、滑精早泄、性欲减退。

九香虫酒

【配方】九香虫 40 克，白酒 400 毫升。

【制作】将九香虫拍碎，装入纱布袋内；放入干净的器皿中，倒入白酒浸泡，密封；7 日后开封，去掉药袋，即可饮用。

【用法】每次 10 ~ 20 毫升，每日 2 次，将酒温热空腹服用。

【功效】补肾壮阳，理气止痛。主治因肾虚所致的阳痿，以及胸膈气滞等症。

海狗肾酒

【配方】海狗肾 2 个，酒曲 200 克，糯米 5 千克。

【制作】将海狗肾酒浸捣烂，和酒曲、糯米如常法酿酒。

【用法】每次空腹饮 1 ~ 2 小杯，每日 3 次。

【功效】补肾壮阳。适用于肾虚阳痿，性欲减退，体弱畏冷，腰膝酸软。

鹿茸虫草酒

【配方】鹿茸 20 克，冬虫夏草 90 克，高粱酒 1500 毫升。

【制作】将上药制成软片，浸入酒中泡 10 天，过滤后即可饮用。

【用法】每日饮 20 ~ 30 毫升。

【功效】补肾壮阳。适用于肾阳虚衰、精血亏损所致的腰膝酸软无力、畏寒肢冷、男子阳痿不育等症。

人参酒

【配方】人参 30 克，白酒 1200 毫升。

【制作】用纱布缝一个与人参大小相当的袋子，将人参装入，封口；放入酒中浸泡数日，之后倒入砂锅内，在微火上煮，将酒煮至 500 ~ 700 毫升时，将酒倒入瓶内；将其密封，冷却，存放备用。

【用法】每次 10 ~ 30 毫升，每日 1 次（上午服用为佳）。

【功效】补益中气，温通血脉。主治虚劳羸瘦、气短懒言、脉软而无力、四肢倦怠、脾胃不健、面色萎黄、喜暖畏寒、自汗乏力。

鹿茸酒

【配方】鹿茸五钱或一两（25克或50克）（去皮，切片），干山药一两（50克）（为末），白酒500毫升。

【制作】上以生薄绢裹，用好酒1瓶，浸7日后，开瓶饮酒，酒尽再浸。

【用法】一日3盏为度。

【功效】补虚益阳。主治虚弱，阳事不举，面色不明，小便频数，饮食不思。

蛤蚧鹿茸酒

【配方】蛤蚧1对，人参30克，肉苁蓉30克，巴戟天20克，桑螵蛸20克，鹿茸6克。

【制作】上药用白酒2000毫升浸泡，密封，置阴凉干燥处，经常摇动，半个月后饮用。

【用法】每天早晚空腹时各服1次，每次20～30毫升。有胃病者改在饭后服。药酒饮完后，药渣爆干研成细末，每日早晚用温开水送服6克。

【功效】补气壮阳，益精养血，强壮腰膝。用于元气亏虚、血不养精引起的阳痿、梦遗滑精、神疲气短、腰膝冷痛、女子宫寒不孕等。

【禁忌】阴虚火旺者忌服。不能饮酒或有其他原因不宜饮酒者，可改用汤剂治疗。

鹿茸虫草酒

【配方】鹿茸20克，冬虫夏草90克，高粱酒1500毫升。

【制作】将上药制成软片，浸入酒中泡10天，过滤后即可饮用。

【用法】每日饮20～30毫升。

【功效】补气壮阳，强壮腰膝。适用于肾阳虚衰、精血亏损所致的腰膝酸软无力、畏寒肢冷、男子阳痿不育等症。

【禁忌】阴虚者禁用。

淫羊藿酒

【配方】淫羊藿（全干草）1000克，白酒3000毫升。

【制作】将淫羊藿浸泡在酒内，密封7天7夜（前4天4夜温度在50℃以上，后3天3夜温度为5～8℃），过滤贮瓶备用。

【用法】每服10～20毫升，日服3次。

【功效】适用于阳痿、早泄、四肢麻木。

乌鸡酒

【配方】乌骨鸡1只，白酒2500毫升。

【制作】先将乌鸡去毛及内脏，洗净，用酒煮鸡，酒熬至一半即成。

【用法】每日2次，每次20毫升。

【功效】息风，活血，通络。适宜于中风而引起的背强舌僵不得语症。

对虾酒

【配方】鲜对虾1对，白酒250毫升。

【制作】将鲜对虾洗净，放入酒罐中，将白酒倒入酒罐中，加盖密封，置阴凉处，浸泡7天即成。

【用法】每日2次，每次饮服15毫升。

【功效】补肾壮阳。适用于性欲减退、男子阳痿，冬季常服还可预防阳痿等病的发生。

海马酒

【配方】海马 2 只，白酒 500 毫升。

【制作】将海马浸入白酒内，封固 2 周后即可饮用。

【用法】每日临睡前饮 1 小盅。

【功效】补肾壮阳。凡因肾精亏损、命门火衰而引起的阳痿不举、腰膝酸软等症，均可常饮。

羊羔酒

【配方】嫩肥羊肉 1500 克，杏仁 200 克，木香 15 克，酒曲 200 克，糯米 5000 克。

【制作】将糯米如常法浸蒸，肥羊肉、杏仁（去皮）同煮烂；连汁、糯米，拌入木香与酒曲同酿酒，勿犯水；10 日后，压去糟渣，收贮备用。

【用法】每次 10 ~ 30 毫升，每日 3 次，将酒温热空腹服用。

【功效】健脾胃，益腰肾，大补元气。主治病后虚弱、脾胃虚寒、不思饮食、腹胀便溏、腰膝酸软。

山药酒

【配方】生山药半斤（250g），白酒 1000 毫升。

【制作】上药刮去皮，以刀切碎，研磨至细烂。于锅中倒入酒，酒沸下山药，不得搅，待熟放入盐、葱白，添酒。

【用法】每日 1 次，每次 15 ~ 20 毫升，睡前饮用。

【功效】治下焦虚冷，小便数，瘦损无力。

红颜酒

【配方】胡桃仁 120 克（泡，去皮），大枣 120 克，白蜜 120 克，酥油 60 克，杏仁 30 克（泡，去皮、尖、双仁，煮四五沸，晒干）。

【制作】上药用自造好酒一坛，先以蜜、油溶开入酒，随将余药入酒内浸 3 ~ 5 日。

【用法】每日早、晚服 20 ~ 30 毫升。

【功效】补益。

乌须酒

【配方】何首乌 500 克，白首乌 500 克，胡桃肉 90 克，枸杞子 60 克，莲子 90 克，当归 60 克，生姜汁 20 克，蜂蜜 90 克，细曲 300 克，生地 120 克，麦门冬 30 克，糯米 5 千克。

【制作】先将两种首乌洗净，用水煮过，捣烂；除生姜汁、蜂蜜外，其余药材捣为粗末与首乌一起装入白布袋，封口备用；将细曲捣成细末，备用；生地用酒洗净，放入煮首乌的水中去煮，等水渐干时，再用小火煨；待水汁尽后，取出捣烂备用；将糯米放入锅中，加水 3000 毫升，放在小火上熬成粥状，然后倒入干净的坛子里；冷后加入细曲末，用柳枝拌匀，加盖密封，放在保温处酿制，待有酒浆时开封；将生地倒入酒糟中，用柳枝拌匀，加盖密封，3 ~ 5 日后开封；压榨去糟渣，贮入干净的坛子里，再将药袋悬入酒中，加盖；将坛放入锅中，隔水加热约 80 分钟后取出，埋入土中；过 5 日将酒坛取出，开封，去掉药袋，将蜂蜜炼过，倒入药酒中，再细滤一遍，装瓶备用。

【用法】每次 10～20 毫升，每日 3 次，将酒温热空腹服用。

【功效】补肾养肝，益精血。主治因肝肾精血不足而导致的腰膝酸软、体乏无力、精神萎靡、食欲不振、面色憔悴、须发早白、大便秘结等症。

蛤蚧酒

【配方】蛤蚧 1 对，黄酒 500 毫升。

【制作】将蛤蚧去除头、足和鳞，切成小块，放入瓶内，加入黄酒，密封瓶口，每日振摇 1 次，酒浸 15 天后便可服用。

【用法】每日饮用 10～20 毫升，每日 3 次。

【功效】温肾补肺，助阳纳气。适用于肾不纳气所致的咳嗽气短、动则喘息、面色浮白、汗多肢冷和肾阳虚衰所致的阳痿、早泄、精少等。

五、茶饮

乌梅姜茶

【配方】生姜 10 克，乌梅 30 克，红茶 6 克，红糖适量。

【制作】将红茶、生姜、乌梅肉切碎，放入保温杯中以沸水冲泡，盖严温浸 30 分钟，加入少许红糖即可。

【用法】每日 1 剂，温服。

【功效】温胃散寒，收敛止泻。

【运用】阴虚内热，血热旺盛者，如有痈肿、痔疮、目赤肿烂等，应慎用。

党参红枣茶

【配方】党参 20 克，大枣 10～20 枚，茶叶 3 克。

【制作】将党参、大枣用水洗净后，同煮茶饮用。

【用法】每日 1 剂。

【功效】补脾和胃，益气上津。用于体虚，病后饮食减少、大便质稀、体困神疲、心悸怔忡、妇女脏躁。

枸杞茶

【配方】枸杞子（深秋摘红熟者）。

【制作】同干面拌和成剂，作饼样，晒干，研为细末，每江茶一两（30 克），枸杞子末二两（60 克），同和匀，入炼化酥油三两（90 克），或香油亦可，旋添汤搅成膏子，用盐少许，入锅煎熟饮之。

【用法】可随意饮用。

【功效】明目。

益母草红糖茶

【配方】益母草 60 克，红糖 50 克。

【制作】先将益母草加水煎汤取 200 毫升，再加入红糖令溶。

【用法】顿服，服后以热水袋暖腹。

【功效】主治瘀血，经少。用于月经不调。

决明子茶

【配方】决明子 15～20 克。

【制作】决明子用小火炒至香气溢出时起锅，每次取 15 克放入沸水，浸泡 3 ~ 5 分钟后饮服；或用 15 ~ 20 克决明子泡水代茶饮用，也可同时加入一点绿茶，随饮随续水，直到味淡为止。

【用法】每日 1 剂。

【功效】清肝明目，平肝降压，润肠通便。

菊花茶

【配方】菊花 4 ~ 5 粒。

【制作】泡饮菊花茶时，最好用透明的玻璃杯，每次放上四五粒，再用沸水冲泡即可。

【用法】每日 1 剂。

【功效】散风热，平肝明目。对口干、火旺、目涩，或由风、寒、湿引起的肢体疼痛、麻木的疾病均有一定的疗效。

生姜红糖茶

【配方】生姜 3 片（体寒人可加至 5 片），红糖适量。

【制作】煲前先大力拍打生姜或以生姜磨汁，放入 1 杯清水，加入红糖滚 15 分钟即可饮用。

【用法】每日 1 剂。

【功效】祛风散寒。生姜红糖茶甜甜的，既好味又有祛寒之效，冬天饮用最适合。

阿胶红糖姜茶

【配方】阿胶 10 克，红糖 10 克，生姜粉 1 克。

【制作】将阿胶块打成粉末与红糖、生姜粉混合均匀，开水冲泡即可。

【用法】均匀搅拌后饮用，每日 1 剂。

【功效】解表，温胃散寒，暖宫，活血，助孕，治痛经。

红枣枸杞茶

【配方】冷水 500 毫升，大枣 10 枚（30 克），冰糖 1 大匙，枸杞子 10 克。

【制作】冷水煮开，再加入大枣、枸杞子，煮大约 5 分钟。加入冰糖，煮至溶化即可。

【用法】每日 1 剂。

【功效】养肝明目，润肺滋阴，补肾益精，健脾益胃。

薄荷枸杞菊花茶

【配方】薄荷数片，菊花数朵，枸杞子数粒。

【制作】将薄荷叶和菊花一起放到茶杯中，加入热水 200 毫升。加入冰糖调味，将菊花、枸杞子放入杯中，倒入少许开水，摇晃一下，将水倒出，目的是洗去花表面的灰尘。加入 2 片洗净的薄荷叶到杯中，再倒入足够量的开水，浸泡 3 分钟左右，即可饮用。

【用法】每日 1 剂。

【功效】补肾生精。

黑豆茶

【配方】黑豆 15 克。

【制作】将 15 克干燥的黑豆放到平底锅中，干煎一下。待黑豆的表皮裂开后，将黑豆放到杯子中。然后将 150 毫升的水煮沸后，倒入杯中，盖上杯盖闷泡 5 分钟后即可饮用。

【用法】每日 1 剂。

【功效】美容养颜，养阴补血，敛汗安神。

红枣桂花茶

【配方】大枣 100 克，桂花 3 克，茶叶 10 克，白糖 30 克。

【制作】先将大枣洗净，入锅后加水 1000 毫升，煮至大枣熟烂，再加入茶叶、白糖、桂花，待沸后即成。

【用法】代茶饮用，并可食枣。

【功效】养血顺气，健脾和胃。适用于血虚所致之头晕目花、面色萎黄者。

红参大枣茶

【配方】红参 7 片，大枣 5 枚。

【制作】用烧开的沸水将备好的食材冲泡即可，也可以反复冲泡多次。

【用法】每日 1 剂。

【功效】补气益血。

黄芪枸杞茶

【配方】黄芪 10 克，枸杞子一把。

【制作】黄芪用清水浸泡 20～30 分钟，然后与枸杞子一同放入锅中，大火煮开，转小火再煮 20 分钟即可饮用。

【用法】每日 1 剂。

【功效】补肾温阳。

党参茶

【配方】党参 10 克，花茶 3 克。

【制作】用 300 毫升开水冲泡后饮用，冲饮至味淡。

【用法】每日 1 剂。

【功效】补中益气，生津。用于气血两亏、体倦无力、食少口渴之人。

六、其他

蛤蚧红参散

【配方】蛤蚧 2 对，淫羊藿 250 克，红参 50 克。

【制作】将蛤蚧去除头、足和鳞，与淫羊藿、红参分别用小火焙干，研成细粉，混合均匀。

【用法】每次服用 5 克，每日 2 次，米酒送服。

【功效】温肾补虚，壮阳生精。适用于肾阳虚衰所致的阳痿、早泄、少精不育、精神疲惫、腰酸膝冷等。

蛤蚧虫草散

【配方】蛤蚧 1 对，冬虫夏草 50 克。

【制作】将蛤蚧去除头、足和鳞，与冬虫夏草分别用小火焙干，并研成细粉，混合均匀。

【制作】每次用温开水送服 5 克，每日 2 次，30 天为 1 个疗程。

【功效】补肺益肾，纳气平喘。适用于肺肾两虚所致的呼吸喘促、呼多吸少、动则加重、形体消瘦、精神衰疲、肢冷汗出等。

附录

一、药性赋

第一章　寒性药

诸药赋性，此类最寒。

犀角解乎心热；羚羊清乎肺肝。

泽泻利水通淋而补阴不足；海藻散瘿破气而治疝何难。

闻之

菊花能明目而清头风；射干疗咽闭而消痈毒；

薏苡理脚气而除风湿；藕节消瘀血而止吐衄。

瓜蒌子下气润肺喘兮，又且宽中；车前子止泻利小便兮，尤能明目。

是以

黄柏疮用，兜铃嗽医。地骨皮有退热除蒸之效；薄荷叶宜消风清肿之施。

宽中下气，枳壳缓而枳实速也；疗肌解表，干葛先而柴胡次之。

百部治肺热，咳嗽可止；栀子凉心肾，鼻衄最宜。

玄参治结热毒痈，清利咽膈；升麻消风热肿毒，发散疮痍；

尝闻腻粉抑肺而敛肛门；金箔镇心而安魂魄。

茵陈主黄疸而利水；瞿麦治热淋之有血。

朴硝通大肠，破血而止痰癖；石膏治头痛，解肌而消烦渴。

前胡除内外之痰实；滑石利六腑之涩结。

天门冬止嗽，补血涸而润肝心；麦门冬清心，解烦渴而除肺热。

又闻

治虚烦、除哕呕，须用竹茹；通秘结、导瘀血，必资大黄。

宣黄连治冷热之痢，又厚肠胃而止泻；淫羊藿疗风寒之痹，且补阴虚而助阳。

茅根止血与吐衄；石韦通淋于小肠。

熟地黄补血且疗虚损；生地黄宣血更医眼疮。

赤芍药破血而疗腹痛，烦热亦解；白芍药补虚而生新血，退热尤良。

若乃

消肿满逐水于牵牛；除毒热杀虫于贯众。

金铃子治疝气而补精血；萱草根治五淋而消乳肿。

侧柏叶治血出崩漏之疾；香附子理气血妇人之用。

地肤子利膀胱，可洗皮肤之风；山豆根解热毒，能止咽喉之痛。

白鲜皮去风治筋弱，而疗足顽痹；旋覆花明目治头风，而消痰嗽壅。

又况

荆芥穗清头目便血，疏风散疮之用；瓜蒌根疗黄疸毒痈，消渴解痰之忧。

地榆疗崩漏，止血止痢；昆布破疝气，散瘿散瘤。

疗伤寒、解虚烦，淡竹叶之功倍；除结气、破瘀血，牡丹皮之用同。

知母止嗽而骨蒸退；牡蛎涩精而虚汗收。

贝母清痰止咳嗽而利心肺；桔梗开肺利胸膈而治咽喉。

若夫

黄芩治诸热，兼主五淋；槐花治肠风，亦医痔痢。

常山理痰结而治温疟；葶苈泻肺喘而通水气。

此六十六种药性之寒者也。

第二章　热性药

药有温热，又当审详。

欲温中以荜茇；用发散以生姜。

五味子止嗽痰，且滋肾水；腽肭脐疗痨瘵，更壮元阳。

原夫川芎祛风湿、补血清头；续断治崩漏、益筋强脚。

麻黄表汗以疗咳逆；韭子壮阳而医白浊。

川乌破积，有消痰治风痹之功；天雄散寒，为去湿助精阳之药。

观夫川椒达下，干姜暖中。

胡卢巴治虚冷之疝气；生卷柏破癥瘕而血通。

白术消痰壅、温胃，兼止吐泻；菖蒲开心气、散冷，更治耳聋。

丁香快脾胃而止呕逆；良姜止心气痛之攻冲。

肉苁蓉填精益肾；石硫黄暖胃驱虫。

胡椒主去痰而除冷；秦椒主攻痛而去风。

吴茱萸疗心腹之冷气；灵砂定心脏之怔忡。

盖夫

散肾冷、助脾胃，须荜澄茄；疗心痛、破积聚，用蓬莪术。

缩砂止吐泻安胎、化酒食之剂；附子疗虚寒反胃、壮元阳之方。

白豆蔻治冷泻，疗痛止痛于乳香；红豆蔻止吐酸，消血杀虫于干漆。

岂知

鹿茸生精血，腰脊崩漏之均补；虎骨壮筋骨，寒湿毒风之并祛。

檀香定霍乱，而心气之痛愈；鹿角秘精髓，而腰脊之痛除。

消肿益血于米醋；下气散寒于紫苏。

扁豆助脾，则酒有行药破结之用；麝香开窍，则葱为通中发汗之需。

尝观

五灵脂治崩漏，理血气之刺痛；麒麟竭止血出，疗金疮之伤折。

麋茸壮阳以助肾；当归补虚而养血。

乌贼骨止带下，且除崩漏目翳；鹿角胶住血崩，能补虚羸劳绝。

白花蛇治瘫痪，疗风痒之癣疹；乌梢蛇疗不仁，去疮疡之风热。

乌药有治冷气之理；禹余粮乃疗崩漏之因。

巴豆利痰水，能破寒积；独活疗诸风，不论新久。

山茱萸治头晕遗精之药；白石英医咳嗽吐脓之人。

厚朴温胃而去呕胀，消痰亦验；肉桂行血而疗心痛，止汗如神。

是则

鲫鱼有温胃之功；代赭乃镇肝之剂。

沉香下气补肾，定霍乱之心痛；橘皮开胃去痰，导壅滞之逆气。

此六十种药性之热者也。

第三章　温性药

温药总括，医家素谙。

木香理乎气滞；半夏主于痰湿。

苍术治目盲，燥脾去湿宜用；萝卜去膨胀，下气治面尤堪。

况夫

钟乳粉补肺气，兼疗肺虚；青盐治腹痛，且滋肾水。

山药而腰湿能医；阿胶而痢嗽皆止。

赤石脂治精浊而止泄，兼补崩中；阳起石暖子宫以壮阳，更疗阴痿。

诚以

紫菀治嗽；防风祛风；苍耳子透脑止涕；威灵仙宣风通气。

细辛去头风，止嗽而疗齿痛；艾叶治崩漏、安胎而医痢红。

羌活明目驱风，除湿毒肿痛；白芷止崩治肿，疗痔瘘疮痈。

若乃

红蓝花通经，治产后恶血之余；刘寄奴散血，疗烫火金疮之苦。

减风湿之痛则茵芋叶；疗折伤之症责骨碎补。

藿香叶辟恶气而定霍乱；草果仁温脾胃而止呕吐。

巴戟天治阴疝白浊，补肾尤滋；元胡索理气痛血凝，调经有助。

尝闻

款冬花润肺，去痰嗽以定喘；肉豆蔻温中，止霍乱而助脾。

抚芎走经络之痛；何首乌治疮疥之资。

姜黄能下气、破恶血之积；防己宜消肿、去风湿之施。

藁本除风，主妇人阴痛之用；仙茅益肾，扶元气虚弱之衰。

乃曰

破故纸温肾，补精髓与劳伤；宣木瓜入肝，疗脚气并水肿。

杏仁润肺燥止嗽之剂；茴香治疝气肾疼之用。

诃子生精止渴，兼疗滑泄之疴；秦艽攻风逐水，又除肢节之痛。

槟榔豁痰而逐水，杀寸白虫；杜仲益肾而添精，去腰膝重。

当知

紫石英疗惊悸崩中之疾，橘核仁治腰痛疝气之瘼。

金樱子兮涩遗精；紫苏子兮下气涎。

淡豆豉发伤寒之表；大小蓟除诸血之鲜。

益智安神，治小便之频数；麻仁润肺，利六腑之燥坚。

抑又闻

补虚弱、排疮脓，莫若黄芪；强腰脚、壮筋骨，无如狗脊。

菟丝子补肾以明目；马蔺花治疝而有益。

此五十四种药性之温者也。

第四章　平性药

详论药性，平和唯在。

以硇砂而去积；用龙齿以安魂。

青皮快膈除膨胀，且利脾胃；芡实益精治白浊，兼补真元。

原夫木贼草去目翳，崩漏亦医；花蕊石治金疮，血行则却。

决明和肝气，治眼之剂；天麻主头眩，祛风之药。

甘草和诸药而解百毒，盖以性平；石斛平胃气而补肾虚，更医脚弱。

观乎商陆治肿，覆盆益精。

琥珀安神而散血；朱砂镇心而有灵。

牛膝强足补精，兼疗腰痛；龙骨止汗住泄，更治血崩。

甘松理风气而痛止；蒺藜疗风疮而目明。

人参润肺宁心，开脾助胃；蒲黄止崩治衄，消瘀调经。

岂不以

南星醒脾，去惊风痰吐之忧；三棱破积，除血块气滞之症。

没食主泄泻而神效；皂角治风痰而响应。

桑螵蛸疗遗精之泄；鸭头血医水肿之盛。

蛤蚧治痨嗽，牛蒡子疏风壅之痰；全蝎主风瘫，酸枣仁去怔忡之病。

尝闻

桑寄生益血安胎，且止腰痛；大腹子去膨下气，亦令胃和。

小草、远志，俱有宁心之妙；木通、猪苓，尤为利水之多。

莲肉有清心醒脾之用；没药乃治疮散血之科。

郁李仁润肠宣水，去浮肿之疾；茯神宁心益智，除惊悸之疴。

白茯苓补虚劳，多在心脾之有眚；赤茯苓破结血，独利水道以无毒。

因知

麦芽有助脾化食之功；小麦有止汗养心之力。

白附子去面风之游走；大腹皮治水肿之泛溢。

椿根白皮主泻血；桑根白皮主喘息。

桃仁破瘀血兼治腰痛；神曲健脾胃而进饮食。

五加皮坚筋骨以立行；柏子仁养心神而有益。

抑又闻

安息香辟恶，且止心腹之痛；冬瓜仁醒脾，实为饮食之资。

僵蚕治诸风之喉闭；百合敛肺痨之嗽痿。

赤小豆解热毒，疮肿宜用；枇杷叶下逆气，哕呕可医。

连翘排疮脓与肿毒；石南叶利筋骨与毛皮。

谷芽养脾，阿魏除邪气而破积；紫河车补血，大枣和药性以开脾。

然而

鳖甲治痨疟，兼破癥瘕；龟甲坚筋骨，更疗崩疾。

乌梅主便血疟疾之用；竹沥治中风声音之失。

此六十八种药性之平者也。

二、药食同源物品名单

1. 2002 年，原卫生部印发《关于进一步规范保健食品原料管理的通知》（卫法监发〔2002〕51 号），规定的既是食品又是药品的物品名单（87 种）

丁香、八角茴香、刀豆、小茴香、小蓟、山药、山楂、马齿苋、乌梢蛇、乌梅、木瓜、火麻仁、代代花、玉竹、甘草、白芷、白果、白扁豆、白扁豆花、龙眼肉（桂圆）、决明子、百合、肉豆蔻、肉桂、余甘子、佛手、杏仁（甜、苦）、沙棘、牡蛎、芡实、花椒、赤小豆、阿胶、鸡内金、麦芽、昆布、枣（大枣、酸枣、黑枣）、罗汉果、郁李仁、金银花、青果、鱼腥草、姜（生姜、干姜）、枳椇子、枸杞子、栀子、砂仁、胖大海、茯苓、香橼、香薷、桃仁、桑叶、桑葚、橘红、桔梗、益智仁、荷叶、莱菔子、莲子、高良姜、淡竹叶、淡豆豉、菊花、菊苣、黄芥子、黄精、紫苏、紫苏籽、葛根、黑芝麻、黑胡椒、槐米、槐花、蒲公英、蜂蜜、榧子、酸枣仁、鲜白茅根、鲜芦根、蝮蛇、橘皮、薄荷、薏苡仁、薤白、覆盆子、藿香。

2. 2014 年，新增 15 种中药材物质

人参 、山银花、芫荽、玫瑰花、松花粉、粉葛、布渣叶、夏枯草、当归、山奈、西红花 、草果、姜黄、荜茇 ，在限定使用范围和剂量内作为药食两用。

3. 2018 年，新增 9 种中药材物质作为按照传统既是食品又是中药材物品名单（征求意见稿）

党参、肉苁蓉、铁皮石斛、西洋参、黄芪、灵芝、天麻、山茱萸、杜仲叶，在限定使用范围和剂量内作为药食两用。

4. 公告明确为普通食品的名单

白毛银露梅、黄明胶、海藻糖、五指毛桃、中链甘油三酯、牛蒡根、低聚果糖、沙棘叶、天贝、冬青科苦丁茶、梨果仙人掌、玉米须、抗性糊精、平卧菊三七〔*Gynura Procumbens* (Lour.) Merr〕、大麦苗（Barley Leaves）、养殖梅花鹿其他副产品〔除鹿茸、鹿角、鹿胎、鹿骨外）、梨果仙人掌、木犀科粗壮女贞苦丁茶、水苏糖、玫瑰花（重瓣红玫瑰 *Rose rugosacv.* Plena）、凉粉草（仙草 *Mesona chinensis* Benth.）、酸角、针叶樱桃果、菜花粉、玉米花粉、松花粉、向日葵花粉、紫云英花粉、荞麦花粉、芝麻花粉、高粱花粉、魔芋、钝顶螺旋藻、极大螺旋藻、刺梨、玫瑰茄、蚕蛹、耳叶牛皮消。

参考文献

[1]邓中甲.方剂学[M].北京：中国中医药出版社，2003.

[2]陈涤平.中医药物养生[M].南京：东南大学出版社，2014.

[3]孙志慧.养生茶饮大全[M].天津：天津科学技术出版社，2020.

[4]四季养生编委会.秋季养生[M].北京：民主与建设出版社，2007.

[5]杨力.特效古方养生酒[M].南京：江苏科学技术出版社，2016.

[6]窦钦鸿，柳长华.脾胃病实用方[M].北京：人民卫生出版社，1999.

[7]白锋.温病学方论与临床[M].上海：上海中医药大学出版社，1988.

[8]姚嵩梅，王洪，潘多.中医养生药膳与食疗全书[M].长春：吉林科学技术出版社，2011.

[9]胡敏.药膳养生全书[M].青岛：青岛出版社，2006.

[10]刘莹.古方养生一对一药酒秘方[M].石家庄：河北科学技术出版社，2014.

[11]迟钝.民间方[M].北京：能源出版社，1986.

[12]张玉亮.保健药膳[M].海口：海南摄影美术出版社，1995.

[13]王者悦.中国药膳大辞典[M].北京：中医古籍出版社，2017.

[14]王作生.冬虫夏草养生药膳[M].青岛：青岛出版社，2013.

[15]卢长庆.现代家庭药膳[M].北京：新华出版社，2003.

[16]马汴梁.中医补气血养生法[M].郑州：河南科学技术出版社，2018.

[17]国医编委会.养肾也是养命[M].哈尔滨：黑龙江科学技术出版社，2017.

[18]马汴梁.保健药酒配方1000首[M].郑州：河南科学技术出版社，2018.

[19]陈直原著，邹铉增续，张成博.寿亲养老新书[M].天津：天津科学技术出版社，2012.

[20]李时珍.本草纲目[M].北京：人民卫生出版社，1975.

[21]王玉川.中医养生学[M].上海：上海科学技术出版社，1992.

[22]高学敏.中药学[M].北京：中国中医药出版社，2002.

[23]王强明.中医养生在意大利的推广前景和方法[D].南京：南京中医药大学，2013.

[24]吉良晨.中医养生学（一）[J].北京中医杂志，1994（1）：62-63.